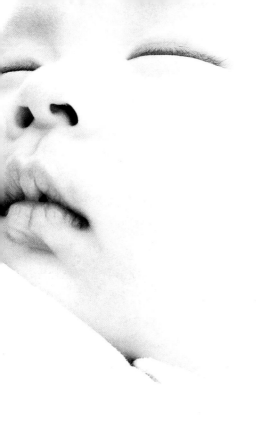

HEALTHY
SLEEP
HABITS
HAPPY
CHILD
MARC WEISSBLUTH

升级修订版

婴幼儿
睡眠
圣经

[美] 马克·维斯布朗　著
刘丹　李东　王君等　译

广西科学技术出版社

推荐序

如何让孩子睡好觉，是家长最为关注的育儿问题。在微博上，有很多年轻的父母经常向我咨询有关孩子的睡眠问题，例如，孩子入睡困难、难接觉，长时间浅睡眠；孩子晚上睡不踏实，需要持续哄抱、奶睡才会再次入睡；孩子将近3个月，晚上无法自主入睡，白天闹睡，不吃奶；孩子白天睡眠太少，睡几分钟就惊醒，小睡时间短，易醒……作为一名儿科专家、两个外孙的外祖母，我和这些父母有同样的感受。很多年轻的父母并不熟知引起孩子睡眠障碍的原因，更找不到合适的方法帮助孩子养成好的睡眠习惯，一直深受其扰。时至今日，很多中外育儿专家，包括我，都一致认为，婴幼儿的睡眠是可以被训练的，父母完全可以帮助孩子养成健康的睡眠习惯，让孩子学会自己入睡。

马克·维斯布朗博士是美国最为著名的儿童睡眠和发展研究专家，并拥有35年的临床经验。维斯布朗博士认为，培养孩子健康的睡眠习惯有助于养育出快乐健康的孩子。20年来，在美国图书网站上寻找指导婴幼儿睡眠的图书，美国父母一定优先选择这一本。维斯布朗博士权威地向家长解释了孩子的自然睡眠周期，如何解决和预防婴幼儿的睡眠问题，并推荐采用循序渐进的方法调整睡眠。本书通过宝贵的资料向家长介绍了这个领域的全新研究，给千千万万的年轻父母带来了福音。

众所周知，婴儿期是孩子身体与大脑等各方面发育最快速的时期，如果没有良好的睡眠，孩子的生长发育很容易受到影响。马克·维斯布朗博士在本书中提到："对婴幼儿来说，长期缺乏睡眠会影响他们认知能力的发展。良好的睡眠习惯对孩子大脑的发育很重要，孩子在童年缺乏睡眠的恶果不会立刻显现，但在成人之后会显现出来。不良的睡眠习惯会导致孩子在校表现不佳，如注意力不足、多动症或是学习障碍。睡眠问题会导致孩子反应不够灵敏，难以集中注意力，也会造成孩子易冲动、多动，或是懒惰。而孩子如果能够得到充分的睡眠，就会保持最佳的觉醒状态，机敏，能顺利完成学习任务。"更重要的是，维斯布朗博士发现睡眠与性格的形成有着千丝万缕的联系；睡眠不好，也是婴儿病痛的关键成因之一。

此外，婴幼儿不良的睡眠习惯也会使家长的负面情绪延续到第二天，他们会感觉心力交瘁，有的妈妈甚至因为夜间睡眠不足而患产后抑郁症。

作者维斯布朗博士告诉父母，入睡实际上是一种可以学习的能力，父母完全可以帮助孩子养成健康的睡眠习惯，让孩子学会自己入睡。对此，我十分认同。不要简单地以为孩子在不同年龄段必须面对相应阶段的睡眠问题，事实上，三四个月大的宝宝都可以开始学习如何更好地睡眠，这个学习的过程会像孩子学走路一样自然发生。孩子学习走路时，需要花时间来发展力量，发展协调性、平衡性以及自信心。同样，你的孩子想要睡得沉，也需要花时间培养夜间睡眠、白天规律小睡的习惯，以及自我入睡的技巧。

中国疾病预防控制中心妇幼保健中心和中国婴儿睡眠健康促

进研究协作组颁发的《中国婴幼儿睡眠健康指南》提倡优质睡眠"3+3"法则：3要——要在孩子犯困时把他放到床上，培养其独自入睡能力；要让孩子与父母同屋不同床，这有助于孩子夜晚连续睡眠；要用纸尿裤等婴幼儿用品提高孩子夜晚睡眠效率。3不要——不要依赖拍抱或摇晃等安抚方式让孩子入睡，不要让孩子只有在喂奶后才能入睡，不要过度干扰孩子夜晚睡眠。另外，世界睡眠协会公布6大金质睡眠法：金质睡眠环境——卧室温度20～25℃，湿度60%～70%；金质入睡时间——晚上9：00前；金质睡眠时长——10小时之久；金质睡眠准备式——合理睡前运动，每天同一套固定的程序；金质睡眠装备——干爽纸尿裤；金质睡眠方式——3～4个月后训练单独睡觉。本书观点与这两个法则完全一致。

在给孩子进行睡眠训练这个问题上，我相信维斯布朗博士能给父母们近乎完美的解答，大家定能获益良多。

此外，本书还根据孩子年龄阶段的不同（从婴儿期一直到青春期），教导你如何培养孩子健康的睡眠习惯，同时帮助你解决孩子的一般睡眠问题。例如，本书探讨了不同气质的孩子所需要的不同睡眠周期，从安静型婴儿到困难型婴儿，从初生儿到初学走路的孩子；本书还帮助你让孩子根据他的生物钟自然入睡以及应对婴儿哭闹综合征、噩梦、尿床等问题。

作为儿科专家，我强烈地推荐这本书，希望它能够引导和帮助家长，为了孩子一生的健康和幸福，更好地培养婴幼儿良好的睡眠习惯。

张思莱

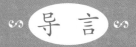

导　言

为什么我的孩子睡觉总不老实？他哪儿来的那么多精力，看上去永远都不会累？你可能还会想起，在他还是个婴儿的时候，让他睡觉就很令人头疼。夜里睡觉时，他每小时要醒一次。白天他一般不爱打盹，除非在妈妈怀里才可能眯一会儿。以前，我认为这是很正常的事情，认为孩子是贪玩，不愿意放弃周围有趣的事物，才不想去睡觉，所以也就由他去了。我可不愿意听到孩子因不想睡觉而发出的号哭声。但是，现在他两岁了，我已经对这些每天必定上演的战斗厌烦了。我多么希望孩子能安静下来，不那么淘气呀……

你对以上这些问题是不是很熟悉？本书就是帮你解决这些问题的。

一、怎样使用这本书

本书是写给所有已有孩子的爸爸妈妈和正在孕育孩子的准爸爸妈妈的。如果你还在孕期，那么一定要和准爸爸一起，仔细阅读本书的导言、第一章、第二章、第四章和第五章，争取在宝宝出生之前把这些内容全部看一遍。这虽然可能会花费你一点时间和精力，但绝对会给你的孩子出生以后的生活带来意想不到的益处。比如，本书将帮助你了解健康睡眠的价值，让你知道怎样满足孩子的睡眠需求，如何处理孩子夜间的哭闹以及预防孩子的睡眠问题。至于阅读的时机，还是建议在孩子出生前读完，因为孩子出生后，你就很难再读得进去什么东西了。

如果你的孩子已经出生，那么，你很可能成天被这个小家伙折腾得筋疲力尽，感觉茫然。你会发觉，孩子出生后，自己的智商也回到了"婴儿的水平"，无法集中注意力，无法按时完成自己制订的行动计划……这一切都是因为你已经严重缺乏睡眠。如果你哺乳，你还可能会觉得自己快被榨干了。此时，孩子的爸爸，没有变回"婴儿头脑"的那位，一定要仔细阅读本书的相关章节，并教给孩子的妈妈。首先，即便你的孩子晚间比较乖，也请先阅读本书的第四章，因为所有孩子都或多或少会出现哭闹的情况。然后，你应该读读第三章，阅读有关睡眠问题的内容，了解常见的睡眠问题，并按本书提供的方案行动。最后，根据孩子的年龄，阅读相应章节的"为筋疲力尽的父母们准备的行动计划"栏目，因为随着年龄的变化，睡眠问题及其解决方法也会相应改变。如果你的孩子睡觉时还伴有打呼噜、张口呼吸，或者皮肤干燥等问题，请阅读本书第十章和第十一章的相应内容。

希望本书能让你的孩子健康地睡眠，快乐地成长！

二、本书的结构

所有的孩子都会在不能随心所欲的时候爆发一下。但是，为什么一些孩子比另一些孩子要乖，闹的时间不那么长呢？本书将帮助你回答这类很熟悉的问题。本书会告诉你，睡眠质量差是如何造成孩子疲倦，疲倦又是如何让孩子变得暴躁，做出一些在其他孩子身上不常见的行为的。在这本书里，我还要告诉你，长期睡眠不佳如何影响孩子在学校的表现，以及如何通过培养孩子良好的睡眠习惯，来养成、提高孩子平静却不失敏捷行为的能力。

我将带领你了解孩子在夜晚的情况，告诉你哪些夜间因素会打搅孩子的睡眠。本书第一部分"孩子如何睡眠"将告诉你睡眠的基础知识，包括健康的睡眠、混乱的睡眠、常见的睡眠问题和关于睡眠的认识误区。这部分包含了不少即便是经验丰富的父母都未必了解的知识。例如，如果一个家庭里所有成员都因劳累而睡眠紊乱，会有多么大的害处。本书第二部分"好的睡眠习惯如何养成"，是依孩子年龄阶段的不同（从婴儿期一直到青春期）教给你如何培养孩子健康的睡眠习惯，同时帮助你解决孩子的一般睡眠问题。第三部分"其他睡眠障碍和问题"，将帮助你了解和应对一些特殊的睡眠问题——梦话、磨牙、呼吸不畅、尿床等，同时告诉你季节、家庭成员变化、搬家等环境因素对宝宝睡眠的影响。这部分还将讨论睡眠在成为好父母、好孩子中的作用。我希望，当你读完这本书的时候，你已经知道如何指引孩子养成健康的睡眠习惯了。

三、健康睡眠应成为现代儿童身心健康的重要标准

你知道怎样在夜间睡得香，让身体得到充分的休息吗？我想我知道。我有时上床太早，有时太晚——很多人却认为我了解很多有关睡眠的知识。实际情况是，没有人真正确切地知道健康睡眠的全部秘密，从而始终能得到充分的休息。对于睡眠机制，大部分人几乎一无所知。早期参加睡眠研究的志愿者被研究人员安置在又黑又深的洞穴里，以使他们感受不到昼夜差别。研究人员据此研究睡眠是如何影响我们的身体和感受的。现在的睡眠研究人员还会在专门的实验室环境里将钟表的时间调快或者调慢，了解当关于时间的外部标识不准确时，人体的生物钟会怎样运转。研究人员还专门对倒班的工人，经常跨越时区、患高速时滞反应综合征的空军飞行员进行研究，以了解时间差如何影响睡眠模式。

但是对于儿童的睡眠习惯还没有研究得那么细。很显然，一名携带核武器的轰炸机机组人员在执行任务时因缺乏睡眠、患高速时滞反应综合征而注意力不集中造成的麻烦，比一个因疲倦而频频发怒的孩子造成的麻烦大多了。不过，如果这是你家的孩子，你就不会这么想了。

组建芝加哥儿童纪念医院睡眠紊乱研究中心后，我对成千上万名儿童的健康睡眠和混乱睡眠情况进行了研究。我帮助成百上千的家庭了解了孩子的睡眠习惯是如何影响孩子的行为和学习的。在完成这些研究后，我进行了30多年的儿科诊疗工作，养大了4个儿子和2个外孙。我发现，因为孩子睡眠不踏实而被折腾得睁不开眼的父母还是可以找到解决问题的办法的。无论是父母还是孩子，都可以从有关睡眠的知识中获益。我的研究对我本人启发就很大。举例来说，原先我以为打盹是浪费时间。我只想好好陪伴我的儿子们，帮他们打理所有事务。结果呢？因为长期睡眠不足，我变得易怒而好斗。当我学会想打盹就打盹时，我的家庭受益不少。

我在研究中发现，纠正婴儿和儿童的不良睡眠习惯非常重要，因为如果不及时纠正，这些习惯就很难根除了。孩子是不会自动纠正这些不健康的睡眠习惯的。他们不会自己摆脱这些问题。如果父母帮助孩子纠正不良的睡眠习惯，不良睡眠给孩子带来的伤害就会有所减少。孩子年龄越小，纠正不良睡眠习惯的成功率就越高。

预防不良睡眠模式的形成是所有父母都应该做的事情，而且越早越好。要注意孩子自然睡眠节奏的发展。在孩子睡眠过程开始的时候，就要抚慰孩子入睡。我写这本书，就是为了告诉家长如何掌握时间，预防孩子出现睡眠问题，而这要求你在实践中掌握。

解决孩子的睡眠问题要困难得多。因为父母和孩子都已经被孩子的睡眠问题搞得过度劳累。过度劳累的孩子会疲惫不堪，体内会产生刺激性的化学物质来对抗疲倦。对于原始人来说，这种反应非常有利于生存，因为即便原始人过度疲倦了，他们也得逃跑、打斗或者打猎。这种刺激能量的反应会使人处在一种高度警觉、活跃的状态。这就是过度疲倦的孩子显得很兴奋、不易入睡、入睡后易醒来的原因。那么，过度疲倦的孩子又为什么要哭呢？

原因有二。首先，深度疲倦本身会给人带来痛苦。其次，改变已有的睡眠习惯是很烦扰的事情。如果要改变出生几个月的孩子的习惯，他们会以哭来对抗。他们是宁可和父母玩也不愿意睡觉的。

没有父母愿意自己的孩子哭。从长远来看，鼓励孩子形成良好的睡眠习惯会使孩子哭得更少。但在改变孩子不良睡眠习惯的初期，孩子很可能会哭得更多，但睡眠次数是增加的。等孩子形成良好睡眠习惯后，就不怎么哭了。

现在，有不少关于儿童睡眠的图书、杂志和网络文章，父母们应如何判断其可靠性呢？我建议父母们在比较各个专家的睡眠建议时，应当了解一下，专家所依赖的基础是什么。我从1973年起就在儿科当大夫，同时进行儿童睡眠研究，研究成果也得以发表。从1981年开始，我就一直就儿童哭闹和睡眠问题作演讲。我还协助我的妻子带大了4个儿子。

所有这些经历都告诉我，孩子的睡眠模式、脾气，以及婴儿的哭闹是相互关联的。对于年龄小的孩子，这些因素是由孩子的生物学指标来决定的。其他人的研究也证明了我的观点。因此我确信，孩子生下来就有一系列相互关联的特质。

就像宝宝需要足够的钙来使骨骼健康发育一样，良好的睡眠习惯对于孩子大脑的发育同样很重要。孩子在童年缺钙会导致骨骼发育不良，而且骨骼疏松的恶果不会立刻显现，可能要在成年后才逐渐显现出来。同样，孩子在童年缺乏睡眠会阻碍神经的发育，其恶果也不会当时就显现出来，需要过一段时间才比较明显。我认为，不良睡眠习惯与孩子在学校表现不佳有关，如注意力不集中、多动症或学习障碍。我怀疑，长期疲倦的儿童在成年后会继续疲倦，并面对无以衡量的痛苦：不够柔和，难以应对生活中的压力，缺乏好奇心和同情心，不懂得幽默。总之，睡眠可以强有力地调整情绪、行为以及个性。

警惕

如果你的孩子没有自小养成良好的睡眠习惯，他们成年后很可能会出现难以治愈的失眠问题，需要依赖安眠药才能休息。

世界睡眠研究领域的领军人物威廉姆·德蒙特博士1967年曾在斯坦福大学医学院教给我，人类睡眠有三种状态：清醒、快波睡眠和慢波睡眠。虽然三种状态之间会相互影响，人在每一种状态中都易发一些独特的问题。

根据德蒙特博士的观点，传统的医学理论仅仅研究第一种状态：清醒状态。而他认为，我们在清醒的时候和在睡眠中的状态是完全不一样的。我们的生物钟知道我们什么时候要睡眠，并通过大脑调节将体温和荷尔蒙分泌调整至睡眠模式。在睡眠中，我们的反应、思考、感觉与清醒时完全不一样。如果你对这点不相信，可以去问一下6周大的婴儿的母亲，问问她在夜里哄孩子的时候是什么样的吧。

人们对"不安全感"和"哭着睡着了"有很多误解，因为他们不了解以下两点：（1）当我们的生物钟已经处于睡眠模式的时候，我们能安稳地睡着是件多么重要的事情。（2）当我们的生物钟在清醒模式的时候，我们对安全感是多么依赖。这是可以理解的，因为大部分儿童心理学家和儿童精神病学家没有机会去研究儿童睡眠，也很难得到这方面的培训。他们不了解，睡眠时的大脑和清醒时的大脑是不一样的。即便到今天，在为期3年的儿科医师高级专科住院实习的过程中，也很少有人教授有关睡眠的知识，即便有，也是三五个小时的事情。很遗憾的事因而发生了，这些"专家"在大众读物上的指导和建议也都缺乏相关知识。

因为大脑睡眠时和清醒时截然不同，睡眠中和清醒时产生的问题也就各自不同。当大脑进入睡眠状态时，类似夜惊这样的问题就容易出现。而当大脑处于清醒状态时，夜惊以及其他类似问题就不会产生。

同样，我们清醒的时候容易产生其他的问题。

当孩子清醒的时候，会耍小孩脾气、打架，不愿意分享，或不好好吃饭。同时，我们也会担心，我们与孩子进行的感情交流是否恰当。孩子得到了足够的爱吗？孩子感到幸福吗？我们在给孩子喂饭、洗澡、穿衣服，陪孩子玩时，与孩子之间的互动至关重要。他们觉得安全无处不在，还是感觉不安全，当大脑进入睡眠模式时，便无关紧要了。

睡眠小知识

　　孩子学习走路时，需要花时间来发展力量，发展协调性、平衡性以及自信心。同样，你的孩子要想睡得沉，也需要花时间培养夜间睡眠、白天规律小睡的习惯，以及自我入睡的技巧。

我们知道，进入睡眠并停留在睡眠状态中，是后天习得的行为。但是这种学习的过程是很自然发生的，就像孩子在父母不介入的情况下学会走一样。过去，人们使用绑腿，对孩子学习走路造成了障碍。同样，当父母不尊重和保护孩子天生的、周期性的睡眠需要时，孩子就会出现睡眠障碍。如果让父母进行足够的练习，他们会发现，只要完全满足孩子的睡眠需要，孩子就不会哭。

初为父母者需要练习以掌握恰当的时间，这需要他们有足够的耐心。因为父母没有经验，而孩子的睡眠节奏会时有变化，常常发生父母没有掌握孩子正确睡眠时间的事情。这时，孩子会因为过度疲倦而感觉痛苦，就会哭闹。这本书就是要教给你，如何在孩子因为过度疲倦爆发之前就把握住孩子睡眠的节奏。把孩子弄哭可不是帮助他们睡眠的好办法。

帮助婴儿和儿童睡眠，可不仅仅是母亲的责任。在帮孩子建立良好的睡眠习惯方面，父亲的作用也很重要。一般说来，母亲是双亲中缺乏足够睡眠的那一方，因为夜间照顾孩子的责任往往是由母亲单独承担的。无论是白天还是黑夜，对于孩子来说，妈妈都是随叫随到。如果晚上孩子哭闹，猜猜是谁负责安抚孩子？如果孩子睡不好，猜猜谁要挨骂？如果父亲能够积极主动地承担家庭责任，那么对孩子、婚姻和家庭都是很有益的事情。我一直希望通过这方面的讨论来纠正现实生活中的这些误区。

在这本《婴幼儿睡眠圣经》中，我将帮助你学会预防和解决孩子的睡眠问题。在有关预防睡眠问题的章节中，我还会让你了解，母乳喂养以及与孩子同睡一张床是否就可以预防孩子的睡眠问题。在有关解决睡眠问题的章节中，我会给你比较各种解决睡眠问题的方案：忽视，逐渐忽视，按时唤醒，定时上床睡觉，白天纠正上床睡觉时间，放松，等等。

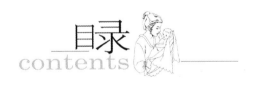

目录
contents

第一部分

孩子如何睡眠

15

第二部分

好的睡眠习惯如何养成

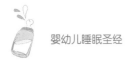

第三部分

其他睡眠障碍和问题

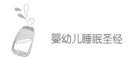

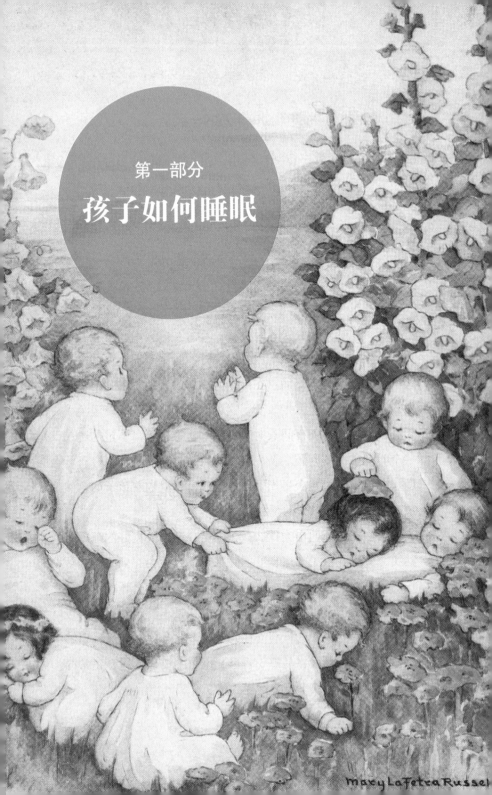

第一部分

孩子如何睡眠

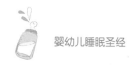
第一章 良好的睡眠习惯为何如此重要

年幼的婴儿和儿童很容易因夜间失眠而生病。

——奥卢斯·科涅利乌斯·塞尔苏斯（古罗马医学始祖）

儿童失眠和担心失眠的问题由来已久。

新生婴儿自然而然地就具有良好的睡眠习惯。他们毫不费力地就能酣然入睡。然而，在出生后一周内，随着大脑的发育，他们的睡眠模式也会发生改变。这种改变或许来自昼夜混淆——白天长时间睡眠，而夜间长时间清醒。这很讨厌，不过这还仅仅是一个时间掌握的问题。新生婴儿从入睡到沉睡，还不会有什么问题。在孩子出生几个星期之后，父母就可以顺着孩子的自然睡眠节奏和模式培养孩子的睡眠习惯。

很多父母不明白为什么孩子不会自动形成良好的睡眠习惯。其实，父母在孩子形成良好的睡眠习惯方面会起到阻碍或帮助的作用。当然了，当孩子极度疲倦的时候，自然会睡着——从生物学的角度来讲，"崩溃"是本能，但这是不健康的，因为极度的困乏会干扰人正常的社会交往乃至学习。当你在一天快要结束的时候发现孩子暴躁、易怒、古怪，千万不要以为这是正常的。休息充分的孩子可从来不会这样。

当这个世界上还没有电，没有由此而产生的广播、电视、计算机以及远程通讯的时候，孩子们上床睡觉要比现在的孩子早。现在，我们就寝的时间普遍晚，这比"孩子越胖越健康"的陈旧观念显得自然。可是，人们通常以为"正常""自然""健康"的事情，却未必真的是那样。此外，当你一想到"养孩子"的时候，首先想到的可能是那些传统的育儿方法：母乳喂养、和孩子同睡、使用柔软的吊篮式婴儿背袋、不离孩子左右、对孩子有问必答等。对一些家庭来说，这些方法根本不管用。即便是已经使用这些方法的家庭，孩子的极端暴躁、哭闹不安、不睡觉等"不自然"的表现同样在所难免。

睡眠小知识

"自然睡眠"与"不自然睡眠"的特征

"自然睡眠"的特征及表现形式

孩子入睡都有哭闹、易怒的阶段。

孩子越哭闹，越恼怒，睡觉时间就越少；孩子睡得越少，父母跟着睡得也越少；父母睡得越少，就越难让孩子安静下来。

父母希望亲戚朋友能够帮忙哄孩子。

母乳喂养以及与孩子同睡可以使孩子安静下来。

"不自然睡眠"的特征及表现形式

城市里有多种因素（特别是各种噪声）会干扰孩子的睡眠。

日托（无法在孩子有睡意的时候及时把孩子哄睡）也会干扰

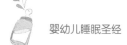
孩子睡眠。

"居家族"妈妈要独自承担照料孩子的责任，承受极大的压力。

繁忙的现代生活使得父母们整天忙东忙西，没多少时间照料孩子，有时候他们看到孩子的时候孩子已经睡着了。

有工作的妈妈没时间陪孩子玩，让孩子在深夜还无法入睡。

父母因工作地点离家远而回家晚，回家后还想和孩子玩，搞得孩子睡得也晚。

祖父母干扰孩子的睡眠节奏。

克里斯汀·吉耶米诺博士与威廉姆·德蒙特博士都是世界睡眠研究方面顶尖杂志的创刊编辑。他们告诉我有关睡眠的基本原则：

1. 睡眠时的大脑并不是没有任何活动的大脑。

2. 人在睡眠时和清醒时的大脑活动规律并不一致。

3. 人在睡眠时，大脑的活动都是有目的的。

4. 入睡的行为是后天习得的。

5. 如果能让孩子在大脑的快速发育期有足够的睡眠，孩子以后就更容易集中注意力，脾气也会很温和。

睡眠使大脑灵敏和平静。无论是夜晚的睡眠，还是白天的打盹，都会给大脑充电。睡眠提高大脑的注意力，使人们身体上很放松，精神上很灵敏。这和提举重物可以锻炼肌肉是一个道理。

这样你就能做到最好的自己。当孩子学会如何睡得好时，他就能保持最佳的清醒状态。最佳的清醒状态，也就是最恰如其分的机敏，非常重要。

我们总是简单地认为，人有两种状态，一种是睡眠，一种是清醒。但是，一天24小时并不是非昼即夜，还有破晓，还有黄昏，24小时是一个渐变的过程。同样，人在睡眠与清醒中转换也是渐变的。比如说，人可能沉睡，还可能半睡半醒；人可能完全清醒，也可能迷迷糊糊。

保持最佳的清醒状态当然最好不过了。问题是，如果孩子得不到充分的睡眠，就会要么昏昏欲睡，要么过度兴奋。持续时间一长，就会导致这样的恶果：孩子情绪很差，无法控制自己的行为，更不能顺利完成学习任务。

生活节奏这么快，怎么保持很好的小睡和睡眠习惯？如果孩子晚上哭着要找我，我去爱抚他，这样真的对孩子不利吗？睡眠真的那么重要吗？我的孩子总是哭，就一定意味着我是个失败的家长吗？孩子夜里哭是不是因为他觉得不安全？……很多父母都问过我这样的问题。父母们也会说，到处都是关于孩子睡眠问题的观点，都不知道该信哪个，所以干脆哪个也不信，什么也不做。这里，暂且不论那些观点的正确与否，但有一点必须注意，就是无休止地等待总不是个办法。如果你的孩子睡眠不好，但是你也不想采纳本书的建议，那么请自问：如果放任不管，等着孩子自己调整好睡眠，需要多长时间？3个月还是3年？如果有专家告诉你，为了让孩子觉得安全，你应当在夜里尽可能地陪着孩子，那就要问问这个专家：如果这样做，在多长时间以内，孩子就可以建立良好的睡眠习惯？威尔士亲王医院的儿科主任查理斯·E.桑戴儿在1922年曾经说过，如果一名儿科大夫能够治疗好婴儿的失眠，那说明这位大夫的职业耐心和医疗技术已经达到一个相当高的水准。他还说，婴儿失眠是养育人的问题。所以千万不要认为孩子失眠只是件小事。

现代的研究结果也证明了像查理斯这样谨慎的专家在90多年前就提出的论点。他这样写道：

因为亲戚朋友要来拜访，或者因为保姆手头还有别的事情要忙，就推迟孩子的睡眠时间，是万万不可的。在孩子已经犯困的时候还要想办法让孩子清醒，会很快消耗掉孩子的精力，让孩子烦躁不安。等最后家长安排好让孩子睡觉时，孩子已经没法睡着了。

养成规律的睡眠习惯是孩子健康的最后一道防线。这个过程需要父母（或其他养育人）极大的耐心。在开始的几个夜晚，孩子可能会有所抵抗，哭闹，但是如果坚持下去，就会成功。

每一个孩子都是独一无二的，就像雪花一样，千变万化。每个孩子都生来具有某些个性，这些个性会影响孩子的活动量、睡眠持续时间以及哭闹持续时间。孩子还有其他细微的差别。有些孩子"阅读"能力很强，他们进食和睡眠的时间很规律，往往哭闹少，睡眠充分。这些孩子自我调节能力很强：早早就能入睡，如果半夜醒来，不用大人哄，自己就能再睡着。不过，如果你的孩子爱哭爱闹，自我调节能力差，也别责怪自己。这一半是天性使然，好在我们还可以做出努力使之改变。

在某些国家，妈妈们总是和宝宝紧密相连，随时准备哺乳，或者哄宝宝。但即便这样，每个宝宝的哭闹程度还是不一样。妈妈们或者哺乳，或者把孩子摇啊摇，摇啊摇。或许，她们不愿意让孩子单独睡。孩子在成长过程中，很长一段时间都和父母在一张床上睡。而在西方，大多数孩子从小就要与父母分床睡。

不同国家的孩子睡眠习惯都不一样。不仅如此，社会的期望对父母们养育孩子的方式所产生的影响也不同。但请注意，在养育孩子方面，没有绝对的"对"或者"错"，也没有绝对的"自然"或"不自然"一说。在欠发达地区，父母养育孩子的方式未必更"自然"，也未必更"健康"。士的宁（一种生物碱）和牛奶都是天然物质，但是对人体的影响却完全不同。

一定程度上讲，我们如何看待孩子睡眠少和好动，反映了我们为人父母的责任心大小。我们是愿意一天24小时都抱着宝宝，还是愿意把宝宝放下来睡一觉？

我给大家讲一个真实的故事吧。有一天，一位沙特阿拉伯公主来找我咨询。随行的还有一位英国教育体系培养的沙特裔儿科大夫，一位英国教育体系培养的保姆，还有另外两名女士。他们咨询的内容是沙特皇室儿童的睡眠问题。儿科大夫对我说，沙特皇室养育后代的方式和英国19世纪贵族中所流行的方式差不多。

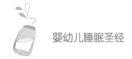

就像英国19世纪的保姆一样，这位沙特裔的保姆即便在公主的宝宝睡着的时候也抱着他。皇室还给这位保姆配备了专门的属下，这些属下接受的培训有限，他们负责做一些养育婴儿的琐碎工作。

当然，绝大部分父母不会有如此庞大的婴儿养育团队。他们必须得靠自己。所以，如果孩子哭闹让我们很烦恼，或者我们为此深感内疚，我们就会觉得自己无能。我们会觉得，自己无法帮助孩子形成良好的睡眠习惯。很不幸，这种想法会进一步带来麻烦。

睡眠问题影响的不仅是夜晚，还有白天。睡眠问题会导致孩子反应不够灵敏，难以集中注意力，很容易分神，也会造成孩子易冲动、多动，或者懒惰。而如果孩子能得到充分的睡眠，就会保持最佳的觉醒状态——机敏，能够顺利完成学习任务，有魅力，有幽默感。如果父母反复无常，做事没有定力，大惊小怪，或者夫妻之间有不可调和的矛盾，孩子的睡眠问题就会很明显，导致孩子夜里哭闹的次数变多。

不要简单地以为孩子在不同年龄段必须面对相应阶段的睡眠问题。事实上，过了三四个月大，所有孩子都可以开始学习如何更好地睡眠。这个学习的过程会像孩子学走路一样自然发生。

有一个坏消息，那就是父母会人为地给孩子制造睡眠问题。但也有一个好消息，那就是父母可以纠正孩子的睡眠习惯，帮助孩子的睡眠走上正轨。

那些更倾向于渐进疗法的父母会经常抱怨孩子的睡眠总是反

反复复。渐进法不得力的原因是，它花的时间太长了，这样会由于一些自然因素的干扰而中断，如孩子生病、放假等。中断后，父母们要想重新帮助孩子养成良好的睡眠习惯，就会觉得压力很大。采用渐进法一段时间后，父母会心力交瘁，放弃了努力，又回到原先的恶性循环中。而采用断绝疗法的父母，在纠正孩子睡眠习惯过程中只允许发生一次这样的事情——从外地休假回来，或走亲访友回来后的晚上，孩子会哭闹。

很多父母总是在允许孩子晚上哭闹和制止孩子晚上哭闹中间摇摆不定，最终无法解决孩子的睡眠问题。他们常常把自己的一厢情愿与孩子的实际行为混为一谈。所以我想，如果有一本治疗睡眠问题的日志来记录整个过程中发生的事情，那会很有帮助。我随后会讲到关于睡眠日志的问题。毕竟暂时的"成功"也许只是对孩子长期疲倦后崩溃的反映而已。在纠正孩子睡眠习惯过程中的进步也许很微不足道，休假、生病、旅行或其他事情都会导致前功尽弃，孩子又变成了老样子：晚上经常醒来，或者死耗着不想睡觉。

与此形成明显对照的是，运用突然戒除的方法——断绝法来解决睡眠问题，能快速、有效地改善孩子的睡眠，而且没有后遗症。这些孩子很少反复，可以很快地摆脱外在干扰因素造成的偏离。如此有效的治疗会让你有信心继续进一步纠正孩子的睡眠习惯，并在必要时再次使用这种方法。

我再次强调，父母必须尽早开始解决孩子的睡眠问题。

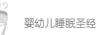
睡眠小贴士

尽早帮助孩子养成良好的睡眠习惯，可以成功地预防睡眠问题。

如果你开始得早，那么孩子就不会经常在晚上长时间地哭闹，也不会有睡眠问题。让孩子独立安然入睡是门技术，培养孩子良好的睡眠习惯，总比纠正坏习惯要容易得多。当然了，无论是哪种技术，都需要大量的实践。

本书中许多关怀体贴父母的例子也会告诉你，尽早开始训练孩子如何形成良好的睡眠习惯，或者尽早解决孩子的睡眠问题。这样，你会彻底享受到养育孩子的乐趣。有些家长需要专业指导来消除家庭中的激烈矛盾，帮助家庭建立合理有序的家庭规则，或者解决年龄大的孩子根深蒂固的睡眠问题。要想让孩子保持良好的睡眠习惯，父母的态度必须很坚决，不要担心孩子因此恨你或者不那么爱你。事实上，我能提供的治疗睡眠问题的最佳药方是：建立一个孩子和父母都充分休息，充满爱的家庭。

第二章 健康睡眠处方

再可爱的孩子，母亲也愿意看他安睡的样子。

——拉尔夫·瓦尔多·爱默生

一、判断睡眠是否健康的五个标准

让我们从回答这样一个问题开始：你的孩子有健康的睡眠模式吗？可以从以下五个方面来判断孩子的睡眠模式是否健康。

1. 夜晚和白天的睡眠持续时间。

2. 小睡次数和时间长短。

3. 睡眠固化。

4. 睡眠安排，睡眠时间的掌握。

5. 睡眠是否有规律。

如果以上五个方面相互平衡，那么，孩子睡眠就足够充分、质量足够高。我们先逐一分析一下这五个方面。然后我再向你解释，为什么这五个方面不是独立的，而是相互作用，共同形成"健康睡眠"的。

从生理学的角度看，育儿行为，如喂食，是不会影响大脑发育的。在睡眠成熟的过程中，有五个转折点：孩子6周大时（夜

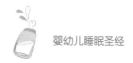

晚睡眠时间延长）；12～16周时（白天睡眠规律化）；9个月时
（不再夜里醒来嗷嗷待哺，也没有了第三次小睡）；12～21个月
时（不再有清晨的小睡）；3～4岁时（午后的小睡变得越来
越少）。

随着孩子大脑的发育，孩子的睡眠模式和节奏一直在变化。
如果你能相应地调整育儿的行为，孩子就能睡得好。如果父母没
有注意到这些变化，或者没有及时调整自己的育儿行为，就容易
产生孩子过度疲倦的现象。而要调整自己的育儿行为，需要了解
造成这些变化的两种生理调节机制。了解这两种生理调节机制，
不但有助于纠正认识误区，更关键的是可以帮助孩子养成良好的
睡眠习惯。

第一种调节机制是控制孩子睡眠需求的，它被称为"自动平
衡控制机制"。简单地说，你不睡觉的时间越长，你就越需要睡
觉。如果你缺乏睡眠，这种生理机制会试图使你进入睡眠状态，
尽量确保你有足够的睡眠。这种自动调节的机制是无法人为控制
的。就像人体调节自身温度时一样：一发热，就会出汗。如果摄
入水不足，出汗多，我们就会因为脱水而生病。而如果我们摄入
过多的咖啡因，使得睡眠短缺，也会对人体造成伤害。对于婴儿
和幼儿来说，他们的睡眠需求一直在变化，所以父母必须密切关
注，及时跟上变化。

第二种调节机制叫"生理节奏定时系统"，也称"体内定时
系统"。它就像一个精密的调节程序一样，随着昼夜变换而开关

体内的某些程序。体内这个开关装置是分子钟，它可根据阳光指向正确的时间。这个自动调节机制可以确保人在恰当的时间进入睡眠，并且进入每一个睡眠阶段的时间点和时间长度都恰当。大脑的某个区域会发出信号，让我们感觉欲睡或欲醒。在婴儿发育的过程中，这些信号的作用模式可能几周、几个月或者几年变化一次。在婴儿出生后前几个月，这些信号模式的变化时间间隔很短，父母很容易就跟不上节奏。当你刚琢磨明白宝宝什么时间应该打盹、什么时间该上床睡觉的时候，宝宝的睡眠节奏又变了！

睡眠小知识

　　由于人体内在的睡眠生物钟是受基因控制的，因而存在个体间的差异。而且，生物钟需要在一定的时间内才能发挥作用。

二、宝宝每天应睡多少时间

　　如果你睡眠时间短，就会感到疲倦。听起来很简单。但是，睡多长时间就够了？你怎么能判断你的宝宝睡眠是否充分？

　　对于三四个月大的婴儿，他们的睡眠模式几乎是和大脑的发育程度一致的。在初生的几周中，婴儿的睡眠时间长短几乎和他们内在的睡眠需求一致，因为这个阶段的婴儿睡眠时间长短主要受生理因素影响。但是过了这个阶段以后，到了孩子三四个月，或者更早，到孩子6周大的时候（对于早产儿，要从预产期算起），父母的育儿方式就会对孩子的睡眠长短产生影响，从而影响孩子的行为。我相信，如果父母能够足够细心，及时把握孩子变化的睡眠需求，帮助孩子养成良好的睡眠习惯，那么孩子就会越来越健康，越来越宁静而机敏。下面我将详细介绍宝宝不同年龄段睡眠持续时间的长短。

1. 新生儿和婴儿的睡眠时间

孩子在刚出生的头几天，每天总共需要睡十六七个小时，不过每次睡眠时间最长也就四五个小时。无论是母乳喂养还是人工喂养的宝宝，无论是男孩和女孩，都是这样。

睡眠小贴士

哺乳的妈妈往往会担心，宝宝睡眠时间太长的话，会没空吃奶，营养会跟不上。尽管放心好了，给宝宝称称体重就会发现，没必要这么紧张。

婴儿出生1个月到4个月的这个阶段，每天睡眠总量从16个小时下降到14.5个小时，最长的一次睡眠通常在夜间，从4个小时延长到9个小时。很多研究表明，发生这样的变化，说明婴儿的神经发育成熟了，与给婴儿喂辅食无关。

有些新生儿和4个月大的婴儿睡眠时间要长得多或短得多。在最初的几个月里，你可能经常认为你的宝宝已经睡眠充足了。但如果你发现宝宝哭闹得厉害，或者脾气极其糟糕，那就需要按照第四章的"帮助爱哭的孩子"所提出的建议进行调整了。

睡眠小知识

　　很多宝宝在1周或2周大的时候会有这么一个阶段：越来越机敏、清醒、爱生气或者哭闹，一直持续到宝宝6周大的时候。然后宝宝逐渐变得宁静。人们往往将宝宝这个阶段易怒易醒的状态解释为受妈妈焦虑的影响，或者母乳质量不佳。这简直是一派胡言。罪魁祸首其实是宝宝体内一种暂时的神经系统造成的额外刺激。别太紧张，随着宝宝大脑的成熟，这一阶段自然会过去。这完全不是你的问题。

　　婴儿携带起来非常方便。你可以把他们带到随便什么地方。如果他们想睡觉了，就会乖乖地睡着。我还在斯坦福大学医学院念书的时候，有一天，我和我太太去打网球。我们的大孩子待在护栏边上的婴儿椅里睡着了。这时，一辆巨大的自动倾卸卡车沿着狭窄的街道轰隆隆地飞速驶过，我们向孩子飞奔而去。让我们惊讶的是，孩子依然睡得很甜。孩子6周大的时候，他对周围的人逐渐有了意识。到4个月大的时候，他就像其他孩子一样，开始对汪汪叫的狗、树林中穿行的风、天空中的云彩这些好玩的事物感兴趣。这些都可能也的确干扰了他的睡眠。

　　很多婴儿开始有了社会性微笑（通常在宝宝6周大左右，对于早产儿，则是预产期后6周时间），这说明宝宝的社会好奇心，或者说社会学习过程启动了。很多宝宝在三四个月大的时候，就像我的儿子一样，睡眠不会受到周围环境的影响。当体内

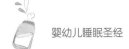

调节机制告诉他们该睡时，他们就睡着了。当体内调节机制告诉他们该醒了，他们就会醒，不管父母是否方便。无论是按需喂养还是定时喂养的孩子都一样。出生就有肠胃问题而进行静脉注射的宝宝，也是如此。可能影响宝宝睡眠模式的是褪黑激素。宝宝在发育到三四个月大的时候，大脑开始分泌这种激素。褪黑激素在晚间分泌得最多，它既能制造睡意，又能使肠周围的平滑肌放松。所以在宝宝三四个月大的时候，人们所说的昼夜混乱以及缠人现象会自动消失。

在持续亮灯的环境中生长的婴儿，和在定时开关灯的环境中生长的婴儿一样，会形成正常的睡眠模式。还有一件事情能说明，婴儿在三四个月大之前，睡眠模式不受环境影响，那就是早产儿的睡眠。如，提前4周出生的婴儿与正常出生的婴儿相比，达到同样的睡眠发展阶段要晚4周。早产儿受到社会刺激的时间更早，但是这并不能加快他们睡眠模式发展的速度。

由此，我们可以得出结论，在宝宝三四个月大之前，顺着宝宝的睡眠需求就可以了。不要去估计宝宝的睡眠时间，也不要强迫宝宝睡或者醒。然而，有一些婴儿会在大约6～8周的时候，提前进入有规律的作息的阶段。这些宝宝很温和，很少哭，每次睡眠时间都很长。如果你能幸运成为这样宝宝的父母，就去感谢上天给你的宠爱吧。

2. 幼儿和学龄前儿童的睡眠时间

随着宝宝的发育，总睡眠时间会变短。后面的图表1～3告诉我们，在孩子的各个年龄阶段，白天的睡眠时间、夜间的睡眠时间、总睡眠时间之间有怎样的差距。每张图表最下面一条曲线都表明，10%的孩子睡眠时间要少于图表中显示的对应年龄段孩子的总睡眠时间；而最上面一条曲线表明，90%的孩子睡眠时间少于图表中显示的对应年龄段孩子的总睡眠时间。这些曲线是我在20世纪80年代对2019名孩子的睡眠状况进行研究后做出的。这些孩子大多来自美国伊利诺伊州北部和印第安纳州北部的中产阶级白人家庭。通过对比这些图表中的数据，你就可以知道自己的孩子是高于那90%还是低于那10%（有一些人的研究只标注50%的那条曲线，即各年龄段孩子的睡眠时间平均值，这让你无法得知，自己孩子的睡眠是略微低于平均水平还是大大低于平均水平）。有趣的是，1911年有人对加利福尼亚州的几千名孩子做了同样的研究，1927年有人对明尼苏达州进行了类似的研究，这两次研究的结果都与我的研究结果吻合。除此之外，英国学者1910年做的研究，以及日本学者1925年做的研究也得出了同样的结论。

这表明，无论在何种文化下，无论是何种族，无论社会发生了怎样的变化，无论电视、DVD、计算机之类的发明如何影响我们的生活方式，孩子各年龄段的睡眠持续时间长短都仅仅取决于孩子生理发育的程度。这一结论的例外是，如今美国的青少年睡眠时间都普遍缩短。20世纪后半叶，美国的高中将上学时间提前了。这使得孩子不得不更早地起床，总的睡眠时间相应也减少。与此同时，十几岁的孩子课后打零工的现象也越来越常见，他们

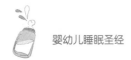

上床睡觉的时间也相应推迟。家庭作业量也增加了不少。

孩子4个月大后，父母就会对孩子的睡眠模式产生影响。正如你所知道的，睡眠持续时间的长短对婴儿和蹒跚学步的幼儿非常重要。

我做儿科医生的时候，曾挑选了60名健康的孩子，分别对他们5个月大的时候以及3岁大的时候的睡眠状况进行了研究。在5个月大的时候，那些喔喔啊啊地试图和大人沟通，喜欢微笑，适应能力强，作息有规律，对于周围不熟悉的人和事物很好奇的婴儿，睡眠时间要比相反性格的婴儿长。这些安逸、宁静的孩子，白天大约睡3.5个小时，晚上要睡12个小时，每天总的睡眠时间是15.5个小时。那些爱哭闹、易怒、难以相处、较为孤僻的婴儿，睡眠时间要短大约3个小时（白天睡3个小时，晚上睡9.5个小时，总共睡12.5个小时），比前者少大约20%。

此外，这60名5个月大的研究对象，其注意力与白天睡眠和打盹的时间长短密切相关。换句话说，白天睡眠时间长的婴儿，注意力更集中。

我在本章还会讲到，白天睡眠时间长的婴儿，更易于从周围环境中学习，这是因为他们集中注意力的能力更强。他们就像干海绵一样从周围事物中吸取信息。看天上的云彩、地上的树木，摸，闻，听，观察爸爸妈妈的脸，这些都能让他们学到东西。白天睡眠时间短的婴儿，注意力断断续续的，从周围学习事物较为吃力，很难让自己快乐。这些因为睡眠少而感觉疲倦的孩子，玩

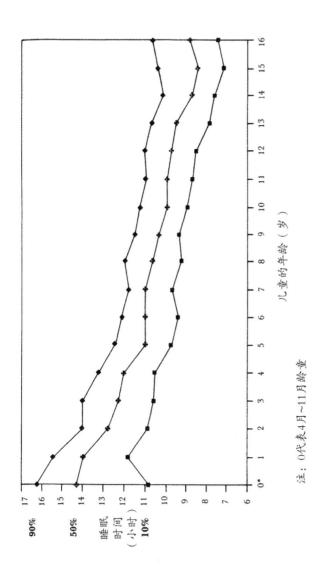

注：0代表4月~11月龄童

图表1：各年龄儿童睡眠总时间

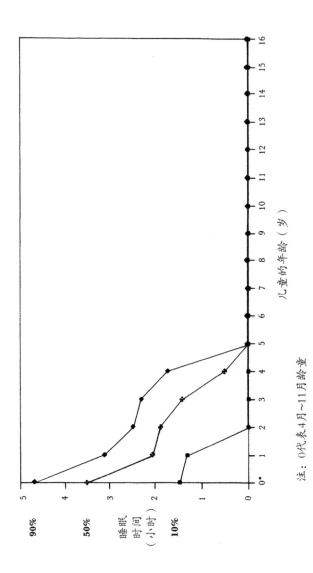

注：0代表4月~11月龄童

图表2：各年龄儿童日间睡眠时间

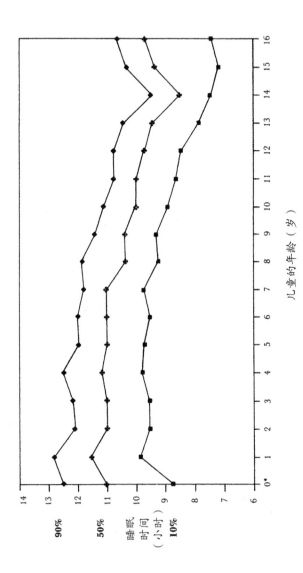

注：0代表4月~11月龄童

图表3：各年龄儿童夜间睡眠时间

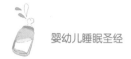
具和物体难以取悦他们。

我研究的这60名孩子到3岁大的时候，其中那些性格温和、积极乐观、适应能力强、易于接近相处的孩子，每天总共要睡12.5个小时。那些很难管理的孩子——情绪紧张、思想消极、适应能力差、性格孤僻的孩子，要比前者总的睡眠时间短1.5个小时，几乎相当于少一个白天的小睡。

由此得出的一个重要结论是，对于3岁大的孩子来说，那些白天能够小睡一下的孩子适应能力要比白天不能小睡的孩子强。而且白天的小睡不影响夜间的睡眠。无论是白天进行小睡的孩子，还是白天不进行小睡的孩子，夜间睡眠时间都是10.5个小时。然而白天能够进行小睡的孩子在白天要睡2个小时，这样每天总的睡眠时间就达到12.5个小时。这说明，孩子如果白天不进行小睡，晚上也不能够自动补上缺少的这段睡眠时间，白天不睡，就会缺乏这一段睡眠时间。

警惕

如果孩子偶尔白天缺睡，无关紧要。但如果孩子养成了白天不进行小睡的习惯，他缺的睡眠就会越来越多，直到进入过度疲倦的状态，这时候就很难挽回了。

对3岁孩子睡眠持续时间的对比调查

组别	类型	白天睡眠时间（小时）	夜晚睡眠时间（小时）	总睡眠时间（小时）
A组	易于管理的	1.9	10.6	12.5
	难以管理的	0.9	10.4	11.3
B组	白天小睡的	2	10.5	12.5
	白天不小睡的	——	10.5	10.5

　　总的来说，3岁大的孩子，如果睡眠充分，就能给周围人带来很多快乐，易于相处，不那么缠人。如果3岁大的孩子不能够得到充分睡眠，他们不仅会很缠人，爱哭爱闹，还有多动症的倾向。还有，这些过度疲倦、爱哭爱闹的调皮鬼更容易发育成肥胖儿。

　　最近有人对一组10～14岁的儿童进行了一项研究。研究人员限制这些儿童某夜的睡眠时间，之后对其后果进行了分析。研究表明，一个晚上睡眠不足，就会损害孩子的语言创造力、抽象思维能力、概念形成能力以及解决复杂问题的能力。这些高级的认知能力对孩子的学习表现和学习成绩至关重要。相比之下，缺乏睡眠对孩子的机械行为及简单记忆和学习能力没有什么影响。即便犯困，也要把惯常的事情做完，这对成年人来说再熟悉不过了。很多成年人无论有多累，都可以把常规的工作做得漂漂亮亮的。我提到这项研究只是说明，对于婴幼儿和儿童来说，如果长期缺乏睡眠，会影响他们认知能力的发展。但是，随着孩子成

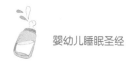

年，以及在长为成人的过程中不断接受复杂的挑战，这种影响就不那么明显了。要知道，孩子的认知能力是从婴儿时期就开始发展的，并非十几岁。因此，睡眠缺乏对年幼的孩子影响尤其大。儿童要处理的事情比成年人简单得多。即便是长期缺乏睡眠的孩子，也可能顺利完成拼、写、读以及算术作业。但随着孩子年龄的增长，学业难度的加大，缺乏睡眠造成的恶果会逐渐显现出来。

再研究一下前面三张睡眠曲线图，我们会发现，孩子在童年的早期和中期睡眠时间一直在减少，而进入青少年阶段后，睡眠时间有少许增加。另有一些专业人士对此进行了研究。他们推断，青少年的睡眠需求比儿童的睡眠需求强烈。但是学业的重压、社会活动、体育运动等迫使青少年睡得越来越晚。青少年的生理发育也使得他们在晚上清醒的时间延长。这样，经年的睡眠缺乏会给青少年造成危害，有时甚至会使他们进入人生极为艰难痛苦的一段时期。

三、小睡不可缺少

在美国这样竞争激烈、快节奏的社会中，小睡往往被当成是浪费时间。我们经常认为，只有生性懒惰、不求上进、体弱多病或年事已高的人才要在白天小睡，从而也把婴幼儿在白天的小睡当作无用之举。下面，我就告诉大家，为什么小睡对孩子的学习能力，亦即认知能力发展至关重要。

小睡并非意味着孩子夜间的睡意偶尔挤占白天的清醒时间。夜间的睡眠、白天的小睡和清醒各行其道，在一定程度上互相独立。在孩子出生的三四个月中，这三种状态发展速度不一致，造成三者可能不协调。随着孩子的发育，作息的节奏受孩子的体温以及活动控制，之后三者才达到一种和谐状态。

例如，我们都曾在午后昏昏欲睡过。造成这种现象的原因部分在于（记住，是部分而不是全部）头天晚上我们睡眠时间的长短以及我们已经醒来多长时间。在白天，我们的精神状态会在机敏和昏睡之间波动；同样，夜间睡眠的时候，会在浅睡和深睡之间波动。成年人如果能在午后小睡一下，会使自己重新精神焕发，因为在这个时段，我们的生理状态进入低潮。

睡眠小知识

采用下述方法就能得知自己小睡的最佳时间：取自己晚上的最佳睡眠时间（如晚上10点）和早晨自然醒的时间（如早晨8点）的中间值。然后将这个中间值往后推12个小时（这个例子中是下午3点），就是你小睡的最佳时间。

如果你生活在拉美或者西班牙，也许你会午休一下，或者午睡。但如果你在美国，也就只能喝喝咖啡而已。

睡眠迟惰

睡眠迟惰是这样的一种感觉：茫然，混乱，痛苦，不舒服，情绪糟糕，无法集中注意力，无法清醒地思考，尤其不能像小睡醒了之后那样清醒地思考。对于孩子来说，睡眠迟惰造成的后果更严重。那些过度疲倦的孩子睡眠迟惰的时间会更长。就好像睡眠侵袭了清醒，这种睡与醒的交叉让人非常不舒服。一位母亲认为睡眠迟惰就像是患了梦游症，另一位母亲认为那是一种疯狂的状态。孩子无法自控，心慌意乱，哭哭啼啼，甚至歇斯底里地尖叫。常有父母在三天假期后带孩子来我这里看病。我提醒他们，不要让孩子在假期中过度疲倦。但是这些家长却说，他们确信孩子耳部感染，因为孩子晚上哭着就醒来了。他们向我保证，孩子一点也不累，因为他们刚刚睡了一大觉。检查的结果是，耳朵一点问题也没有。仅仅是因为孩子该小睡的时候没有睡，或者因为放假，晚上可以很晚才入睡。

知道夜间睡眠、日间小睡和日间清醒的节奏在一定程度上相互独立后，我们就能理解以下两点了。

第一点是，孩子三四个月大的时候，因为夜间睡眠、日间睡眠和日间清醒相互之间步调不协调，大脑可能给孩子发出相互矛盾的指令。负责夜间睡眠的神经给孩子发出"睡"的指令，而负责日间清醒的神经则告诉孩子"要清醒"。孩子醒着，但是很累，哭得很惨。我们或许说孩子缠人，或者爱哭爱闹。大脑不同部分发出的相互矛盾的指令也会使孩子处于混乱的状态，如睡眠迟惰。科学家们对成年人和动物进行了研究，把这种状态称为"睡与醒的分裂"，或者"作息失调"。例如，有些鸟类在沉睡的时候仍然可以游泳或者飞！嗜睡症发作的原因是快波睡眠与清醒交叉。梦游、夜惊或夜啼是因为慢波睡眠和清醒交叉。即便是成年人的睡/醒状态也可能交叉，不完整，或者交替很快。三四个月大的孩子睡眠状态还处于发展过程中，有些状态发展速度超过其他状态，或者和其他状态重叠，造成我们所谓的"爱哭闹""缠人"，或者"睡眠迟惰"的问题。例如，我们知道，孩子在快波睡眠状态中，可能睁着眼吮吸，微笑，或者哭，他们看上去是醒着的，实际上却是睡着了。我们称之为"不定型睡眠"或"模糊睡眠"。大脑没有发育完全的时候会出现这种状态。孩子出生三四个月以后，模糊睡眠的现象会越来越少。

第二点是，如果睡/醒状态在一定程度上是独立的，它们也应该有各自的功能。醒是为了学习，睡是为了身体发育和情感复位。而白天的小睡和夜间的睡眠功能有所不同。白天的小睡是为了帮助清醒的时候学习效率更高，也就是说，白天的小睡是为了调整作息机制，使得白天清醒状态达到最佳。如果没有小睡，孩子会昏昏欲睡，无法有效学习。如果孩子长期缺乏睡眠，就会时不时地哭闹，过度敏感，总在抵抗睡意的侵袭，从而无法从环境中学习。

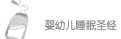

白天的小睡和夜间的睡眠不同，不仅如此，小睡与小睡之间也各有其妙。孩子清晨的小睡往往是快波睡眠，而午后的小睡往往是慢波睡眠。对儿童的研究表明，在褪黑素水平低的时候进行大量快波睡眠，会促使大脑尽早发育成熟。对成年人的研究表明，快波睡眠对于修复我们的情感和心理很重要，而深入的慢波睡眠对于身体发育很重要。所以一定要让孩子快波睡眠足够。

因为小睡有这样神奇的功能（当然，若能在恰当的时间小睡，所获效果最佳），所以我认为，如果孩子某天错过了一次小睡，那么就让他到下一次小睡时间再睡，这样他的睡眠节奏就不会被打乱。但在孩子极端疲倦的情况下，可以让他提前进行下一次小睡，不过这样他的睡眠周期就被提前了。

我在研究中发现，4个月大的孩子，每天要小睡2~3次。如果孩子进行第3次小睡，那往往是在傍晚之后进行的很短的一次。而大多数（84％）6个月大的孩子每天进行2次小睡，绝大部分9个月大的孩子每天只进行1~2次小睡。有17％的孩子在1周岁的时候每天只进行一次小睡；15个月大的孩子中，有56％每天只进行一次小睡。大多数21个月大的孩子每天都只进行一次小睡。

孩子们的晨盹比午睡发展得早，而消失得也比午睡早。无论是对于21个月大的孩子，还是青少年，或是成年人来说，如果他们每天只小睡一次，那就是午睡。婴儿在夜间的快波睡眠时间

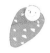

比幼儿长，而晨眠多为快波睡眠，午睡以慢波睡眠为主。所以从某种意义上来说，婴儿的晨眠是夜间睡眠的某种延续。随后我会和大家探讨，如何通过缩短婴儿早晨睡醒和晨眠之间的间隔时间来使婴儿睡眠质量保持最佳。如果我们希望婴儿夜间睡眠时间延长，这个办法就会奏效。

我曾说过，大部分孩子在21个月大的时候，小睡时间就很短了。不过有些孩子天生爱小睡。

父母可以通过干扰孩子的安排来减少孩子小睡的时间，但如果相反，孩子不爱小睡，那父母是无能为力的。6个月大的孩子中，有80%的孩子每天小睡2.5～4个小时，有15%的孩子每天小睡时间超过4个小时，而5%的孩子每天小睡不到2.5个小时。如果把每天小睡时间等于2.5个小时的孩子算上，那么这个比例是18%，也就是说，有18%的6个月大的孩子每天小睡时间不超过2.5个小时。在接下来的12～18个月中，这些小睡时间少的孩子，仍然是同龄儿童里小睡时间短的一组，他们的睡眠模式保持不变。在一些家庭中，第一个孩子爱小睡，这使得父母白天有大段的时间来做自己的事情。而第二个孩子却不爱小睡，这让父母很沮丧，以为是自己的错误造成的。

为什么父母可以使孩子小睡时间变短，却无法延长孩子的小睡时间呢？造成这个现象的原因是睡眠和清醒之间的不对称。睡眠并非不清醒，而是大脑自动启动了睡眠程序，同时关闭了清醒程序。你和你的孩子可以打开清醒程序，关掉睡眠程序，却无法

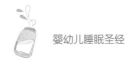

打开睡眠程序，关掉清醒程序。你和你的孩子可以迫使自己保持清醒或机敏，却无法迫使任何人沉沉入睡。睡眠和清醒是完全不同的两种状态，但并非彼此对立。父母可以帮助孩子达到最长的睡眠时间，而这个限度是由孩子内在的睡眠需求决定的。我在前面已经说过，孩子小睡的模式是天生的，这种模式到孩子21个月大的时候不会改变。

对双胞胎和控制婴儿睡眠基因的研究也证实了每个人的睡眠模式都有与生俱来的特点。有的双胞胎，一个不爱小睡，一个爱小睡。喜欢小睡的往往是那个出生晚的。21个月大的幼儿，其平均小睡时间略微低于2.5个小时，但是绝对值差别很大：短的仅1个小时，长的达4个小时。有些孩子之前爱小睡，到了这个阶段反而不怎么小睡了；而有的孩子之前不爱小睡，到这个阶段反而小睡时间延长了很多。我对此的看法是，到孩子21个月大的时候，影响孩子睡眠模式的不仅仅是生理因素，很多社会因素的影响也开始发挥作用。例如，弟弟妹妹的出生，哥哥或姐姐去上学前班。21个月大的孩子开始参加有组织、有规律的活动后，那些本来需要小睡较长时间的孩子就不能睡足。当然，如果当天晚上就让孩子早点上床睡觉，是不会给孩子造成什么不良影响的。

孩子小睡的时间点也很重要。有研究表明，早晨10点左右进行的小睡，其效果与之后的午睡有差距。我们前面曾说过，早晨的小睡往往以快波睡眠为主，午睡往往以慢波睡眠为主。所以此时的小睡非彼时的小睡。即便对成年人来说，早晨的打盹睡得

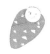

轻，不像午后打盹那样能使精力全面恢复。

晚上打盹可以让孩子精神焕发。当人们处于紧张状态时，肾上腺皮质激素水平提高；而打个小盹就可以使肾上腺皮质激素水平降下来，这意味着体内的张力也松弛下来。如果不能及时打盹，则体内会一直保持绷紧的状态。虽说与体内生物钟步调不一致的小睡给人带来的休息和放松效果不那么好，但能够小睡一下总比不小睡对人有利。无论如何，小睡对于提高人的机敏程度有帮助。

你可以教孩子如何小睡。不需要为了小睡开关灯。小睡或者夜间睡眠涉及三个步骤：入睡、睡眠、醒来。有位父亲向我发牢骚说："我不知道他是怎么睡着的。"他不知道孩子是如何从活动状态进入平静，进而进入睡眠状态的。在随后的章节中，我将详细解释这个过程。

睡眠小贴士

　　不要以为孩子4个月大以后，他的小睡就不用你操心了。你仍然需要安排并照顾孩子小睡，否则孩子就会缺乏小睡。

孩子小睡不足的代价不菲。4~8个月的婴儿如果不能进行充足的小睡，就会产生注意力不集中的问题，活动起来也不能持久。3岁的儿童，如果从不或很少进行小睡，那么他们的适应力可能很差，甚至出现多动症的特征。因而，为孩子将来学业的成功和社会适应力的增强，应该保证孩子有充足的小睡。

　　我曾碰见过这样两个不同的例子。其中一个是适应力非常差的孩子，他的妈妈苦笑着告诉我，每天早晨，她都会向"打盹的"上帝祈祷，希望上帝能照顾她一下，让孩子不要再惹什么麻烦，使她能喘口气。相反，另一位母亲则比较幸运，她的孩子性格非常随和，她从来都不觉得累。第一个孩子的妈妈觉得孩子简直是折磨她的魔鬼，只好把希望都寄托在工作上。而那位性格随和的孩子每天小睡都很充分，他的妈妈称他为"打盹大王"。可见，有充足小睡的孩子还能给妈妈带来更多的自由时间和快乐。

　　当孩子长大，开始蹒跚学步的时候，他们每天似乎需要1.5个小时的小睡。小睡一次对孩子来说不够，而他们又不愿意一天小睡两次。这些孩子在傍晚前后显得比较焦躁，如果父母能安排他们晚上早些上床睡觉，就暂时不会形成明显的问题。

　　如果15～21个月大的孩子每天只小睡1次，就应当安排他们晚上早点上床睡觉。早点上床睡觉可以避免睡前大战，杜绝夜惊，使孩子醒得不至于太早，帮助孩子养成小睡的习惯，延长孩子小睡的时间。可是，我发现有许多父母虽然知道充足睡眠有助于孩子大脑的发育，却在孩子感到疲倦的时候，不愿意让孩子去睡觉。这是为什么呢？我想有以下原因：首先，很多父母内心很希望和孩子待在一起，陪孩子玩；其次，父母担心，如果孩子觉得累了，很早就上床睡觉，第二天会醒得非常早；最后，父母担心孩子半夜醒来后会哭个不停。这些担心都使得父母不愿意让孩子早点上床睡觉。

有一家人在孩子8周大的时候，就开始注意培养孩子早睡的习惯。孩子没有过度疲劳的症状，也不会过分哭闹，也没有缠人，所以整个过程非常顺利。在那些过分缠人或哭闹的8周大孩子中，有20%的孩子无法早睡。

提前3个小时睡，解决贾登的睡眠问题

我的女儿贾登一出生，我就着手为培养她健康的睡眠习惯而作准备。最初我们的想法是让孩子晚上10点或11点左右上床睡觉，晚上醒来的时间不超过2个小时。这个目标很容易就实现了。但是几周过去了，孩子每天晚上持续睡眠的时间还是不长。贾登8周大时，我们请维斯布朗博士帮忙解决贾登的睡眠问题。维斯布朗博士建议我们让孩子早点上床睡觉，晚上别让孩子醒太长时间。开始我们还有顾虑，不知道让这么小的孩子早上床睡觉到底合适不合适。我们以为这么早让贾登上床睡觉，她怎么都得中途醒一两个小时。尽管如此，我们还是把贾登上床睡觉的时间提前到了晚上7点。她还是会在深夜醒来要吃奶，但我们会在喂完她后马上把她放回婴儿床。开始那几夜，贾登抗拒这个安排——晚上会醒来好几次，还哭，但我们没有顺着她，而是坚持我们的做法。过了几天，贾登从一气儿睡四五个小时，到8个小时，然后又延长到9～10个小时。睡这么长时间，她也很快乐！如果晚上喂完奶把她放回婴儿床，她马上就睡着了。我们简直没

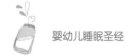

想到会这么轻松。我们越早把她放到婴儿床上，她睡得就越长。而且她白天的小睡时间也延长了，休息得也更好了。现在她7个月大了。我们正努力让她在傍晚6点到6点半之间上床睡觉，她很高兴这样。（这对我们来说也是件好事！）

我看到过无数让孩子晚睡的父母。这就形成了一个恶性循环：孩子的小睡节奏被打乱了，到午后或者傍晚，脾气变得暴躁。由于疲倦造成的烦躁最后又会影响夜间睡眠：孩子晚上很难入睡。结果，父母只好抱着孩子，直到孩子实在撑不住了，入睡了事。第二天，孩子仍然觉得累，小睡节奏依旧被打乱，晚上入睡继续很困难。日复一日。

在梅戈的个案中，这个问题就解决得很漂亮。

早睡让梅戈睡得更好

我们的女儿梅戈一生下来就很能睡。她6周大的时候就能够睡一晚上而不醒（从晚上10点到早晨6点），之间会醒两次吃奶。

她7个月大的时候，每天晚上要醒来一次喝一瓶奶。这种状况一直持续到梅戈8个月大的时候。当时有位大夫说晚上不应该再给梅戈喂那一顿奶了，但是我们没有听从他的建议。我们想在梅戈9个月大的时候听听维斯布朗大夫是怎么看这个问题的。

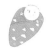

　　我们在梅戈上床睡觉时间的掌控上一直不是很严格。一般情况下，每天晚上7点到7点45分之间，只要梅戈有累的迹象（眼睛睁不开了，或者打哈欠），我们就会让梅戈上床睡觉。偶尔会晚一些。通常她要哭15分钟到半个小时，才能睡着。我们以为这是很正常的，后来才知道她上床时间有些晚了，入睡的时间也过长。

　　梅戈9个月大的时候，我们去找维斯布朗大夫，问他该怎么解决梅戈每天晚上都要醒来的问题。他给了我们一个非常简单的解决方案：把梅戈上床睡觉的时间提前20分钟。他说这样就能让梅戈晚上不醒，第二天醒来时间也比较合适。我告诉维斯布朗大夫，每天晚上7点半左右，梅戈一有累的迹象，我们就让她上床睡觉，一般我们要花30分钟来哄她睡着。维斯布朗说，如果梅戈表现出很累了，那已经晚了。她上床睡觉的时间应该比她表现出累的时间早一些。

　　当天晚上，我们在6点45分让梅戈上床睡觉。我们当时很怀疑。把梅戈放到婴儿床上的时候，她还挺开心地玩。我们真不忍心让宝贝儿这时就睡觉。哭了5分钟后，梅戈睡着了，一晚上都没有醒！第二天仍然如此：哭5分钟后就睡着，一觉睡到天亮。有时她会早晨5点半醒来，吃一瓶奶后继续睡觉；有时要睡到早晨8点。

　　维斯布朗大夫给我们开出这个方子已经4周了。这个方子给我们带来了很大的快乐。梅戈吃完饭、洗完澡就大约6点半了。我们把她放到婴儿床上。偶尔我看着梅戈玩得那么起劲，犹豫是

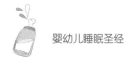

否哄她睡觉。但是她乖乖地躺到婴儿被里，抱着自己的娃娃，吮吸着拇指，闭上眼睛呼呼大睡，一直睡到第二天早晨。这真是最让人感到幸福的事情。

梅戈的父母说，我给他们开的让梅戈早睡觉的方子是"一个非常简单的解决方案"。这世界就是这样，真正解决问题的往往是最简单的方法。贾里德的故事也印证了这个道理。

贾里德的睡眠问题

贾里德很小的时候，每天晚上每隔1.5个小时或者2个小时就醒一次。只有我们抱着他走来走去的时候他才能睡着。我们把他放回婴儿床上，他就会醒，爬起来。我们在自己睡的大床上辟了一块地方，给他做了个"小窝"，只有在那里，他才能入睡。这种状况持续了3个月，直到我们求助于维斯布朗大夫才有所改善。

维斯布朗大夫告诉我们，在晚上6点到7点之间，贾里德醒着的时候，就把他放到婴儿床上，直到第二天早晨6点。我们的第一反应是，这么早把贾里德放到婴儿床上，他会怨恨地哭个不休，而且这个方法过于严苛，可能无法奏效。结果，试行新的作息制度的第一天，贾里德在婴儿床上哭了5分钟后就睡着了，一直睡了11个小时，直到第二天早晨5点半。这让我们又惊又喜。

接下来的两个晚上，贾里德自己就能睡着，不哭也不闹。第四个晚上，贾里德怀里抱着他最喜爱的毛绒玩具在婴儿床上睡着了。显然，以前让孩子8点半睡，孩子过于疲倦，无法从睡眠中得到放松，总是要惊醒。没想到这么简单的一个方法居然立竿见影。贾里德睡得足，醒来很快乐，精力充沛，为白天探究这个世界做好了充分的准备。几个月后，贾里德会在晚上6点半，或者觉得累的时候，自己很快乐地爬到婴儿床上去睡觉。

我知道，你一定和我见过的父母一样都抱有这样的疑虑：如果让孩子早上床睡觉，孩子第二天会很早醒来。安娜就是这样的。

安娜小睡次数减少了

安娜18个月大的时候，该把小睡从两次减少到一次了。但是还需要父母的干预，因为每天早晨她总想打个盹。在维斯布朗大夫的指导下，我们开始逐步把安娜早晨那次小睡的时间推迟到中午11点。又坚持了两个星期，我们把安娜的小睡推迟到了中午12点到下午1点之间。

维斯布朗大夫在他的书中写到，晚上早点让孩子睡觉，会避免孩子晚上醒来，或者第二天醒得太早。安娜现在晚上6点半上床睡觉，第二天早晨7点起床。我们怀疑维斯布朗大夫的理论是

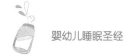

否对安娜奏效。不过我的丈夫和我都认为，维斯布朗大夫的建议是最省钱的一个建议，不妨一试。于是，我们试着把安娜的睡觉时间提前了1个小时——提前到傍晚5点半或者6点。以前她每天晚上睡大约12～13个小时。提前睡眠时间后，她要到早晨9点才醒来。太让人惊讶了，而且她醒来后无比快乐。

家人，朋友，甚至陌生人都夸安娜是个幸福快乐的孩子。其实，她只是一个得到了充分睡眠的孩子而已。

不小睡，意味着缺少睡眠。从长远来看，孩子的小睡时间如果很短的话，他们晚上连续入睡的时间也不会长。当然了，一些偶然的因素，如有亲戚来拜访，或者耳部感染让孩子白天无法小睡，晚上睡的时间会长一些来补上白天缺的睡眠。但是，可不能每天都这样：减少孩子白天小睡的时间，晚上再让孩子早点上床睡觉，作为对白天睡眠的补充。长此以往，孩子就会在傍晚或者晚上行为怪异或缠人，你会受不了的。孩子为缺少白天的小睡而付出代价，父母同样会受累。

警惕

有的父母可能受传统习俗的影响，习惯于把孩子抱在怀里睡，或者放在摇篮里摇啊摇，这对孩子的睡眠是有危害的，因为这会推迟孩子深度睡眠的时间，造成睡眠缺乏。其后果和推迟孩子的上床睡觉时间没什么区别。而且，这也同样浪费你的时间。一定记住，白天的假寐，在行驶的车里或摇篮里打盹，在散步的家长怀中睡觉，以及在错误的时间小睡，都是质量很差的睡眠。

如果孩子不小睡，晚上家长又让孩子睡得晚，就会使孩子很痛苦。

下面个案中的家长，是这样了解到小睡的益处的。

查理的父母喜欢上了小睡

我知道，随时随地把孩子带在身边是一种新的社会现象。毫无疑问，这种行为的根源是"自我"的那一代人坚决不允许孩子打乱他们原有的生活方式。所以，父母带着婴儿去零售店、餐馆、朋友家……如果小婴儿不爱闹，父母还会带他们去鸡尾酒会、约会晚餐，甚至出国旅行。虽然话语有极端之处，但是，新一代的母亲们面临着的压力是成为"新式妈妈"。

如果想跟上潮流，必须具备相应的条件。而我的先生汤姆和我却没有这样一个"便携式"的宝宝，我们离这种流行的为人父母方式很远。我们也尝试过带宝宝到处走，可惜努力都白费了。所以

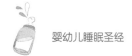

查理3个月大的时候，我们彻底放弃了做"新式"父母的想法。

查理现在7个月大了。自打出生那天起，他就离不开这三样东西：牛奶、氧气和睡眠。把他从医院带回家后，我们努力摇晃他，以确认他还活着。但是他只顾自己睡觉，睡得很香很香。

开始，他在任何一个地方都可能睡着。2个月大的时候，他只在婴儿床里才能睡着。这是另一个问题。我认为，声称应该用色彩绚丽的亚麻布和各种小玩意装饰婴儿床的人，根本没有养育过孩子。如果让我重新选择，我会给宝宝买一张结实的、深色的，有舒适衬垫的床。查理3个月大的时候，能够连着几个小时试图把床单图案中的红色、白色、蓝色的花朵揪下来。绝无虚言。如果我们想把床单换掉，免得他该睡的时候不睡，他就会发出刺耳的尖叫。

查理2个月大时，要睡一整个晚上和半个白天。如果我们不让他睡觉，他就变得不像他自己。他疲倦的时候可不只是暴躁。如果睡不足，我们安静的、机敏的、可爱的、温顺的宝宝就会变成折磨人的小野兽。我们曾经试图减少他的睡眠，我们当时以为他需要减少睡眠。

查理对此的反应简单而明确。开始他不哭，只是咕咕哝哝，接着呻吟，如果爸爸妈妈或者保姆还没有意识到他累了需要睡觉，坚持让他醒着，他就会叹气。

起初我们没有想到查理这么容易就会累。我们频繁地给他换尿布，喂奶。我们把他固定在婴儿椅里，开车长途旅行。用婴儿背带背着他走来走去，试图用我们的心跳来抚慰这"可怜"的小家伙。通通没有用。直到我们累得实在不行了，把他放到婴儿床上，他才安静下来。

　　查理白天仍然小睡四到五次。他依旧很开心。汤姆和我出去活动都不带他。能干的保姆在家看着这个心满意足睡觉的小东西。我们的朋友，尤其是没有孩子的，觉得我们对查理的保护过分了。感谢上帝，查理不是他们的孩子。我们不再梦想带着查理周游世界，也不去理会那些无知的批评。如果找不到保姆来带查理，我们就不出门。在家看电视，洗衣服……想做什么就做什么，这样反而更开心。发现了睡眠的魔力后，我们一家更和谐了。

睡眠小贴士

　　当你把孩子白天的小睡安排得好好的，让孩子睡眠充足，健康成长时，有些心生嫉妒的朋友可能会指责你对孩子过度保护了。他们会说："生活不应该这样。""带孩子来一起玩吧，让他认识一下其他小朋友。""你是在糟蹋孩子的大好时光。"建议：要么重新考虑一下和这些朋友的友谊，要么对孩子的小睡情况保密。

四、固化的睡眠

　　固化的睡眠是指没有被打断的睡眠，连续性的睡眠，没有因

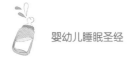

为觉醒而中断。而那种被觉醒打断的深度睡眠称为分裂的睡眠，或者睡眠断裂。深度睡眠向浅层睡眠的不正常转变，都会造成睡眠断裂，无论它是否使我们完全清醒。10个小时的固化睡眠和10个小时的断裂睡眠，其效果相差甚远。常常会有断裂睡眠的人群，如医生、消防队员、新生儿的母亲、患病的孩子，对这一点的体会通常会很深。

睡眠断裂其实就相当于减少了睡眠：白天的睡眠时间增加了，而行为效力降低了。健康的成年人，即便只经历一晚的睡眠断裂，思维的灵活性和注意力的延续性也会下降，情绪也会受到负面影响。经常睡眠断裂的成年人往往通过饮用大量的咖啡来提神。而酒精会让被压抑的疲倦显露出来，人们就会"感到很累"。而研究结果表明，休息充分的青少年即便摄入同量的酒精，也不会感觉到累。

睡眠小贴士

　　孩子想睡的时候就让他睡。别把孩子从睡梦中惊醒。打断孩子的睡眠会对孩子造成不良的影响。

1. 保护性觉醒

有时，为了避免我们在睡眠中窒息，大脑会把我们叫醒。这种觉醒被称为保护性觉醒，常常发生在睡眠中呼吸困难的时候。而罪魁祸首常常是扁桃体肿大或者淋巴发炎导致的氧气吸入障碍。（可参照本书第十章）

保护性觉醒也会防止婴儿猝死综合征的发生。当婴儿在睡眠中呼吸不畅，感觉呼吸开始困难时，大脑就会发出觉醒的信号。

2. 睡眠片段化

当婴儿发育了几个月，婴儿猝死综合征几乎不再可能发生的时候，频繁的觉醒就会对孩子造成伤害，因为它破坏了睡眠的连续性。觉醒是指从轻度睡眠或者深度睡眠中完全清醒过来。觉醒有时也指从深度睡眠过渡到轻度睡眠的不完全清醒。

睡眠小知识

某些时候，睡眠中的觉醒是正常的。

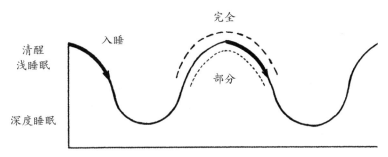

图表4：睡眠过程中觉醒情况示意图

图表4是对4个月大的婴儿从深度睡眠向轻度睡眠过渡的一个简单演示。部分觉醒是指婴儿从深度睡眠过渡到轻度睡眠，不完全清醒。而完全觉醒的婴儿则是清醒的，他可能会看着墙上挂的钟，在床上滚来滚去，或者抓住自己的小胖腿玩。这种清醒是模糊而短暂的，婴儿很快会再次进入睡眠。

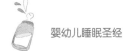

我们都知道，觉醒有几种方式。而觉醒发生的方式、次数、延续的时间决定了我们所要付出的代价：白天睡眠时间的延长和行为效力的下降。而有些孩子在健康睡眠过程中也会发生觉醒。是大脑而不是胃，造成了这些觉醒。不要混淆觉醒和饿醒。

觉醒不只发生在夜间睡眠中。我相信，白天小睡过程中也会发生觉醒。父母摇晃在摇篮中打盹的宝宝，车辆颠簸晃动在婴儿椅里小睡的孩子，或者父母散步时惊醒背在背上的宝宝，都会造成小睡中觉醒。把昏昏欲睡的宝宝抱在怀里，坐在摇椅上摇晃，也可能造成宝宝白天小睡效率不高。这些小睡太短，也太轻，无法使孩子得到充分的休息。静止的睡眠是最好的。如果用摇篮抚慰宝宝，那么一旦宝宝睡着了，就应把他抱回到婴儿床上。

睡眠小知识

婴儿4个月大后，短于1个小时的小睡不能算作真正的小睡。不过有时你的宝宝只需要45分钟的小睡。但无论如何，少于半个小时的小睡无济于事。

婴儿在 4 ~ 8 个月大的时候，至少每天晌午和午后都要小睡一次，总的时间在 2 ~ 4 个小时。夜间睡眠在 10 ~ 12 个小时，中间醒一到两次吃奶，或者压根不醒来。如果你是母乳喂养，而且让宝宝和自己睡一张床，那么你需要在晚上醒好多次。这种情况下，妈妈和宝宝在喂奶的时候都处于麻木状态，不会形成睡眠断裂。如果孩子没有得到良好的、深度的睡眠，就会产生"夜惊"的问题。

我在后面会讲到，造成夜惊的原因是夜间频繁觉醒，而根本原因是孩子醒来后无法自然而轻松地恢复睡眠状态。

睡眠小知识

　　睡眠中出现觉醒现象是正常的。当孩子无法在觉醒后自行回到睡眠状态时，就会出现睡眠问题。因为他们还没学会如何"入睡"。

五、睡眠安排，睡眠时间的掌握

　　图表5和图表6标明了大多数孩子入睡和醒来的时间。这两张表的数据来源和图表1～3一样，是对相同的2019名儿童进行研究所得出的结果。仔细研究这两张图表你就会发现一些规律，如90%以上的学前儿童（6岁以下）在晚上9点30分前入睡；2～6岁的幼儿有10%会在晚上7点30分以前入睡。

睡眠小贴士

　　正如垃圾食品对我们的健康不利一样，"垃圾入睡时间"也对我们的健康不利。因而，做父母的不能让孩子饿得慌，也不能让孩子过分劳累，以致影响睡眠。

　　当孩子的作息时间和内在生物节奏不一致的时候，注意力、警觉性以及完成任务的水平都会下降，情绪也会受到影响。时差

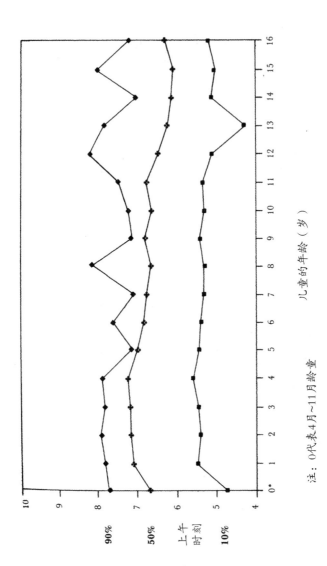

注：0代表4月~11月龄童

图表5：各年龄儿童觉醒时刻

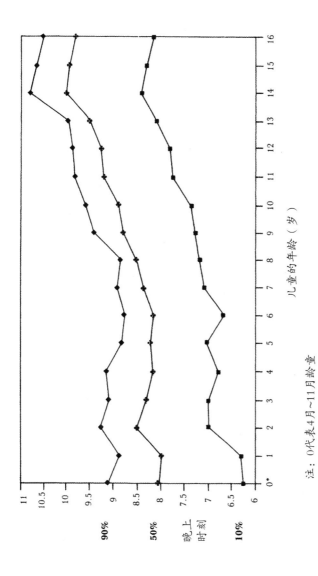

注：0代表4月~11月龄童

图表6：各年龄儿童睡眠时刻

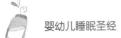

综合征也是恶果之一。倒班工人因为作息时间的异常往往深受睡眠质量差之苦。年龄大点的儿童如果长期睡眠不足也会出现种种问题。如果你的孩子没有生什么病，却常常头疼，或者时不时腹部有不明原因的疼痛，尤其是在每天结束之时，你就要注意观察一下，看他是不是因为睡眠不足而过分劳累。其最明显的症状就是他不像以前那么精力充沛了。

睡眠对于婴儿和蹒跚学步的幼儿来说，就是大脑的"食粮"，就如同母乳或配方食品对孩子的身体一样。你不可能在自己忙碌的时候喂孩子奶，也不会因为自己不方便就不给孩子喂奶，更不会强迫孩子在不饿的时候吃奶。孩子的小睡也一样，要注意小睡的时间、环境，同时不要让孩子睡得太晚，这样他的大脑就不会"饥饿"。

1. 夜间睡眠安排

孩子6周大之前，最长的睡眠持续时间是不规律的。有些孩子最长的睡眠持续时间只有两三个小时。而孩子6周以后（对早产儿来说，是预产期6周以后），持续时间最长的睡眠往往在夜间，一般有3～5个小时。

睡眠小知识

在孩子出生后的前6周，母乳喂养会很频繁，累得你直想躲到一边好好休息一下，但同时你又舍不得不给孩子喂奶。孩子6周大以后，情况就会有所好转，你也能多一些休息时间了。

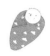

孩子6周大以后，晚上睡眠的时间会延长。这样妈妈们也能多睡一会儿了。当孩子学会了对妈妈微笑的时候，会变得更加乖巧。6周是个转折点（早产儿要等到预产期6周以后）。脾气极端怪，或者极端缠人的孩子，可能要等到三四个月大才会发生上述的改变。

2. 白天睡眠安排

孩子三四个月大的时候，白天基本上是两三次小睡，而不是之前的多次不规律地打盹。母亲们，尤其是母乳喂养的母亲们，要学会在孩子打盹的时候自己也打盹。因为你不知道晚上会发生什么，也许需要你多次起床抱着孩子，走来走去，或者喂奶。

如果父母让婴儿在晚上睡得太晚，孩子就会形成不良的作息规律。父母让孩子睡得晚，原因可能有以下几个：①他们喜欢逗孩子玩；②不懂得让孩子去睡觉，只会在孩子累垮了号啕大哭的时候手忙脚乱；③两者兼有。有些父母很晚才下班，要花很长时间才能到日间托儿所把孩子带回家，到家的时间就更晚了。这种生活模式中的孩子，如果白天在托儿所不能得到充分的小睡，晚上入睡时间又非常晚，就会产生很严重的问题。有些双职工家庭里的孩子无法在周末得到充分的小睡，因为父母要在周末带孩子做好多事情，或者陪孩子玩以弥补工作日没时间管孩子的遗憾。有时候父母要带孩子参加各种学前准备活动，也会导致孩子在白天无法得到充分的小睡。虽然这些活动

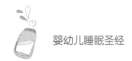

对家长和孩子来说都很有趣，但如果需要花费的时间太长，就会成为孩子的负担。

还有一个常见的错误做法就是要求孩子每天在同一时间上床睡觉。通常情况下，这个时间都很晚，而且不是基于孩子的需求而是出于父母的要求。在让孩子上床睡觉前，应该保持孩子情绪平稳，但是从生物学的角度来说，孩子上床睡觉的时间会有一些变化。从孩子内在的睡眠需求看，夜间上床睡觉的时间取决于孩子的年龄、上床睡觉之前小睡持续的时间以及上床睡觉前清醒持续的时间。孩子每天需要上床睡觉的时间可能完全不同。显然，上床睡觉的时间不应该是固定的，一成不变的。如果孩子午后还很兴奋，没有很好地小睡，晚上上床睡觉的时间就应该提前。

即便父母下班回家晚也应该这么做。如果家长下班回家晚了，应该立刻花20～30分钟哄孩子睡觉，而不是陪孩子玩。如果父母下班时间太晚，就应该让照顾孩子的人按照正常的时间哄孩子上床睡觉。让疲倦的孩子苦撑着陪疲倦的父母玩，对谁都没有好处。而让孩子早点入睡虽然减少了父母和孩子共享的时间，但是避免了睡前大战、夜惊，孩子也不会过早醒来，白天会有适当的小睡，孩子和家长都得到充分的休息，家长还可以在晚上有更多的私人放松时间。当然，为了增进亲子关系，我建议父母在早晨和周末多陪陪孩子，因为那时候大家都休息得很好，状态也很好。

如果家长，尤其是父亲要求母亲让孩子待到很晚，以陪自己玩，就会产生相反的后果。不仅孩子痛苦，母亲也会成为附带的牺牲品：因为母亲总是想维持婚姻的和谐，也希望孩子能得到充分的休息，而这样做使得她只能放弃一个想法。显然，这不是孩子的睡眠问题，而是家庭问题。

睡眠小贴士

父母应在孩子4~8个月大时帮孩子建立良好的作息制度，当好孩子起居的计时员。

如果为了让孩子晚上推迟上床睡觉的时间，延长他的午睡或者让他在傍晚打个盹，最终会破坏孩子良好的作息规律。如果孩子为了配合生物钟，避免过度劳累而不愿意午睡，那就允许他不午睡好了，这样他就能在该上床睡觉的时候去睡觉。没有必要非要求他午后小睡，这样会推迟他晚上入睡的时间。同样，偶尔应当在早晨把孩子叫醒，以帮助他形成和他年龄对应的晌午小睡习惯，以使他随后的睡眠钟点符合内在生物钟的节奏。

六、掌握孩子睡眠的规律

宝宝晚上入睡的最佳时间是他刚开始犯困之时，过度疲倦之前。日托所的婴儿，双职工家庭且父母上班地点离家远的幼儿，需要参加定期活动的学龄前儿童，或者有大量家庭作业要做的青少年，很难捕捉到那种如魔法般的昏昏欲睡的感觉。这些孩子如

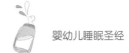

果能在相对固定的一个时间入睡，会比较好。而青少年往往平常在固定时间入睡，周末入睡很晚。有学者对3199名高中学生的作息时间进行了研究。研究发现，如果这个年龄段的孩子白天睡得多，晚上入睡时间就很难规律。而睡眠不规律的学生成绩普遍不好，部分甚至会沾染烟酒或毒品，常常逃课。晚上11点左右入睡的孩子和有时晚上10点，有时八九点入睡的孩子相比，总体睡眠时间相差无几，但是睡觉时间规律的孩子状态要相对好一些。

另外一项研究是针对202名四五岁的孩子进行的。研究同样表明，夜间入睡时间不稳定的孩子，往往在学前班的课程里难以达到最佳状态。例如，对老师希望参加活动的要求没反应，没有展现对学习某事物的热情；与其他孩子相比，他们的争吵和打架行为发生概率更大。研究人员认为，这些孩子由于长期作息时间不规律，产生了与时差综合征相似的症状，深陷疲倦状态中，认知能力会比较混乱。这一研究还探讨了家庭以及学校活动对孩子睡眠规律性的影响。研究表明，家庭压力和学校活动都会对孩子的睡眠规律性产生影响。

不应给孩子规定一个一成不变的上床睡觉时间，例如，总让上学前班的孩子在晚上7点入睡，忽略了孩子逐日发生的生理变化，白天的具体活动情况以及小睡的时间。比较合理的做法是观察一下孩子在近傍晚时分的神色以及活动状态，在30~60分钟范围内，调整孩子的入睡时间。另一方面，对于那些白天不小睡的孩子来说，每天提前或推后几个小时睡觉不利于孩子健康成长。

睡眠小知识

无论上床睡觉时间早晚，作息规律总比不规律要好。

1. 与孩子睡眠相关的四条生物规律

为了更深入地理解规律作息的重要性，让我们来看看与孩子睡眠相关的四条生物规律。孩子刚出生的时候是醒着的，接着入睡，然后又醒来，10个小时之后，再次睡着。这几个醒来的阶段是可以预计的，与孩子是否饥饿无关。不过目前还没有人知道原因是什么。之后，形成部分睡/醒的模式，或者说是节奏。这是第一条生物规律。孩子的体温变化也形成了规律，开始对孩子的睡/醒周期产生影响。孩子白天的体温升高，晚上降低。6周大时，孩子上床睡觉时的体温大大高于晚上的体温。孩子6周之后，晚上睡觉期间的体温会进一步降低，睡眠时间延长。12周～16周大的时候，所有的孩子体温变化规律相同。正是在孩子6周大的时候，晚上的哭闹行为开始减少，夜晚的睡眠变得有规律可循。在孩子12周～16周大时，睡眠模式开始逐步形成。这是第二条生物规律。

孩子3～6个月大时，皮质醇（皮质醇和人的情绪以及行为有关，我在第三章会对此展开讨论）的分泌规律形成，在清晨达到最高，午夜达到最低。有趣的是，皮质醇分泌的规律部分与孩子睡/醒节奏相关，部分与体温变化规律相关。真希望大自然能把事情搞得简单一点！这是第三条生物规律。

第四条生物规律就是褪黑素的分泌规律。新生儿体内循环的褪黑素水平比较高，它是由母体的松果体分泌，通过胎盘传输给婴儿的。婴儿出生一周内，继承自母体的褪黑素逐渐消失。出生6周后，随着婴儿自身的松果体发育，婴儿开始分泌褪黑素，但是量非常少，直到12周或16周大时才有所增加。每日的褪黑素分泌量在夜间达到峰值。到孩子半岁时，褪黑素的分泌水平会受睡/醒节奏的影响。（婴幼儿不宜服用褪黑素片剂，因为没有证据表明这么做是安全的。）

婴儿生长到几个月大时，体内的四个生物规律都已形成：睡/醒规律，体温变化规律，皮质醇分泌规律，褪黑素分泌规律。这些规律互相作用。成年人最佳的入睡时间应当是体温达到峰值之后。在体温比较低的时候入睡，则意味着睡眠持续时间短。

倒班，乘飞机旅行或育儿失当，均有可能造成睡眠紊乱。如果你的生物钟在睡眠时间，而你却醒了，或者你的生物钟在清醒时间，而你却睡着了，你的睡/醒节奏就打破了多个生物规律，直接后果就是睡眠或者清醒的质量低。想象一下，管弦乐队演奏时，木管早已吹响了，小提琴才刚刚发声，那会是怎样的感觉。

多个睡眠实验室对倒班工人的生理节奏失调进行了研究。这些人的原本相互关联的生理节奏脱节了，各个节奏之间的转变也不合拍。他们常犯头疼和胃疼的毛病，但看上去很健康，人体各个部分的功能也正常。

一定不要把孩子从睡梦中叫醒。

大量的儿科学文献是关于小儿头疼和小儿再发性腹痛的。这些症状在学业繁忙的学龄儿童中很常见。睡眠紊乱还可造成疲倦，压力大，乃至皮质醇水平持续升高。一旦某个睡眠阶段出现紊乱，就会造成夜惊、难以入睡等睡眠障碍。此外，研究还表明，对睡眠至关重要的荷尔蒙对免疫系统也至关重要，会影响人体抵御病原菌侵袭的能力。再轻微的睡眠缺失都可能损害细胞的免疫力。2002年，《科学新闻》发表了一篇题为《睡眠缺失，疾病上门——减少睡眠时间可能会对人体健康造成影响》的文章。文章声称，不良的睡眠习惯同营养不良和缺乏运动一样，都会促使慢性病的形成，尤其是肥胖症、糖尿病和心血管病。虽然这篇文章是针对成年人写的，但是越来越多的儿童开始患上肥胖症。所以，别忘记老辈人的话：早睡早起身体好。

我经常提醒家长要留意孩子的睡眠信号，这样他们才会注意到孩子在什么时候开始犯困，什么时候该去睡觉了，什么时候容易入睡。在这个魔幻般的时刻，孩子有点安静，有点迷离。如果你能捕捉到孩子发出的这一疲倦信号，及时让他们上床睡觉，孩子就不会哭。我想这和冲浪有些类似，把握好时间最重要，你得知道什么时候会到峰顶，随海浪起伏快速滑行。如果孩子累得崩溃了，他就难以入睡，因为他需要摆脱其他生理节奏的牵绊才能

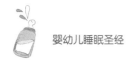

进入睡眠状态。入睡对他来说既不容易也不愉快。最重要的事情就是掌握好时间！记住，每一个睡眠波都不一样，而每个孩子对睡眠波的驾驭能力也不一样。和其他事情的道理一样，多练习，熟能生巧。

2. 睡眠缺乏的恶果会随着时间推移积累下来

缺少睡眠的恶果会随着时间的推移而积累下来。如果你一直不能得到充分的睡眠，你清醒时候的倦意就会与日俱增。让我举例说明一下。研究人员要求成年志愿者每天减少同样的睡眠时间。第一次减少睡眠时间后的白天中，睡眠减少对志愿者的情绪和行为产生的负面影响被测定为一个值。之后，尽管每天睡眠减少的量是固定的，由此造成的负面影响的值却不是恒定不变的。相反，这种影响是累进的。志愿者头疼、腹部疼痛、健忘、注意力不集中、疲倦、情绪波动、易怒的症状越来越严重，白天越来越难以保持清醒，清醒的质量也越来越差。这些成年人自己不仅感到越来越容易犯困、精神疲倦，而且感到越来越紧张。紧张的直接原因是部分睡眠剥夺，以及需要在白天克服睡意。想想，如果一天你总在尽力使自己保持清醒，怎么还能够集中注意力，积极做事呢？

如果儿童每天也缺少同量的睡眠，会产生和成年人一样的后果吗？是的！我相信，儿童的大脑对睡眠更敏感，至少和成年人同样敏感。如果在大脑发育早期就有严重的、长期的睡眠缺乏，就会对大脑产生永久性的伤害。这一点难以证明，因为无法让大脑正在发育过程中的儿童向研究人员汇报他们的感受，而且人们普遍假设这个年龄段的孩子要耍小性子，发发脾气，甚至发怒都可能是"正常"的。除此之外，我们越来越接受以下观点，即年龄大一点的孩子存在的学习障碍、注意力缺失、多动症等，只不过是神经发育过程中产生的问题。

难以得出持续睡眠缺失会造成以上问题的原因还有，孩子夜间睡眠缺失造成的后果可以通过延长白天的小睡来中和和掩盖。如果孩子长期缺乏睡眠，当白天小睡取消了，学校里的学业要求提高，更加需要孩子集中注意力时，原有的问题就会浮出水面。它不仅仅使孩子的学习成绩上不去。我们无法得知儿童时期良好而充分的睡眠如何帮助人们发展创造力、同情心、幽默感以及健康的精神。其部分原因在于我们没有衡量创造力、同情心的尺度，所以无法得知健康睡眠的重要性。

我也知道，有些父母每天晚上要和孩子多玩二三十分钟，而开始他们并没有注意到这种做法会产生问题。过一段时间，他们就会来找我。他们想知道，为什么一向爱睡觉的乖孩子如今到了上床睡觉的时间却不肯睡觉，也不明白孩子为什么会在早晨莫名其妙地发脾气。因为变化很微小，是发生在症状凸显之前的，所以他们甚至都不会试图将二者联系起来。但是在我们的谈话中，他们就会回想起，因为春季和夏季的白天延长了，"看上去也没有什么问题"，他们就把孩子上床睡觉的时间推迟了。推迟睡觉时间和产生睡眠相关问题之间可能要间隔几个月。这些孩子本来

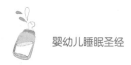

夜间睡眠、小睡都很充分，现在却变成了处于疲倦边缘的孩子。当我问这些父母，是否可以把孩子上床睡觉时间提前20~30分钟时，他们的回答无一例外——"可以"。

睡眠小知识

对于孩子来说，微量但长期持续的睡眠缺失会产生累积效应，最终会对大脑功能造成长期的影响。

随着年龄的增长，孩子对小睡的需求会减少，累积的睡眠缺失的影响爆发需要的时间更长。因为孩子的活动，父母要求孩子参加的班级、课程和远足等，掩盖了孩子机敏度、行为所受到的伤害。父母需要根据孩子年龄，结合孩子的行为、情绪、表现，尤其是傍晚的情况来决定孩子最佳的上床睡觉时间。有关各年龄段孩子睡眠的基本特征我已在前文的图表中阐述过。

3. 25小时的周期

协调的生物节奏会促进睡眠，但这些节奏难免会被偶尔破坏一下。有时候造成孩子睡眠"脱轨"的原因并非父母的干预，而是来自孩子本身，如25小时的生理周期。换句话说，如果没有时间线索的话，我们体内的生物钟是25小时一个周期，而不是24小时。只要我们训练孩子夜眠昼醒，就可以避免相应的问题。有些孩子隔几周就要"脱轨"一次，父母必须帮助他们调整睡眠时间。我想，儿童和成年人一样，在将25小时生物钟调整到适应现实生活的24小时周期方面，能力各有不同。然而，在很多父母看来，值得专门帮助孩子调整生物钟，否则孩子就会变得易怒爱闹。

如果父母帮助孩子获得需要的睡眠，孩子就会休息充分，也就更进一步接受睡眠，渴望睡眠，延长小睡时间，自己就能入睡。有些父母不得不常常忍受因旅行、疾病或者免疫接种等导致睡眠节奏异常而造成的问题。下面是一个家庭的经历。

苏珊的夜惊

去年夏天，苏珊的夜惊变得越来越频繁，以至于晚上她醒着的时间超过了睡着的时间。我们参加了一位儿科医生举办的"满足孩子需要"的育儿课。按照大夫的指导，晚上苏珊一哭喊，我们就过去哄她，让她睡觉。每天晚上这样的事情要发生三到四次，每次需要30~60分钟。我们内心很愿意这么做。但是，无须多言，连续几个月，每晚都如此，我和我的丈夫都累垮了，甚至开始埋怨苏珊。苏珊夜里把我闹醒，我去她的床前大喊大叫，然后自己大哭的时候，我知道，我出现问题了。简单地说，我认为，如果孩子的睡眠习惯出现问题，那父母要从自身找原因。

最终，我们决定放弃大夫的建议，让苏珊哭个够。让苏珊哭出来，我丈夫心里感觉也轻松了些。他明白苏珊需要哭泣，所以苏珊哭的时候他无动于衷。大约2周后，苏珊只是隔几个晚上醒一次，每次哭2个小时。再后来，苏珊几乎不夜惊了。

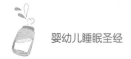

不幸的是，接着我们安排了一次夏季出游。我们不想放弃这次旅游，但我们也深知，这可能会使我们过去几周的努力化为泡影。在一家小旅馆，我们住了下来。旅馆没有婴儿床，于是我们在房间的角落给苏珊做了一个小睡床。她会在午夜醒来玩。

结束旅行回家后，苏珊晚上睡觉时又发生夜惊，我们希望能像以前一样任她哭个够。但是，那时候我们没有精力每天晚上都听着她哭。于是，苏珊一哭，我们就去哄，又陷入了恶性循环中。又撑了1个月，我们知道，我们坚持不下去了。我们与育儿课的大夫讨论了这个问题，大夫认为我们最好让孩子哭出来。连着5个晚上，我们让苏珊哭个够，然后苏珊就能整晚安睡了。这样又持续了1个月。

之后苏珊接受了一次免疫接种。然后每天晚上我需要做的只是到她的房间，看看她是否在安睡。没过多久，苏珊又开始晚上醒来哭，故态复萌。我们再一次不得不晚上听苏珊哭个够。苏珊连着哭了5个晚上后，接下来的几个月，又可以在晚上安然入睡了。后来大夫要求我们在苏珊犯困前，而不是她扭来扭去要睡觉时，就让她上床睡觉。今年春天，苏珊终于有比较长时间的小睡了，真是有点奇怪，以前她从来不这样。

今年夏天，我们带苏珊出去旅游，把婴儿床放在我们的卧室。她仍旧会在半夜醒来，认为到玩的时间了。没过多久，她夜惊的老毛病又犯了。我们真希望不要这样，因为前几个月她明明睡得好好的。但是这次旅游后，她晚上会醒来跟我们啊啊呀呀地

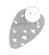

说话。看来，我们又得经历一遍那痛苦的过程了。

这个案例里的孩子似乎总是处在过度疲倦的边缘，很难承受睡眠干扰。轻度疲倦的儿童易于失去睡眠平衡，恢复需要花费的时间也较长。而睡眠充分的孩子适应能力更强，对付偶然的睡眠干扰因素得心应手。

睡眠小知识

具有良好睡眠习惯的、休息充分的宝宝会快乐地醒来，而疲倦的宝宝醒来时脾气很大。

七、躺着睡好还是趴着睡好

西方国家的家长们信奉的一条理念是，趴着睡觉对宝宝更好。而一位中国妈妈却会因自己的孩子趴着睡觉而忧心忡忡，因为所有的中国宝宝都是躺着睡的。她们都认为趴着睡觉是不健康的。

真相是，有些宝宝躺着睡觉更好，哭闹也少。不像很多家长担心的那样，躺着睡觉并不会影响宝宝头盖骨的形状。过去，家长会受传统习俗以及社会环境的影响决定孩子睡眠的姿势。现在看来，躺着睡觉更健康，因为这样可以尽可能避免小儿猝死综合征。幸运的是，大多数孩子躺着睡觉和趴着睡觉效果都很好。

有些信奉孩子应当趴着睡觉的父母，看到孩子翻过身来的时候，会去把孩子又翻过去。其实，应当让孩子自己睡，孩子睡成什么姿势就是什么姿势。如果你把孩子翻回去，孩子继续睡，那没有什么问题。但是有时候，家长把孩子翻回去，孩子会以为家长在和自己做游戏，于是又翻过来。而做游戏不是睡眠时间应该干的事情。因此，不要去干涉孩子睡眠的姿势，让他自己翻回去，或者换种姿势睡觉，或者让孩子记得，在明晚不要翻到头天晚上翻滚到的地方。

同样，如果大一点的婴儿自己从婴儿床里站起来了，家长也不要去帮他坐下。孩子可能笨拙地跌坐下去，但是不会伤到自己。下次他再站起来，就会记得摇晃婴儿床上的铃铛，或者小心翼翼地坐下。

如果急于把孩子翻回去，或者帮助孩子坐下，就很容易强化孩子的行为，鼓励孩子一次又一次地重复同样的行为。孩子在吸引父母注意力方面可是很狡猾的，学得也很快。一定不要剥夺孩子学习如何翻回去，或者坐下去的权利。

八、睡眠模式与智商和学习能力

孩子的睡眠模式真会影响他们的学习效果吗？是的！每个年龄段的孩子的每种学习行为都适用这条规律。下面，我们就按照婴儿、学龄前儿童及学龄儿童这三个年龄段逐一观察、分析一下那些完全正常的、健康的孩子的睡眠情况。

1. 婴儿

康涅狄格州大学的一项研究表明，宝宝的活动睡眠时间的长短（人的睡眠分为快波睡眠和慢波睡眠两个阶段，也就是俗称的活动睡眠和安静睡眠阶段。通过专业仪器可以监测到，处于活动睡眠阶段的人眼球会有每分钟50～60次的转动。人做梦往往是在这个阶段。——译者注）和"安静觉醒"时间的长短紧密相关。当宝宝处于安静觉醒状态的时候，你会发现，宝宝的眼睛睁得大大的、亮亮的，看上去很机敏，不笑也不皱眉头，对周围的事物很关注。有一个4个月大的宝宝经常处在这种安静觉醒的状态。妈妈这样形容他：他是一个观察家和思想家。这个比喻很恰当。安静觉醒的宝宝，对周围的任何事物都充满了好奇。斯坦福大学关于睡眠发育的一项研究表明，婴儿大脑发育程度不是影响婴儿活动睡眠时间长短的唯一因素。环境对宝宝活动睡眠的影响也很大。不过这项研究并没有表明具体哪些环境因素会影响宝宝的活动睡眠时间，而只是大概指出，父母抚育婴儿的方式会对婴儿的睡眠模式、活动睡眠时间多少以及安静觉醒时间的长短有影响。

而经常处于活动觉醒状态的宝宝，很可能伴有缠人或脾气不好的问题。宝宝爱哭闹，常常是由体内化学物质不能达到平衡所导致，如黄体酮、皮质醇等。研究表明，如果婴儿体内皮质醇过多，会导致婴儿处于活动觉醒的时间更长。无论对于成年人还是对于幼儿来说，体内的化学物质、睡眠模式以及清醒时的行为之

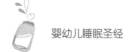
间都存在某种联系。而且，爱哭闹的宝宝作息一般没有规律，无法对事物集中注意力。对两三个月大的婴儿的一项研究表明，作息、活动不规律，对事物不能集中注意力的婴儿，学习新事物的速度也相应要慢。在后文图表9中你可以看到，那些伴有缠人或者脾气不稳定特征的宝宝，每次睡眠时间都很短，作息、活动不规律，不能集中注意力，学习的效率不如那些不用大人太操心就能安然入睡的宝宝。前者很容易变为缺乏睡眠、疲倦但是多动的宝宝，看上去要比同龄宝宝显得老（我们在第三章会探讨这个由于体内化学物质不平衡而导致的敏感、易醒、不稳定的过程）。

打盹对宝宝很有益处。我在研究中发现，宝宝白天睡眠时间的长短与宝宝对事物集中注意力时间的长短关联紧密。宝宝白天打盹时间长，对事物集中注意力的时间也相应地要长。他们安静觉醒的时间长，学习新事物也快。而那些白天不怎么打盹的宝宝，要么昏昏欲睡，要么又哭又闹，学习效果也不理想。

睡眠小知识

打盹对宝宝很有益。打足了盹的宝宝安静觉醒的时间会更长。

对于长时间打盹是怎样促进宝宝学习社会化技能或与外部刺激相协调的，我们还不得而知。现在宝宝们常要参加游泳班、亲子班、婴幼儿训练班等。在这些活动和课程里，几乎不用考虑宝宝是否打盹的问题。这样好吗？如果宝宝不参加这样的活动，会

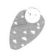

对宝宝不利吗？宝宝会因此进不了好的幼儿园、学前班或私立学校吗？不是这样的。

千万不要因为宝宝在这些精心组织的活动里花了大量时间就忽视宝宝与生俱来的高度的社会意识。事实可能是，是否参加这些婴幼儿训练班对宝宝无关紧要，受益更大的是宝宝的父母：在婴幼儿训练班上，家长们可以相互交流，以免因为长时间待在家里照顾宝宝而疏于社会交流。

2. 学龄前儿童

那些小睡质量高的3岁大的孩子适应力很强（指孩子适应新环境的能力）。适应力是学校需要培养孩子的最重要的品质，也是评判学校教育是否成功的最主要指标。孩子小睡时间越短，适应能力越差。事实上，那些白天从来不小睡的孩子，没有适应能力。而恰恰是这些白天不小睡、没有适应力的孩子，晚上总要醒。

我的研究表明，如果孩子形成了短促的睡眠模式，即便5个月大的时候脾气很好，在3岁的时候也要变得脾气暴躁。相反的是，如果形成了长而稳定的睡眠模式，即便孩子在5个月大的时候敏感爱闹，到了3岁的时候脾气也会变得很招人爱。我认为，之所以会发生这样的转变，是因为父母破坏或培养了孩子好的睡眠习惯。

3. 学龄儿童

1925年，斯坦福比奈智力测验之父刘易斯·M.特曼博士出版

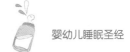
了划时代的巨著：《天才的发生学研究》。在书中，他对600多名智商超过140的儿童和2700多名智商低于140的儿童进行了比较研究。研究数据表明，智商高的儿童睡眠时间长。

2年之后，有人对大约5500名日本学龄儿童进行了比较研究。研究结论是：成绩好的儿童睡眠时间长。

79年过去了，特曼博士的研究在方案设计、执行以及完整性方面，卓然依旧。1983年，加拿大的一个睡眠实验室的科学研究又进一步支持了特曼博士的研究成果：智商高的儿童总睡眠时间长。他们都认为，智力超群的儿童每晚睡眠时间要比同龄儿童的平均睡眠时间长30～40分钟。

路易斯威尔大学医学院对一组特殊的双胞胎进行了研究。这些双胞胎中的一个每天睡眠时间长，而另一个睡眠时间短。这些双胞胎到10岁大的时候，睡眠时间长的那个阅读能力、词汇能力以及理解能力都比睡眠时间短的那个强。

警惕

如果你经常下班后为了陪孩子玩，或者因为孩子不愿意上床睡觉，就推迟孩子上床睡觉的时间；如果你经常为了带孩子去拜访朋友而减少孩子小睡的时间——那你一定要明白，这样做后患无穷。偶尔这么做倒没什么关系，但是长年累月缺少睡眠，会给孩子造成伤害。睡眠缺失累积的直接后果就是孩子的学习能力受到影响。

患有注意力缺陷多动症的儿童，同时也存在睡眠障碍问题，但是我们无法得知二者何为因，何为果。然而研究表明，对儿童的睡眠障碍干预治疗后，儿童与同龄人相处的融洽程度以及学业表现都有所提高。

对富有创造力的成年人进行的研究表明，缺乏睡眠降低创意和行为的质量。睡眠虽然占用了人们清醒的时间，但是它使人生更丰富。你是否有过这样的经历：参加某个晚上的活动，但是因为太累老打盹，无法彻底投入到这场活动中？

还有不少研究表明，睡眠和学业成绩密切相关，当然其中有些研究的对象包括患过敏症或淋巴肿大的学龄儿童。（我会在第十章详细讨论这个问题。）

九、留意宝宝犯困的迹象

如果宝宝犯困了，就应该哄宝宝睡觉。这些迹象往往在宝宝清醒一两个小时之内表现出来。但是大约20%的宝宝伴有缠人特征，他们不会表现出这样的迹象，所以你一定要把握好时间。如果宝宝频繁地表现出疲倦的样子，就要想一想，他醒着已经有多长时间了，下一次要提前20分钟哄宝宝睡觉。

在你把宝宝抱到婴儿床上，或者躺在宝宝身边，哄宝宝睡觉之前，宝宝未必会表现得困意浓浓。有时宝宝刚一犯困就睡着了，有些书会建议你把宝宝叫醒，然后再把他放到床上，或者躺

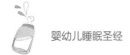

在他身边哄他睡觉。这个建议可真没道理。

睡眠小知识

孩子如果出现以下情况，表示他困了，想要睡觉了：活动减少；行动速度放慢；话语变少；吮吸的动作越来越不明显，越来越慢；更加安静；对周围的事物不怎么感兴趣，注意力也不集中；眼皮打架；打哈欠……

孩子如果出现以下情况，表示他过度疲倦了：哭闹，眨巴眼睛，易怒，不好哄……

十、如何哄宝宝睡觉

什么是哄？哄就是让宝宝回到很安宁的状态。哄新生儿就是使他宁静或安静，进入镇静的状态。你需要减轻宝宝因哭闹造成的紧张。你的目标是缓和宝宝的哭闹。哄就是使孩子平静下来，让宝宝更舒适，别那么兴奋。让宝宝依偎在你怀里，他会感受到你的温暖、你的慈爱、你对他的保护。抚抱就是满怀深情地抱紧你所爱的人。有时你只是需要坐在一个舒适的位置，让宝宝靠着你；或者你躺在宝宝身边。当宝宝累了的时候，尽量哄得他放松下来。

身体接触、吮吸、有节奏的、温柔的晃动似乎效果最好。有时，一些机械的声音，如垃圾处理或者吹风机的声音，会有所帮助。不过要注意，别刺激宝宝。刚开始时，先吸引宝宝的一种感觉：触觉（按摩，轻搓，亲吻，摇晃，轻拍，改换抱孩子的姿势），听觉（轻唱，轻哼，放轻柔的音乐，打开真空吸尘器），视觉（亮光，移动的物品，电视）。比如，在宝宝昏昏欲睡的时候，将灯光调暗或者关掉灯光；有节奏地做动作（摇摆，摇摇篮，开车，散步）。有时，同时做很多事情不但不能使宝宝放松下来，反而会使宝宝更兴奋。但如果宝宝持续哭闹，还是需要做各种形式的抚慰。

尽量使你的动作和宝宝合拍。如果宝宝焦虑不安，筋疲力尽地轻泣，试着轻柔地摩挲他的脊背，或者顺着他心跳的节奏，用自己的面颊轻轻地蹭他的面颊。如果宝宝拳打脚踢，弓起背，不让你抱，那么试着让他骑到你的肩膀上，或许这样会吸引他的注意力，解除盘绕在宝宝头上的"魔咒"。过一会儿，你会发现，你能够做到顺应宝宝细微的变化。

1. 父爱：使宝宝安静下来的秘密武器

在宝宝出生前，爸爸就应当下定从头到尾照料宝宝的决心。有些爸爸刚开始的时候退缩了，他们担心自己笨手笨脚，不能正确地抱宝宝，给宝宝拍奶嗝、洗澡、换尿不湿或喂奶。所以大部分照料宝宝的责任落到妈妈头上，而爸爸却去拜访老朋友，带大孩子出去闲逛、购物、理发，等他们回到家的时候，妈妈已经给宝宝喂完奶，洗完澡，换完尿不湿，哄宝宝上床睡觉了。猜猜他们回家后，这些事该谁干？通常爸爸如果不缩手缩脚，干起这些

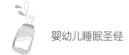

事情来会得心应手。所以，对爸爸来说，首先需要做的就是提前学习如何照顾宝宝。

第二，爸爸应当为宝宝6周大时的哭闹时期做准备。如果条件允许的话，可以提早几天早下班，甚至请假在家照料宝宝。如果宝宝早于或者晚于预产期出生，要作一些调整，因为6周这个峰值是在预产期的基础上计算出来的。宝宝6周大时，哭闹现象增多，而睡眠减少。宝宝睡眠减少，意味着妈妈的睡眠也得减少。这个时候，所有的妈妈都需要帮手，否则她无法给宝宝足够的照料，也无法照顾自己。爸爸们可以在晚上带宝宝出去散步，或者开车出去，这样能给妈妈留一些充分休息的时间，让妈妈们缓一缓。带宝宝出去，宝宝未必能休息得好，但至少妈妈得到了休息。

第三，爸爸应当学习如何哄宝宝睡觉。例如，妈妈在喂完奶后，可以把宝宝递给爸爸，让爸爸抱着宝宝，轻轻地摇啊摇，等宝宝睡着了，把宝宝放回婴儿床上；或者宝宝睡着了以后把宝宝放在大床上，自己在宝宝身边也能打一个盹。（这种情况大概只能在周末发生，因为周末爸爸不需要上班，有时间在家照顾孩子。）让爸爸哄孩子睡觉，可以使爸爸有信心做一个好家长。如果妈妈能把母乳挤到奶瓶里存起来，当妈妈不在家的时候，爸爸也能给宝宝喂奶。而当妈妈在家时，宝宝能闻到妈妈的味道，是非要妈妈喂，不愿意吃存在奶瓶里的奶的。所以，可以趁周末孩子小睡的间隙，让妈妈出去放松一下，由爸爸在家喂奶，哄宝宝睡觉。

第四，爸爸也要学会如何安抚宝宝，让宝宝不再哭闹。例如，爸爸也能学会如何给宝宝按摩。到处都是教家长给宝宝按摩的课程，妇产医院会提供这样的课程，网上也有在线课程。爸爸也能学会唱摇篮曲（宝宝不会介意爸爸唱得是否动听）。给宝宝洗澡尤其可以安抚宝宝，热水可以让宝宝变得自在。除了母乳喂养外的其他哄宝宝的办法，爸爸都能做到。在6个月大的宝宝小睡快要结束，开始啜泣或者大哭之前，爸爸可以抚摸宝宝的背部，让宝宝放松下来，继续睡。如果妈妈这么做的话，更可能是刺激，而不是哄宝宝睡觉。

最后，如果妈妈需要多睡一会儿，就让爸爸晚上起来给孩子喂奶，哄孩子。在很多人看来，这一建议有些怪异，因为他们认为，妈妈比爸爸更擅长哄宝宝、喂宝宝，而爸爸需要晚上休息好，因为他们白天还要上班。正因为有这样的观念，一些妈妈拒绝让爸爸半夜带孩子。对于一些家庭来说，这么做无可厚非。而如果妈妈精神痛苦、筋疲力尽、缺乏睡眠，或者患有产后抑郁症，那爸爸就必须在晚上承担照顾孩子的责任，这样妈妈能够通过睡眠来恢复一下。毕竟，无论工作压力如何大，工间休息的时间总是有的。带宝宝的妈妈，可能白天压根就没法休息。对1~3岁孩子进行的一项研究表明，爸爸哄孩子睡觉，夜里起来带孩子，能够解决孩子的睡眠问题。克劳斯·明德博士观察发现，爸爸更直截了当，更有权威，而妈妈却疲于应付宝宝夜间的哭闹，这个年龄段的孩子，妈妈管起来比较困难。在这个研究中，爸爸采取了"逐步停止法"或"控制哭泣"法。

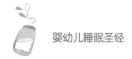

爸爸必须知道，孩子何时会累，是否睡眠充分。可以临时把孩子上床睡觉的时间提前，把缺的睡眠补回来。如果孩子得到了充分的睡眠，醒来时精力充沛，他们就会懂得如何更好地小睡，然后晚上上床睡觉的时间就可以恢复正常。如果爸爸不帮助孩子预防或者解决睡眠问题，那就等着收拾孩子过度疲倦的恶果吧——可别把责任推到妈妈头上喔。

2. 吮吸也是安抚宝宝的妙招

鼓励宝宝吮吸，也能起到安抚的作用。吮吸乳房、奶瓶、奶嘴、手指和手腕，都能使宝宝平静下来。母乳喂养的情况下，如何区分为了放松而吮吸和为了吃奶而吮吸呢？如果宝宝是为了放松而吮吸，吮吸迅速，频率高，很少有吞咽的动作。此外，哭闹的宝宝吮吸起来没有节奏，也不稳定，他会吮一吮，停一停，扭来扭去，翻身打滚。如果宝宝饿了，他会很有节奏地吮吸，边吮吸边吞咽。如果是对孩子进行人工喂养，能给宝宝喂进去几盎司奶，并不意味着宝宝真的饿了。很多哭闹中的宝宝会把奶吐出来。

吮吸对宝宝来说，是个强有力的安抚，所以很多宝宝睡觉的时候总爱吮吸点什么。很多家长不让宝宝吮吸，我认为这么做既不自然也不健康。眼下一本流行的书推行"如何让宝宝不哭就能入睡"的概念。这本书告诉读者，宝宝犯困的时候，即便正在喂奶，也要停止让宝宝吮吸乳房。如果宝宝还想接着吮吸，就把宝宝的嘴捂上，不要让宝宝再吮吸。另一本书写到，吮吸可以使宝宝平静下来，但是，该书作者认为，如果宝宝吃奶时含着乳头睡着了，就要把宝宝叫醒。而且，这本书的作者要求家长在宝宝1个月的时候就这么做！这两本书的作者都认为，如果宝宝在睡觉的时候嘴里吮吸着东西，会产生睡眠问题。没有任何证据表明这种理论是正确的。我遇到很多妈妈都不管宝宝睡着时是否吮吸着东西（当然得确保不是危险的东西），宝宝睡得都很好。这两本书的作者都误以为喂奶和睡眠紧密相关，所以建议读者为了让宝宝睡的时间长而强迫宝宝吃奶。这种建议是不正确的。有些人这么认为：白天隔40分钟左右就给宝宝喂一次奶，或者把宝宝喂得饱饱的，这样就能促进宝宝睡眠。还有人说，宝宝饿了就会醒，饱了就会睡。这些说法很无知，因为它们无视这一条真理：睡眠是受大脑控制而不是受胃控制的。我相信，顺从宝宝的需要更自然。如果宝宝累了，就让他去睡觉。如果你不太确定他是否困了，就让他吮吸乳头或者奶瓶，直到他心满意足，那时他要么饱了，要么就可以安然入睡了。

3. 有节奏的安抚动作

有节奏的动作是安抚宝宝最重要的方法之一。把宝宝放在摇篮里、摇椅上，用婴儿背带背着，把宝宝放在车上开车出去，抱着宝宝跳舞，或者就是单纯地带着宝宝散步。摇摆的时候要使多大劲，得看宝宝的反应而定。温柔地轻摇会让宝宝平静下来。有些家长说，把宝宝举起来又放下这招挺有用。也许有节奏的动作使宝宝回想起了在子宫里的日子，因此能让宝宝平静下来。

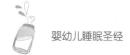

4. 拥抱宝宝

温柔的拥抱或者相拥都会给我们带来很美好的感觉。用襁褓把宝宝包起来，放在汽车里的儿童座上，或者放在婴儿车里，或者吊床里，同样会给宝宝带来美好的感觉。这种柔柔的包裹或许也让宝宝回想起出生前的日子。一种理论认为，有规律的动作和柔和的包裹能安抚宝宝的原因是人在出生之前就有生命了。与其他灵长类动物相比，人类的生命更早于出生，因为为了抵抗来自正上方的压力，骨盆发育得较窄。所以人类的婴儿出生时个头都很小。如果这种理论正确的话，有节奏的动作和温柔的包裹会抚慰宝宝的原因就是，它们部分模拟出了宝宝在子宫里时的环境，从而让宝宝有平静的感觉。

5. 学会给宝宝按摩

很多国家都有给小儿按摩的传统，而且由来已久。这并不是什么时尚的事情。给新生儿按摩对父母自身也有益处。一边按摩，一边冲着宝宝微笑，对宝宝轻声细语，给宝宝哼歌。这对宝宝和父母都是放松。爸爸是没法给宝宝母乳喂养的，但可以为宝宝按摩，我认为这可以使爸爸和宝宝的关系更融洽。可以徒手，也可以涂抹些冷榨的水果素或者植物精油在宝宝的皮肤上，按摩宝宝的肌肉。按摩要进行得很轻缓，有不少书和CD都可以指导你如何给宝宝按摩。按摩不是宝宝哭闹时哄宝宝的小花招，但它的确能安抚宝宝的情绪。同时，它还能让你放下手中的工作，全身心地关注宝宝。按摩和喂奶、换尿布以及洗澡不同。用这种方法来抚慰宝宝，也能给你带来内心的平静。当宝宝哭闹得厉害时，这种平静会帮助你挺过去。

6. 宝宝一犯困就应哄他入睡

在宝宝刚出生后，你就能明白人们说的"睡得跟小婴儿一样"是什么感觉了。宝宝出生的最初几天，几乎所有时间都在睡觉。他们很少吃奶，体重会减轻一些。如果是早产儿，这种情况持续的时间会长一些。如果宝宝出生晚于预产期，宝宝沉睡的天数就会相应缩短。过了这几天，宝宝醒的次数多了起来。宝宝神经系统的发育导致了醒来次数的增多。我告诉家长，宝宝出生三四天后，每次醒来都是要吃奶，而妈妈这时候的奶水很充足。宝宝睁着大眼睛，四处看看，吃奶的力气大了一些，持续的时间也长了一些。这段时期，宝宝每次清醒持续的时间也变长了。这时宝宝开始对父母感兴趣，能很快辨认出父母的脸和声音，但此时还没对玩具等物体感兴趣。周围的嗡嗡声甚至噪声、各种色彩以及其他活动都干扰不了他，他随时随地都能睡着。而极端爱哭闹的，或爱缠人的孩子的表现截然相反。他们一出生就爱哭闹，难以入睡，即便勉强入睡，睡得也很轻。所有的宝宝都会逐渐对声音、动作、移动、颤动、光、风等感兴趣。这时候他们就不再"像婴儿一样地睡着了"。

宝宝每次醒一两个小时，然后就开始犯困，继续入睡。我研究婴儿小睡的过程中发现了这个规律。当宝宝刚开始犯困就哄宝宝入睡，那么事情会变得很简单。当然，极端哭闹或缠人的婴儿

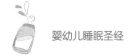

是个例外，他们会入睡，但入睡得很艰难。哄这类婴儿入睡要做的工作比较复杂。哄正在哭闹当中的婴儿入睡，以及哄6周大的婴儿入睡都比较困难。

睡眠小知识

　　判断宝宝是否犯困的办法：观察宝宝有没有犯困的迹象——安静，胳膊和腿都不怎么动，眼神不亮，眼皮有点耷拉，盯着你看的时候也不是那么专注了，吮吸的动作变弱、变缓；如果宝宝超过6周，那就要看宝宝会不会用微笑回应你，是否还是那么迷人。如果答案是否定的，就要哄宝宝睡觉了。所有宝宝在醒来一两个小时内，都会变成这样。

　　如果你没有把握住宝宝的犯困迹象怎么办？如果周围有刺激，宝宝无法入睡，就会过度疲倦。如果你或者宝宝过度疲倦，就要承受身体上的压力。为了抵抗疲倦，体内会发生某种化学变化，这种变化会妨碍宝宝入睡及保持睡眠状态。宝宝们在自动调节缓和这种化学变化方面，各自的能力不同；而父母在抚慰宝宝方面的能力也各自不同。所以，有的宝宝虽然过度疲倦了，也不会发作。但是，如果能总是在宝宝在醒来的一两个小时内，及时把握宝宝的犯困迹象，哄宝宝入睡，宝宝会更安宁，睡得更香。这是对宝宝进行睡眠训练的第一课。

　　对宝宝进行睡眠训练，需要把握好正确的时间，宝宝一开始犯困就哄宝宝睡觉，这样宝宝入睡就容易。有些宝宝在暗而静的环境中容易入睡；而有些宝宝想睡就睡，根本不在意周围的环境。要留意宝宝的特点，不要将自己的生活方式强加给宝宝。宝宝饿了，我们会喂他。我们会估计他什么时候饿；宝宝在哪里待着安静，我们就在哪里喂宝宝，而不会在宝宝跑跳的时候喂。对睡眠来说也是一样。

如果宝宝不睡，就一直抚慰他。别放任他哭。不要把宝宝惯出爱哭的毛病。

7. 其他抚慰宝宝的办法

不要迷信带震动器的婴儿床、热水瓶、花草茶，或者心跳和子宫内声音的录音。有很多文章告诉人们，拍嗝的技术、乳头大小和形状、奶瓶吸管、喂食和睡眠的体位会影响宝宝的睡眠，是否使用羊皮垫、哺乳期母亲的日常饮食会影响宝宝睡眠，一些特别的食物配方可以调节宝宝睡眠，宝宝的辅食也会影响睡眠。其中多为胡言乱语。还有人声称对宝宝进行脊柱按摩就能促进宝宝睡眠，这种说法也没有依据。这些方法对于解决宝宝极端哭闹、脾气恶劣、睡眠习惯的问题，都无能为力。

时下零售药店推荐的许多药物也无济于事。有研究表明，类似二甲硅油这样的滴液效用还不如安慰剂。有一种流行的丸药，其成分为甘菊、钙磷酸盐、咖啡因以及微量的颠茄（0.0000095%）。另一种流行的药物成分为蓝莓香剂、牙买加姜、大茴香油、肉蔻油以及2%的酒精。一定量的酒精倒是有助于宝宝安静下来！一定要仔细阅读药物说明书。任何自然物质、调味剂及植物都有可能产生药物作用。打电话给药学院或者医学院的药草研究专家和植物专家，以了解药品配方中的草药或植物成分是否有毒。

千万注意一些潜在的危险。曾有婴儿被摇摆水床里的水淹死；有头部卡在跳跳床式的婴儿床边缘，窒息而死的；有脸埋在枕头里，无法呼吸而死的。大夫开的药也可能有问题。1998年5月22日，《伦敦日报》头版头条报道了一名婴儿使用了医院开的治疗肠胃胀气药后死亡的案例。产科大夫诊断这名婴儿患有肠胃胀气，给他开的药是薄荷水！

使用家庭用药同样要多加小心。有位家长按照一本流行书的建议，同时给孩子服用嗜酸乳杆菌和莫顿食盐，差点使孩子死于非命。

8. 不要迷信外力的作用

那些可以抚慰孩子的办法，无论是花草茶、子宫声音的录音、小羊皮毯，还是其他什么，对孩子的帮助只是一时的。你认为它有用是因为你信任专家，所以从心里觉得这些方法会减轻你的负担。疲倦使你渴求灵丹妙药，宝宝每天的哭闹让你不切实际地幻想某种方法可以彻底有效地抚慰孩子。而真相却是，这些外力仅仅是抚慰剂，让你的心理获得平衡而已。

妈妈们宁愿相信，使用某种特殊配方食品或者给孩子喝的水里加上某些东西，孩子的睡眠状况就会有所改善。当然，几天过后，幻想破灭，现实又摆在眼前。她们相信，孩子对这些特殊配方食品或饮料的需要会与日俱增，因此而来的满足感就如同毒品之于吸毒者一样。有些大夫相信患儿母亲的主诉，也相信孩子会有短暂的改善，因为他们遇到了新的刺激物。

新鲜感起的作用不大。在持续给孩子喂食新的配方食品或新材料后，妈妈会发现，孩子的睡眠状况并无实际的改善。换句话说，反复使用这一方法没有疗效。如果孩子天生脾气极端糟糕，或很缠人，无论是家长还是大夫，都会很自然地指望新的方法能够奏效。

十一、抚慰孩子的资源

有些幸运的家庭在抚慰孩子方面有很多资源可以依靠，而有些家庭没有这个实力。大约有20%的婴儿有缠人或脾气恶劣的毛病，需要额外的照顾，而如果家庭条件有限，家长很快就会觉得不堪重负。剩下80%的孩子哄起来容易，不会给父母带来过大的负担。所以你一定要注意一下，你的孩子是否缠人。如果是，要认真考虑一下，自己可以在治疗孩子的缠人和照顾孩子方面投入多少。光妈妈一个人的力量往往是不够的。如果你的孩子不幸哭闹得厉害，很难哄，而家庭实力有限，那么就要重新修改孩子出生前制订的家庭计划了。

争取在孩子的哭闹和父母的抚慰之间找到平衡。不仅不同的孩子哭闹的程度不同，父母抚慰孩子的能力也各自不同。下面是对父母可以用来抚慰孩子，帮助孩子促进睡眠的资源的分析，你所使用的资源的多少一定程度上反映了你的抚慰能力的强弱。

对父母可以使用的抚慰资源的分析

· 父亲一方参与与否

· 父母对于育儿的具体问题能否达成一致，例如母乳喂养还是人工喂养，让宝宝和父母睡一张床还是单独睡

· 父母的婚姻是否和睦

· 夫妻之间的关系是否亲密

· 孩子对父母关注的渴求是否强烈

· 母乳喂养的难易程度

· 家长和孩子是否有疾病在身

· 家里有几间卧室

· 亲戚、朋友和邻居可以提供帮助的程度

· 祖父母对孩子作息制度的影响

· 是否有人帮助整理家务

· 是否可以送孩子去日托

· 是否有家庭经济压力，如需要母亲上班养家

十二、为宝宝制定作息时间

哄孩子可以让孩子觉得安全，作息制度也能帮助孩子在睡眠前放松下来，二者都与孩子自然放松的状态有关。睡觉时间要安排在孩子从犯困转变到过度疲倦之前。对于年龄大以及作息规律的孩子，可以大概估计他们的睡觉时间，他们是按时睡觉的。

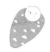

下面是我列的一个抚慰孩子上床睡觉的步骤，看看你常用的是哪些。尽量按照我所列的顺序来实施。

帮孩子入睡的程序

1. 孩子睡觉之前，尽量减少外界的刺激：噪声、灯光、玩耍等；

2. 卧室保持安静，关闭灯光，温暖，但不过热；

3. 给孩子洗澡；

4. 洗完澡后，温柔地给孩子按摩全身；

5. 穿睡衣；

6. 把孩子放到摇篮里摇晃，给孩子盖上干爽的小毯子；

7. 轻唱或者哼摇篮曲；

8. 说宝宝最喜欢听的词或者短语，发出宝宝喜欢听的声音；

9. 给宝宝喂奶；

10. 孩子开始犯困了，把孩子放到床上，放的动作要轻，不要把孩子惊醒；（这招对爱缠人或者6周大的孩子往往不奏效）

11. 不要宝宝一发出声音就冲过去看到底怎么回事。

除了要确保孩子按照作息制度睡眠外，你还需要耐心一些，因为在宝宝不玩耍的时候给宝宝按摩的时间要长。还有一点，除了早产儿或者纠正孩子睡眠问题外，一定不要叫醒正在睡觉的孩子。

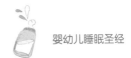

十三、母乳喂养还是人工喂养，与孩子合床睡还是分床睡

　　如何喂养孩子以及孩子在哪里睡，取决于很多因素，如容易哄还是难哄，你和孩子是否休息充分，等等。要问问自己以下这些问题。

　　为了避免孩子哭，一天花在哄孩子上的时间超过3个小时吗？就是说，你每天花在带孩子散步、摇摇篮、开车带孩子兜风、给孩子包襁褓、唱歌或者哼歌给孩子听、给孩子泡热水澡、给孩子喂奶这些事务上的总时间是否超过3个小时。

　　每天哄孩子时间超过3个小时的天数在一周内多于3天吗？

　　每天哄孩子超过3小时，每周这样的天数多于3天的情况，超过3周吗？

　　如果你的回答都是"是的"，那么说明孩子爱缠人。可能会因为你哄孩子，孩子不哭但是闹；也可能无论你怎样哄孩子，孩子都要大哭。如果你对上述3个问题之中的若干回答为"否"，而孩子却经常闹，尤其是在晚上和孩子6周大时，那说明孩子属于一般哭闹。如果你的回答全是"是的"，请尽快转到第四章，去学习如何迎接艰难的挑战吧。

1. 母乳喂养还是人工喂养

　　人们认为，母乳喂养对宝宝和母亲都是最佳选择。是否要进行母乳喂养，还要看孩子的父亲、外祖母及其他家庭成员是否能对孩子的母亲提供支持。很多领养的孩子、早产儿、患病的孩子是人工喂养的。奶瓶里装的可能是挤出来的母乳，也可能是配方奶粉冲的奶。所以，人工喂养也包括给孩子喂母乳。吃配方奶粉长大的孩子和吃母乳长大的孩子同样健康。很多研究表明，母乳喂养无法预防缠人、小儿猝死综合征，既不能预防也不能解决睡眠问题。夜间，母乳喂养的孩子吃奶次数要比喂配方奶粉的孩子多，但目前尚不清楚，造成这一问题的原因到底是进行母乳喂养的妈妈对孩子的动静非常敏感，主动喂的次数多，还是孩子消化母乳快，所以需要喂的次数多。无论孩子是母乳喂养还是人工喂养，无论是按需喂奶还是按计划喂奶，无论是用勺子喂谷类食物还是用奶瓶，孩子的睡/醒节奏都照常发展。有些孩子生来患有消化系统疾病，大夫会通过插胃管给孩子输送营养。这样的孩子仍然能形成正常的睡/醒节奏。这就是我说大脑决定睡眠，而不是胃决定睡眠的原因。虽然有极个别的例外，但总体而言，更换配方奶粉无法减轻孩子的哭闹，也无法改善睡眠。

当然，如果没给孩子喂饱，孩子会饿得直哭，睡不好觉。这种情况下，孩子的体重会停止增长，需要调整家长喂奶的行为，或者去医院检查一下，孩子是否因营养不足而患病。我从医时，总是建议初为人母的妈妈，在孩子2~3周大时，每隔24小时挤一瓶奶，或者给孩子调一瓶牛奶。这是留着让孩子爸爸或其他家庭成员帮忙喂孩子用的。这么做可以让妈妈抽空休息一下，也可以让被孩子嘬疼的乳头放松一下。父母也可以一起出去吃个饭，恢复一下体力。孩子哭闹的时候，或者夜半需要喂奶的时候，如果爸爸能够搭把手，妈妈就能休息得更充分一点。有些妈妈在母乳喂养过头一个孩子后，变得很有经验。她们会尽早每天挤出或调出一瓶奶。她们对给孩子进行母乳喂养，或者刚生完孩子时给孩子喂配方奶粉，生产的伤口有所恢复后给孩子喂母乳，驾轻就熟。她们明白，每天的这一瓶奶不会把孩子搞糊涂，不会影响母乳喂养。每隔24小时给孩子喂一瓶奶是为了让他逐渐适应奶瓶。有些孩子能适应这种不时的人工喂养，而有些孩子坚决拒绝一切奶瓶，除非饿得受不了。

2. 与孩子同睡一张床还是让孩子单独睡

保证孩子的睡眠，同时也是保证整个家庭的睡眠。有时候，与孩子同睡一张床对家庭来说是个不错的选择。也许，和孩子同睡，在孩子出生之前就已经决定下来，因为这也许是一些人心目中的理想家庭模式。有些人会为孩子提供充分的母乳喂养，随时随地和孩子待在一起，无论晚上睡眠还是白天小睡，都与孩子一起，这使家长和孩子之间的联系非常紧密，对彼此的细微变化很敏感。他们自打孩子出生就和孩子睡一张床。研究人员将这种现象称为"早始同床"。或许，有些家长原本并不想和孩子同睡一张床，但是由于孩子爱哭闹，入睡困难，为了确保孩子有足够的睡眠时间，只好让孩子和自己睡一张床。科学研究表明，婴儿和父母同睡，与婴儿发育期内的睡眠问题之间往往存在关联。我怀疑这些睡眠问题主要出现在"反应性同床"的人群中。换句话说，有些家长发现，和孩子同睡一张床只能暂时、部分地解决睡眠问题，一旦孩子开始独立睡眠，睡眠问题就会再次出现。

住在城市的美国白人中，有三分之一的家庭与孩子同睡一张床，或许整晚，或许只是晚上一段时间。就这个行为本身来说，没有是非之论。有一项对美国人睡眠行为的研究表明，与孩子同睡一张床会给孩子造成各种情感上的压力；而对瑞典人进行的研究结果却正好相反。造成这种差异的原因，或许是两个社会对裸体、洗澡和性的态度各有不同。与孩子同睡一张床只是一种家庭相处模式而已，未必会造成孩子或父母的情感问题。

而如果父母或者孩子一方睡眠不足，同睡一张床的生活方式就可能会给大家带来麻烦。我认为这种问题主要发生在孩子开始学步期间。因为这个阶段的孩子往往会夜惊。如果孩子已经习惯了和父母一起睡，那么他就不愿意到自己的床上去睡。

所以，如果你喜欢和孩子睡一张床，那没什么。但是要知道，晚上睡眠时搂抱着孩子，会让孩子形成依赖性。如果将来想和孩子分床睡，很难转变。记住，一旦你采用了所谓解决孩子睡眠问题的"捷径"，你的孩子会随时给你造成困扰。

相反，有些家庭只是在孩子刚出生的前几个月的晚上陪孩子一起睡；孩子大点后，就让他到自己的小婴儿床上去睡；早晨5点或6点，再把孩子抱到自己的卧室里，对孩子进行爱抚。

　　与孩子同床睡，可以仅仅是晚上，也可以包括白天；可以让孩子和家长睡一张大床，也可以在大床的一侧给孩子搭一张小床。这些都被称为"家庭大床"。很多国家的人都采取这种方式，原因是传统习俗或者卧室数量少。在日本以及非洲部落，孩子很少单独睡。大部分人都和孩子在一个卧室睡。有一个特别生动的词是用来形容孩子的，那就是"尚未离巢的小鸟"。想想在卧室里给孩子搭个小"窝"，大概就是这个感觉。

　　美国消费品安全委员会以及儿科学会都不鼓励父母和孩子同住一间卧室。他们都认为，床垫和家具（床头板、踏足板、床边的横档以及床架）之间有缝隙，床和墙壁以及邻接的家具之间也有缝隙，很容易把孩子夹住或挤住。如果家长是醉酒入睡，或者睡前吃了安眠药，很容易把孩子压到或闷住而不自知。而且，没有证据表明，与孩子同睡一张床可以避免婴儿猝死综合征的发生。同样，也没有证据表明，和孩子同睡一张床可以让孩子的哭闹现象减轻，或者使缠人的症状缓解。

警惕

　　如果和孩子在一张床上睡，睡前就不要饮酒，也不要吃精神类药物，而且要确保孩子是躺着睡的。还要把床和墙以及家具之间的缝隙填实了，床不牢固的问题也要解决掉。

3. 不同的孩子应采取不同的睡眠策略

　　所有的研究都表明，大约有80%的孩子哭闹程度处于正常范

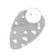

围内，而有20％的孩子极端哭闹，或缠人。这些孩子在出生的头4个月中，究竟经历了什么？有些孩子长到4个月的时候，非常平静，作息有规律，总是乖乖地微笑，睡眠也很正常。这些孩子被称为"好带"的孩子。而另一些孩子却很难带。大部分孩子是在这两种极端的中间。育儿方式会对孩子在4个月大的时候的性格和脾气造成影响。

在第四章我会仔细和大家讨论有关孩子脾气的问题。现在，我只是想请大家看看下面的一个分析。这个分析的假定条件是有100个孩子。这个分析，可以：

·让你知道，在孩子出生的头几个星期，你需要怎样哄孩子，以及怎样预防孩子随后可能出现的睡眠问题。

·帮助你决定，到底采取母乳喂养还是人工喂养。

·帮助你决定，到底和孩子同睡一张床，还是让孩子单独睡。

在100个孩子中，有80％，也就是80个孩子的哭闹程度一般；有20％的孩子，也就是20个孩子极端哭闹，或爱缠人。我的研究表明，这两类孩子的性格、脾气的演变有所不同。

对于那80个脾气正常的孩子来说，4个月大时：

A. 有49％，即39个孩子属于最容易带的那种。

B. 有46％，即37个孩子脾气不好不坏。

C. 有5％，即4个孩子，脾气很糟糕。

对于那20个非常哭闹，或者缠人的孩子来说，4个月大时：

D. 有14％，即3个孩子属于好脾气的那种。

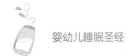
E. 有59%，即12个孩子脾气不好不坏。

F. 有27%，即5个孩子，脾气很糟糕。

总共100名孩子中，"脾气不好不坏"的最多，有49个。脾气被分为三个程度，根据脾气对孩子进行分类，也将孩子武断地割裂开来。很可能B组的37个脾气不好不坏的孩子要比E组的12个脾气不好不坏的孩子更容易相处。我怀疑，E组12个孩子的父母，为了让孩子形成正常的脾气，付出的心血要比B组37个孩子的父母多。

总共100名孩子中，脾气好的孩子数量排在第二，有42个。当然，A组的39个孩子生来就很温和、平静，自我调节能力非常强；也可能这些孩子的家长更善于哄孩子；或者这些孩子的家长在哄孩子方面可以调动的资源比较多。而D组的3个孩子情况就完全不同了。这些孩子出生的时候就非常爱哭闹，或者爱缠人。他们出生的时候并不温和，不平静，也没有自我调节的能力，需要家长花费大量的心思来哄。我认为，这3个孩子很幸运，他们的家长是"超级家长"，在哄孩子方面非常精通，而且为了抚慰孩子可以调动大量资源。

数量最少的一组孩子是脾气差的一组。100个孩子中，总共有9个孩子在这一组。C组的4个孩子属于哭闹程度一般的类型，他们可能接近极端哭闹的边缘。要知道，确定孩子是极端哭闹还是一般哭闹的标准是以分数为基础制定的，在某一个分数点上，二者被截然分开。也可能是这4个孩子的家长没有抚慰孩子的能力。为什么家长会没有抚慰孩子的能力呢？原因可能有：母亲一方患有产后抑郁症；父亲一方对孩子撒手不管；家里的孩子太多，照顾不过来；家庭经济困难；数代同堂造成孩子父母压力大；孩子的父亲和母亲之间的婚姻出现问题。F组的5个孩子，会耗掉父母可以用来养育和抚慰他们的所有资源。这意味着，这些孩子本性里的因素根深蒂固，无论父母怎么努力，都没有办法使他们在4个月大的时候变得温和。也有可能是孩子本身调节能力就比较差，同时父母对孩子的抚慰也不够，两种因素叠加在一起，使得孩子在4个月大的时候脾气糟糕透顶。孩子极端哭闹，会使父母原先就有的婚姻问题雪上加霜。孩子难哄，会造成父母疲倦、恼怒、筋疲力尽。如此状态会进一步影响父母对孩子的抚慰效果。

我相信，孩子4个月大时的睡眠状况，会影响孩子性格的形成。而孩子在4个月大之前的睡眠情况，同时受孩子本身的特性以及父母对孩子的养育的影响。我也深信，4个月大的坏脾气的孩子，一定是过度疲倦的孩子；而这个时候好脾气的孩子，一定是休息充分的孩子。孩子在4个月大时的脾气好坏，并不能决定孩子的终生。随着孩子的发育成长以及父母调教养育孩子的方式的变化，孩子的脾气还会发生改变。孩子2岁大后，脾气就比较稳定了。所以，如果你读这本书的时候，还没有要孩子，那么等你有了孩子以后，就要花大量的时间和精力来抚慰孩子。如果你的孩子哭闹程度比较重，或者缠人，只能自认倒霉。如果你读这

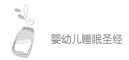

本书的时候已经有了孩子，而且正处在孩子极端哭闹的阶段，而且孩子也就在4个月大左右，那么就要重新考虑一下你的决定。想想自己目前抚慰孩子的方法是否得当，怎样做对孩子和整个家庭最有利。要保持积极的心态，因为孩子在4个月大的时候，还有很大努力的余地，还有帮助孩子形成良好睡眠习惯的第二次机会。

（1）哭闹程度一般的孩子

80%的孩子哭闹程度一般，这些孩子的父母真是幸运。这些孩子不需要父母太多的抚慰就可以很开心。他们的自我调节能力很强，性格温和，很宁静，易于入睡，睡眠持续时间也比较长。

对这些孩子进行母乳喂养相对比较容易，因为母亲可以得到比较充分的睡眠，孩子的作息也比较规律。母乳喂养时间相对较短，看护的时间也短，频率也不会太高，因为孩子只有在饿或渴的时候才需要照看。如果这些孩子哭闹，哺乳之外的任意一个抚慰方法都能奏效。事实上，很多抚慰孩子的方法之所以被广为接受，是因为这些孩子本身比较容易照看。

对于家长来说，是母乳喂养还是人工喂养，是给孩子喂配方奶粉还是喂挤出来的母乳，都可以。有些家庭为了让爸爸以及婴儿的哥哥姐姐能够有机会喂婴儿，让婴儿的母亲可以在晚上多睡一会儿，会让母亲在白天将母乳挤出来冻上，这样会给家长一定的自由度。

孩子出生前，就应该决定将来孩子是单睡，还是和你睡一

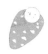

起。对于80%的哭闹程度正常的孩子来说，两种做法都没什么问题，这些孩子适应能力以及自我调节的能力都很强。你可以仅仅是晚上和孩子睡一起，也可以白天的小睡也和孩子一起。你也可以先在自己的床上哄孩子睡着，然后把孩子放回婴儿床，当孩子晚上醒来找奶吃的时候，再把孩子抱回自己的床上。你也可以在你的大床边给孩子搭个小床，让孩子整晚或者晚上的一段时间在这个小床上睡。孩子半夜醒来时，要哄孩子入睡，注意孩子表现出来的犯困的迹象，采用合适的方法抚慰孩子，这样孩子和父母一般都能睡得比较香。父母因此很少会觉得沮丧，也不容易出现精神压力过大的情况。这些孩子有时表现得和20%的极端哭闹的孩子一样，如果是这样，家长就要改变自己的策略了。出生时哭闹程度正常的孩子中间，只有5%的孩子长到4个月大的时候会变成极端哭闹的孩子。

在孩子刚出生的4个星期，孩子"睡得就像婴儿一样"。我的大儿子艾略特形容他的儿子睡觉的时候脸上一副"无所为"的表情。陪着孩子睡觉或者把睡着的孩子放回婴儿床简直是小菜一碟。孩子出生4~8个星期时，晚上醒来的次数增加。艾略特说他的儿子在这个阶段脸上总是挂着一副可爱的表情，好像在问"你是谁"，或者说"把我的玩具给我吧"。

（2）极端哭闹的孩子

20%的孩子属于极端哭闹型的。这些孩子的家长很不幸。他们需要花费大量的精力来哄孩子。孩子不会自我调节，总处于紧

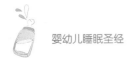

张、易怒的状态，难以入睡，睡觉很轻。

给这些孩子进行母乳喂养也比较困难，因为孩子睡眠不足，会造成极端疲倦，从而使得孩子的进食时间也不规律。父母可能需要频繁给孩子喂奶，因为对于这些孩子来说，喂奶不仅要解决饥饱问题，还要帮助抚慰他们。当孩子哭闹不停的时候，喂奶是唯一能使他们安静下来的办法。大部分可以成功抚慰一般哭闹孩子的方法在这些极端哭闹的孩子身上都难以奏效，家长们难免感到沮丧和失望。

有些妈妈会想，也许是因为自己的奶不足，或者自己的营养搭配不均衡导致给孩子喂的奶营养也不均衡，所以孩子才会这么闹。因为在其他方法都失效的时候，喂奶是唯一可以起些作用的方法，所以妈妈们都很依赖这个方法。频繁喂奶会让妈妈不舒服，也会造成疼痛，会使得妈妈们的休息时间很少，精疲力竭，最终会抑制体内奶液的分泌量，造成母乳不足。如果这时候爸爸能给妈妈足够的帮助——帮着哄孩子，做家务，陪孩子玩，妈妈就能顺利度过这段艰难的时间。如果爸爸一方袖手不管，妈妈就很惨了。如果妈妈还有其他孩子要带，还有沉重的工作负担，自己身体不好，有产后抑郁症，还需要对极端哭闹的孩子进行母乳喂养，那简直就是雪上加霜。

对于一些妈妈来说，对极端哭闹的孩子进行人工喂养会是个福音；而对另外一些妈妈来说，却恰恰相反。部分或者完全人工喂养时，妈妈可以多一些休息时间，因为其他家庭成员可以帮助她喂奶。家长知道孩子的食量，也能通过观察宝宝吃了多少奶而知道宝宝到底饿不饿，所以也不会着急。但是另外一些妈妈则认为，让孩子用奶瓶吃奶就意味着做母亲的失败。因为奶瓶对孩子的抚慰作用不如乳头大，所以妈妈们会认为，孩子的哭闹不安是因为自己没有尽到责任而导致。她们也会认为，配方奶中的某些成分可能会加重孩子的哭闹程度。如果要坚持母乳喂养，有一个折中的办法，就是每隔24小时挤一瓶奶存起来。这样既不会导致乳汁分泌紊乱，也不会导致孩子辨识乳头紊乱，还可以让妈妈抽空休息一下，多睡一会儿，或许还可以给家长一晚上的自由。

在孩子出生前，就应该决定你是要和孩子一起睡还是让孩子单独睡在婴儿床里。如果你的孩子是属于那20%极端哭闹的，可能就需要调整计划了，因为这样的孩子很难哄，难以入睡，睡得很轻。这些孩子犯困的迹象不明显，所以难以察觉。即便你能把孩子晚上醒来的时间控制在一两个小时之内，哄起来也非常费劲。即便睡着了，睡得还是不安稳。最终导致的结果就是家长极端缺乏睡眠。带这样的孩子很容易使家长精神崩溃，妈妈往往就是在这种情况下患上产后抑郁症。

因为这样的孩子很难哄，和孩子同睡，进行母乳喂养，往往是唯一可行的办法。妈妈为了喂或哄孩子，得频繁起来喂奶，晚上的睡眠时间支离破碎，但这也是哄这类孩子的最有效的办法。在出生头4周，这类孩子并不是"像婴儿一样睡眠"。把孩子放到婴儿床里是件很困难的事。在出生4周～8周时，孩子更加易

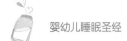

醒，晚上哭闹的次数也会增加，父母承受的压力也骤然增大。这些孩子长到4个月大时，有27%的孩子进入过度疲倦的状态。

有研究表明，有些家庭在孩子一出生就让孩子和家长睡在一起，坚持下来，孩子的睡眠一直保持很充分。而有的家庭为了确保家长的睡眠，在孩子刚出生时就让孩子独自睡婴儿床，但是孩子得不到充分的睡眠，最后只好让孩子和家长一起睡。第一种情况中，孩子长大后产生睡眠问题的概率不大。在第二种情况中，为了解决孩子的睡眠问题或者哄孩子才陪孩子睡，只能暂时缓解问题，孩子最终会形成长期的睡眠问题。但在实际生活中，如果孩子极端哭闹，父母可以用来哄孩子的办法又不多，父母就宁愿让孩子单独睡，这样可以减轻一点自己的压力。但是对孩子仍旧缺乏足够的抚慰，孩子长大以后就会形成睡眠问题（我会在第五章仔细讨论这个问题）。

十四、如何给孩子母乳喂养

（以下楷体字部分作者为南希·尼尔森，她关于母乳喂养的论述堪称经典。——作者注）

对于进行母乳喂养的妈妈来说，一个比较大的问题是她们往往不知道孩子吃了多少奶。如果孩子很爱闹，这个问题更严重。孩子一哭闹，大部分人会说：喔，孩子是饿了。而在一旁的妈妈会觉得很不好意思，毕竟喂孩子是妈妈的天职。为避免这种情况

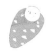

发生，就要注意观察孩子大小便的情况。孩子出生6天后，如果吃到了足够的母乳，在24小时内，需要换6次以上的尿布，至少大便1次。在孩子出生的前几周，每24小时需要给孩子喂6～8次奶。开始需要连续喂好几次奶，孩子吃饱后，会睡4～5个小时。然后效率会提高，喂奶的次数可以减少。孩子出生2周后，体重会降低到刚出生时的水平。在接下来的两三个月，每周需要给孩子喂至少5盎司的奶。

如果你认为因为奶水不足，孩子哭闹不停，建议你向哺乳专家请教一下。他会对你的哺乳情况进行一个全面的了解，包括了解孩子吃奶的能力，孩子在喂奶前后体重的变化。称体重是带着尿布的，这样在喂奶过程中孩子拉的大小便也不会被忽略，就可以准确地计算出孩子在喂奶前后体重有什么样的变化了。如果孩子在喂奶前后体重变化小，那就要注意孩子吃奶的方式，以及自己的奶水量。如果你的奶水量不足，或者孩子吃奶能力弱，就需要一些辅助措施来帮助孩子更好地吃奶，或者通过其他一些方法来补充孩子必需的能量。医院可以提供泵奶器，这样也能提高奶水分泌量。如果孩子吃奶不足，有些妈妈会在喂奶之后额外给孩子泵一些奶，或者调一些配方奶，用奶瓶喂给孩子。

偶尔孩子在吃奶的中间会因为妈妈乳房充血而哭闹。这时，可以在哺乳前用热毛巾敷一下乳房，或者用热水冲个澡，以减轻乳房充血。也可以事先用手或泵奶器挤一点奶出来，这样乳头会软一点，更便于孩子衔。千万不要挤过多的奶出来，因为这样会刺激乳房大量供奶，加重乳房充血的症状。在两次喂奶的间隔，用冷毛巾敷一下乳房，消肿减痛。乳房充血往往发生在孩子出生第一周以及孩子开始长大、减少吃奶次数的时候。

如果妈妈的乳房平坦或者乳头凹陷，也会引起孩子哭闹。在两次喂奶的间隔，要戴护乳罩使乳头出来。在喂奶前，用泵奶器挤一点奶出来，这样也能把乳头拔出来，使奶开始流，孩子吃奶就会更顺利，否则孩子吃不到奶就会哭闹。有时候也可以用乳头罩帮助乳头挺起来，孩子就愿意吃奶了。这种情况往往发生在开始哺乳的2～4周内。如果你乳房平坦，或者乳头凹陷，请尽快找哺乳专家寻求帮助。

如果给孩子喂奶的姿势不对，孩子也会哭闹。这是因为此时孩子和妈妈都不舒服，乳汁分泌量不足，孩子也就吃不饱。这时候就要用小球之类的东西来帮助孩子调整体位。让孩子贴近乳房并保持一个正确的姿势。孩子的鼻子和脸颊应该贴着乳房。妈妈抱孩子越稳，孩子被喂得越好。可以用一个枕头垫着孩子的头部，使孩子的头部和妈妈的乳房在一个水平线上。最好使用硬一点的枕头。喂奶的时候坐在椅子上比坐在沙发上效果要好。喂奶的时候紧抱孩子会使孩子尽快安静下来。如果喂奶的时候总感到不舒服，那么请咨询哺乳专家。因为不舒服的原因，很可能也是孩子哭闹的原因。

几乎所有的婴儿都在不同程度上存在胃食管反流的症状。胃食管反流是一个医学术语，它指的是控制胃的括约肌发育不成

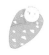

熟，不总是完全闭合的。这就导致有时候胃酸会和奶一起返流到食道中，让人有"烧心"的感觉。有过这种体验的人都知道，那种感觉很不舒服。对成人来说，坐直了能使这种烧心的感觉减弱一些，所以，当小孩子出现反流的症状时，也要帮助他坐直。有时候喂奶中会出现这种情况。这时候就要把孩子扶直，暂缓喂奶，慢慢地摇一摇孩子，或者把孩子放到汽车婴儿座椅里，也能起些作用。胃括约肌会随着孩子长大而发育成熟，反流的现象会越来越少见。有些孩子反流症状非常严重，这就需要到医院去看病。

所有的新生儿都得过吞气症。宝宝吃奶的时候，会吸进去一些空气，需要通过打嗝或者放屁等方式尽快排出吃奶过程中产生的一些无用物质。这样也能防止便秘。母乳可以很好地被宝宝吸收，几乎不怎么需要消化。所以孩子吃完母乳后很快就会排便。宝宝在吃奶的时候你也许能听到母乳咕嘟咕嘟进入宝宝胃中的声音。虽然宝宝都有吞气的问题，但是有些宝宝会受到吞气症的影响，而有些不会。喂奶时间也是一个影响因素。吞气问题往往发生在一天要结束的时候，这也是孩子最哭闹的时候。宝宝巴不得一直衔着乳头，这也使吞气更有可能发生。这时需要多哄一哄宝宝，或者在一天结束之前多给孩子喂几次奶。当然，把母乳挤到瓶子里，在清晨孩子安静的时候给孩子喂奶，减少母乳喂养的次数，也是个不错的办法。孩子闹的时候，让其他家庭成员用奶瓶给孩子喂奶，妈妈就可以到一边休息一下。随着孩子发育成熟，这一问题基本上就会自动消失。

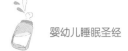

开始给孩子喂奶后的头几分钟内，母乳乳糖含量相对较高，这就是所谓的前奶。同一侧乳房开始喂奶10～15分钟后，分泌出来的母乳被称为后奶。后奶的脂肪含量高，平衡掉前奶过多的乳糖，使得孩子在吃奶过程中，避免胀气。如果孩子只吃了前奶而没有吃后奶，那么体内的乳糖含量就会升高，产生胀气。因此，应尽可能使孩子在一侧乳房吃12～15分钟，以确保孩子吃到后奶。随着孩子的发育，吃奶效率会提高，会在更短的时间内吃到后奶。后奶对孩子有镇静作用，它会把正在哭闹的孩子带进睡眠的状态。大部分新生儿吃奶吃到最后都会不由自主地睡着，那是后奶发挥镇静作用的缘故。近来有人建议把吃奶中途睡着的孩子叫醒，让他们继续吃奶，然后再让孩子回婴儿床上自己入睡。在我看来，孩子发育到3～4个月的时候，越来越少地在吃奶中途就睡着。他们自然会学着如何入睡。不用刻意地扭曲孩子的行为。

宝宝刚学会吃奶的时候，妈妈的喷奶反射也许很强烈。这可能导致宝宝吐出乳头，又哭又闹。压乳房一分钟，止住喷射的乳液，然后再给宝宝喂奶。在准备喂奶的时候，如果发现有喷奶反射，可以先把奶挤出来一些，再让宝宝吃。这也许是无用功，因为可能宝宝一含乳头，奶水又会止不住地喷射出来。但至少这个方法值得一试。让宝宝坐在你的膝盖上吃奶，也许会使情况好一些。这样的话，宝宝就要跨坐在你的腿上，脸冲着你。等孩子再大一些，用什么姿势喂奶都不用担心喷奶反射会影响宝宝吃奶了。

宝宝也可能对妈妈饮食中的某些物质过敏。这样的情况很少见，但也不是完全没有。最常见的过敏原是牛奶。在给宝宝喂奶的过程中，常见的问题还有哭闹、吐奶、乳头出血以及出奶量不足。上述情况发生时，请尽快寻求专家的帮助。如果给宝宝喂奶同时还在进行产后减肥，一定要确保自己的饮食不影响乳汁的分泌。减肥对乳汁分泌的影响往往要在减肥开始2周后才显现。

洗澡时在乳房上涂抹的肥皂或者洗澡后涂抹的润肤露很少会导致宝宝吃奶时烦躁不安。如果发生了这样的事情，可以更换其他肥皂或者润肤露试试，直到宝宝适应为止。

妈妈的乳头或宝宝的嘴里有时会患酵母菌感染。患有酵母菌口腔感染的宝宝嘴里会布满白色碎屑。宝宝也可能会患上尿布湿疹。妈妈的乳头也可能会红肿刺痛，在给宝宝喂奶时会有烧灼感，而宝宝在吃奶时也会烦躁不安。发生如上症状需要咨询专业人士。如果母婴确诊患有酵母菌感染，需要进行治疗。如果宝宝在人工喂养阶段患酵母菌感染，则需更换奶瓶。需每日定期用柔和的清洗剂清洗奶瓶和奶嘴，并自然晾干。妈妈则需改变一下饮食配方，多食用乳酪或酸奶。

有些宝宝会因为周围环境中的刺激太多而哭闹。把灯光调柔和些，或者播放轻缓的音乐，都有助于改善宝宝吃奶的效果。

如果你把所有办法都试了个遍，但宝宝还是哭闹，那说明宝宝压根不饿。把宝宝搂到怀里可以让宝宝觉得更舒适，但如果宝宝不饿而非要给宝宝喂奶，那么宝宝就会闹。12周大的婴儿还不会自我调节。作为父母，我们应当密切关注宝宝的各种需要并以恰当的方式在恰当的时候满足这些需要。那些模仿子宫里的环境的方法往往更容易奏效。要确保孩子觉得很舒服——不要过冷也不要过热；尿布要是干净的；把宝宝轻轻地抱在怀里，温柔地摇晃；有时候来点音乐也不错；橡皮奶嘴有时也能起不小的作用。柔软的便携式摇篮可以让你在照顾宝宝之余腾出手来做些别的事情。有时需要爸爸或者祖父来哄孩子。爸爸和祖父身上没有妈妈身上的母乳的味道，这样宝宝就不惦记着找奶，可以给妈妈一个喘气的机会——打个盹，或者锻炼一下身体。这样可以帮助妈妈恢复精神，为接下来的喂奶做好充分的准备。

总之，要想知道宝宝需要什么，如何满足这些需要，家长得花时间和心思不断尝试。宝宝可能一段时间对某种方法敏感，而随后又对另一种方法敏感。这对父母和宝宝来说，都是一个学习的过程。所以，千万不要指望一切能如你所愿。

在照顾宝宝的同时，妈妈也要好好照顾自己。首先要吃好，产前要充分补充维生素；摄入水分也要充分；体育锻炼也要充分，如果不能做到每天都锻炼，起码每周要锻炼5天；要适当放松——比如做瑜伽、沉思、按摩、洗热水澡。这样你会顺利度过最困难的时刻。妈妈也应当和爸爸以及其他家庭成员随时沟通，让大家轮流帮忙带孩子散步，哄孩子。不要对自己要求过高，就好比读书1个小时后就需要休息15分钟一样。

此外，多和其他新妈妈进行交流，这样你就能知道，其他妈妈在遇到和你一样的问题时是如何处理的。大部分情况下，孩子出生6周后，父母大约就能搞明白孩子为什么过于哭闹。少数情况下，需要花更长时间，但是到了孩子3个月的时候，问题已经基本都能解决。对于家长和孩子来说，这样一段时间都不是太长。要尽可能地拥抱孩子，以帮助孩子度过最困难的这段时间。相信你一定会做到。

正如南希·尼尔森所说的那样，哺乳顾问能够起到不小的作用。我也建议你求助于通过国际哺乳咨询委员会认证的专家。总而言之，如果家长能够针对孩子的需求调整自己的行为，母乳喂养就能顺利进行；如果家长强迫孩子适应自己的需求，母乳喂养的效果就不会太好，尤其是当孩子过度哭闹或者有缠人特征时。

需要牢记的是，如果孩子过于哭闹，并不意味着孩子消化不良。引起这一症状的原因不是配方奶，也不是母乳。换一种配方奶粉并不能使孩子停止哭闹。有些婴儿配方奶的广告语声称，该产品能减轻小儿的哭闹状况。事实上，他们用于支持广告论点的所谓的研究结论站不住脚。

不要因为孩子极端哭闹就放弃母乳喂养。即便哭闹，孩子还是能充分吸收母乳中的营养。如果你能坚持母乳喂养，那么在孩子哭闹程度减轻后，你就会度过一段美好的、平静的母乳喂养时光。

然而，喂养一个极端哭闹的孩子仍然是一个巨大挑战。孩子会呛奶，会缠人，会吮吸过重。有时他们看上去拒绝吃母乳。这时，决心要把母乳喂养进行到底的妈妈会很茫然。照顾一个脾气乖戾、缠人的孩子非常困难，但也只有通过细心周到的照顾，这样的孩子才可能平静下来。让宝宝衔着乳头玩，会让宝宝安静下来，但这对妈妈来说可不是件愉快的事情。我的一位年轻病人是这样描述她的母乳喂养感受的：

米歇尔出生后的头3周，让我觉得养育孩子是件很轻松的事情。他每天的行为很规律，总是安静地待着，这让我和我的丈夫也可以安静地待着。米歇尔每次在每侧乳房吃8～10分钟的奶。吃完后，也能顺利拍出奶嗝来。然后我抱他一会儿，把他放到床上，让他躺着，跟他说会儿话或者陪他玩会儿。正常情况下，从他醒来到躺下睡着之间大约是1.5个小时。每次他大约睡2～3.5个小时。每个人都对我说："孩子，宝宝这么省事，你真幸运。"

米歇尔出生第4周的时候，行为发生了明显的变化。他白天不再打盹。我想他大概是非常需要我的乳头，要么是饿了，要么是需要乳头来安抚。

我每天下午都会筋疲力尽，几乎每个小时都在给米歇尔喂奶。偶尔我可以把他放下来两个小时，但是他哭得很厉害。我给他换尿布，扶他走步，抱着他，把他放到婴儿车里，给他唱歌，让他换个姿势，都不起作用。他只有在我怀里衔着奶嘴才能安静下来，我快要累死了。万幸的是，他晚上睡得比较长，算是救我们一命。压力最大的是午后那段时间，其次是下午5点到晚上10点之间。然后他会睡5个小时。他又哭又闹，只有让他衔着乳头才能安静下来。

如果你和上面这位妈妈境遇一样，可以试着参考以下建议：

1. 隔几个小时再给孩子喂奶。一位妈妈对我抱怨说：我得按照中国的作息时间来给孩子喂奶，刚哄孩子睡，他又要吃奶。如果你在两个小时前刚给孩子喂过奶，孩子的胃是满的，你的乳房里存储的乳汁也所剩无几，这时硬要给孩子喂奶，则无法给孩子充分的营养，而且也无端地消耗妈妈的精力。如果把妈妈搞得筋疲力尽，对谁都不好。如果孩子非要吃奶，就给他橡皮奶嘴含着吧。

2. 找大夫开一些肾上腺皮质素膏。有位著名的小儿皮肤病专家建议，如果乳头开裂，就抹1%的肾上腺皮质素膏。这样的剂量对妈妈和孩子都无害，而且比其他方法奏效。我给很多病人推荐了这个方法，她们都说挺管用的。给孩子喂完奶后，在空气中晾干乳头，然后在疼痛或者开裂的区域涂抹1%的肾上腺皮质素膏。一定要记住，是膏，不是霜。涂抹霜会带来灼痛感。如果要继续喂奶，也不必把肾上腺皮质素膏擦掉或洗掉。药膏的大部分被乳房的皮肤吸收了，仅有少量被孩子吮吸，但因为量少，对孩子没什么副作用。

3. 千万不要把自己的精力耗尽。如果孩子过于哭闹，就把母乳挤出来存着。夜间喂奶就可以让爸爸来进行，而妈妈只负责白天喂奶。这样妈妈就可以有时间休息一下。孩子出生几周后，前来帮忙的外祖母回家了，爸爸结束产假上班去了。所有的事情都留给妈妈一个人，以前充沛的乳汁现在也少得可怜了。妈妈的饮食不振，因为与孩子外祖母道别而不快，压力大。这期间，一方面让孩子吮吸乳头以刺激乳汁分泌；另一方面，适当地让孩子吃一些配方奶，不会改变孩子的哺乳习惯。过几天，妈妈的饮食加强，休息充分，乳汁分泌又会回到之前的水平。经过这一时期，孩子仍然爱哭爱闹。但是妈妈终于可以明白，孩子的哭闹和自己的母乳喂养没有关系。

我的另一位病人试图用喂奶来抚慰孩子，但是没起什么作用。她很苦恼。

刚入夜，孩子在尖叫，不能老实待着。无论我怎么做，她都不肯安静下来，即便是喂她奶。我想她不是肠胃有问题，就是爱哭闹。这种状况也不是每天发生的，而是从她2周大开始，到2个月大的时候基本结束。

开始我还以为我的饮食导致她肠胃胀气。后来我想大概是因为我没有当母亲的经验，照顾不周。我做了各种调整，但是都无效。我开始感到绝望，筋疲力尽。

作为一名家长，我心有余而力不足。我不知道怎样去抚慰我的孩子，我不知道怎样做才算对。在孩子拒绝吃奶时，我感到尤其无助。无论我怎么做，都不能把孩子哄好。

我们见过有的孩子一见到自己的爸爸或妈妈就不哭了。但我的宝宝为什么这么缠人呢？整夜的无眠以及沉重的无能感觉让我们筋疲力尽，不知道这种恶性循环什么时候才能结束。后来咨询了儿科大夫，大夫告诉我们，这种情况是正常的，不会持续下去。我也发现，孩子哭闹不是我的行为引起的。知道这一点后，我的心里亮堂起来，也开始相信这样的局面不会持续太久。

我开始注意到孩子在每次哭闹前后的一些行为变化。在哭闹之前，她会变得惊愕，难以入睡，即便勉强睡着也是一会儿就醒。而在哭闹当中，她的行为也具有一些特点：她一刻也不安宁，尖叫不停；她的动作变得僵硬、死板，不愿意吃奶，如果非要让她吃，她就乱吃一气；她过度疲倦，但就是不肯入睡；有时前一分钟还睁大眼醒着，后一分钟就发出呼呼睡声。

孩子现在有3个月大了。她的哭闹期结束了。每天早晨，她带着甜甜的笑容醒来，一整天都很快乐。我实在是太爱我这个"完美"的宝宝了。

有时候，孩子在爸爸怀里比在妈妈怀里更安静。这样让妈妈觉得爸爸带孩子更合适，因为看上去孩子和爸爸更亲。其实这中间的原因很简单。孩子把妈妈当成乳汁的源泉，即便他不饿的时候，也会在妈妈怀里扭来扭去，到处找奶吃。

即便孩子极端爱哭闹，我也要鼓励妈妈进行母乳喂养。这对母子双方都很重要。有位母亲的孩子3个月大，非常吵闹，这位母亲给我打电话求助。她还想继续给孩子进行母乳喂养，同时已

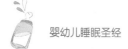

经开始做兼职工作。孩子的父亲是一名消防员，不善于对付一个爱哭爱闹的孩子。孩子的妈妈压力很大。所有朋友都劝她，只要开始给孩子喂配方奶粉，孩子的哭闹状况就会缓解。但她想坚持母乳喂养，她也的确做到了，并且一直坚持到孩子爱哭闹的状况消失。我的另一位病人也是把母乳喂养坚持到底，最终她找到了自信和自尊。下面是她的感受。

　　我和我的丈夫都拿不准我们的判断对不对，我们怀疑是否真正有能力把丽萨抚养成人。有那么一阵子，我怀疑给丽萨母乳喂养到底对不对，甚至觉得是在毒害丽萨。丽萨每次结束吃奶10分钟后，就要开始号哭。那哭声对我来说真是折磨。我一向认为我是个理性的、善解人意的人，但我还是要在淋浴的时候忍不住号啕大哭，希望我的丈夫能帮我减轻压力和挫败感。

　　丽萨6周大的时候，行为有了一些规律，比较容易入睡，睡眠持续时间也延长了。她笑的时候多了起来，但仍然会时不时地号啕大哭。我也不觉得母乳喂养是个错误了，在决定停止母乳喂养几周后，又重新开始对丽萨进行母乳喂养。母乳喂养开始成为我和丽萨共同的享受。到最后断奶的时候，我很难过，丽萨也很难过，因为我们要结束长期以来的这种同享的快乐了。

　　对很多宝宝来说，出生后6周或者预产期后6周是一个奇妙的转折点。

十五、孩子晚上的睡眠时间与喂养方式无关

你还记得感恩节把餐桌上的食品一扫而空后的昏昏欲睡的感觉吗？吃多了东西后，我们会头脑昏沉。那么，给孩子喂固体食物不会促进孩子的睡眠吗？错。进食习惯并不能改变孩子的睡眠模式。

孩子晚上睡眠时间的长短与我们喂养孩子的方式无关，无论对孩子进行的是母乳喂养还是人工喂养，都不会影响孩子的睡眠模式。这是事实，如果你对此感兴趣，可以参考本书末提到的一些研究结果。一些研究对两类婴儿的睡眠节奏进行了对比：一类是按需喂养的婴儿；一类是因为先天肠胃疾病，需要持续喂养的婴儿。按需喂养的婴儿处于一个饱饿的循环；而后者需要不停地进食，不能饿着。睡眠实验室的研究表明，这两类婴儿在睡眠上没有明显的差异。另一些研究针对固体食物对婴儿睡眠的影响。研究表明，摄入固体食物，如谷类，并不能改变孩子的睡眠模式。目前已经公开的研究结果无一支持饮食会改变婴儿睡眠的这一结论，无论是母乳喂养还是人工喂养，无论是按需喂养还是按计划喂养，无论给婴儿喂的是流食还是固体食物，都不会对孩子的睡眠模式产生影响。

而有研究表明，在条件不太完备的母亲中，对孩子进行人工喂养的比较多。有些进行人工喂养的母亲喜欢控制孩子的行为，

并记录每次给孩子喂奶的量。这些家长把孩子夜间醒来当作一个需要解决的问题来看待，更关注孩子的社会需求而不是营养需要。与之形成鲜明对比的是，进行母乳喂养的母亲，更关注母乳可以带给孩子的营养成分。当孩子夜间醒来时，这些妈妈会尽快回应，她们认为孩子夜间醒来是需要吃奶了，而给孩子喂奶是她们的责任。当然了，孩子过一会儿就会被妈妈哄得很高兴。时间一长，孩子就习惯了晚上醒来后得到爱抚。

这也是为什么4个月大的时候，无论是母乳喂养的还是人工喂养的孩子，夜间醒来的状况都一样；而到了6~12个月大的时候，母乳喂养的孩子更容易在夜间醒来。

一个基本的事实是，给孩子喂谷类食物并不能改善孩子的睡眠状况。可能配方奶显得要比母乳浓一些，但是二者每盎司的12种营养物质的卡路里数量没什么区别。给吃母乳的孩子喂配方奶，或者断奶，并不能延长孩子晚上睡眠的时间，尽管进行母乳喂养的孩子在夜间醒来的可能性更大一些。下面这个家庭的故事讲述了母乳喂养的孩子怎样习惯于在夜里醒来。

马伦断奶和睡眠的故事

马伦是1984年7月18日出生的。孕期平安无事，预产期3天后在心理助产法的帮助下，孩子出生了。

我们早就下决心给马伦进行母乳喂养，但是没考虑需要持续多长时间。马伦在刚出生的2周内，表现很正常，之后开始每日持续啼哭。虽然我们确信马伦并没有糟糕到是缠人型婴儿那种地步，但是对于马伦哭哭闹闹的表现，我们还是认为马伦生病了。对于马伦伤心欲绝的哭泣，我们手足无措。每次他要持续哭一两个小时，最糟糕的时候，他一天要哭8～10个小时。我们试过各种各样的办法来抚慰他，包括让他和我们一起睡，让他抱着暖水袋睡，等等。不出意外，招招都没有见效。马伦2个月大的时候，这种哭闹的状况忽然减轻了很多。

从马伦2个月大开始，我和他之间的互动开始变得快乐、充满信任。马伦7个月大的时候，非母乳不吃。马伦7个月到10个月大的时候，我们开始在他的早饭和午饭中适当添加固体食物。在此期间，马伦一直表现得很开心快乐。母乳喂养似乎起到了不小的作用。马伦的小睡非常正常。一般情况下，早晨我会陪他打个盹。在这10个月中给马伦进行母乳喂养，包括每天晚上起床给他喂2次奶，都对我的睡眠有影响。

马伦的祖父母和外祖父母在孩子2个月大的时候就跑来劝说我给孩子断母乳，孩子7个月大的时候，来自他们的压力达到了极点。对于长辈的建议，我们很耐心地听着。除了在马伦8个月大的时候我们试着给他挤奶存着外，我一直坚持亲自喂马伦。这是我发自内心的决定，因为我认为这样对我和马伦都有益。

母乳喂养，除了给我和马伦带来满足感外，也成为我们睡眠过程中不可缺少的一部分。从出生到11个月大的这段时间内，

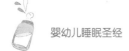

马伦一直希望妈妈能陪着他，给他喂奶，轻轻摇他，给他唱摇篮曲。马伦9个月大的时候发育速度加快，耗去大量营养。我们开始在白天给他增加固体食物。马伦出生后将近1年的时间里我没有睡一个囫囵觉，让我觉得疲倦得无以复加。

我们开始尝试让马伦自己睡觉。他的爸爸塞给他一个奶瓶，轻轻地摇他，给他唱歌。马伦比较亲近的家庭里的其他女性也都开始做同样的事情。对于各种尝试，马伦来者不拒，但他还是想要我的陪伴。马伦11个月大时，我们终于下定决心给马伦断奶，让他用奶瓶吃奶。

马伦非常有意见。马伦极其不喜欢配方奶粉，我也不喜欢给马伦喂配方奶。大约有1周，马伦死活不肯喝牛奶。我停止每天早晨小睡时给马伦进行的那次母乳喂养，开始改喂他果汁（如橘子汁、苹果汁、梨汁），开车带他出去的时候也喂他果汁，使他逐渐熟悉奶瓶。这也使得我的丈夫拉瑞可以替我喂马伦，而我能抽空休息一下。我们又把奶瓶涂成狗狗的样子，然后把牛奶倒进奶瓶。这样也使得马伦更容易接受。几天过后，马伦终于开始逐步接受他的狗狗奶瓶了。

停止哺乳期间，我感受到了一段时间的难过。结束了我和马伦之间的这个特殊联系后，我感到我对马伦成长所做的贡献是那么平凡，可以随时被替代，也不再让我有过去的满足感。2个月后，我克服了这种难过的情绪。这种感觉很奇怪，因为它抵消了亲眼目睹孩子成长所带来的快乐。

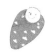

　　马伦11个月大时我们彻底给他断了奶。最后一次母乳喂养是在晚上。但即便喂牛奶，马伦每天晚上还是要醒来一两次，哭着找奶吃。断奶之后的事情就是要帮助马伦晚上睡整觉。我们得到的建议是随马伦哭，哭着哭着他自己就睡着了，甚至哭"5~6个小时也不要管他"。我们考虑了这一建议，但还是坚持晚上起来喂他一两次，给他唱摇篮曲，把他哄睡着。但接下来的问题是：他为什么每天晚上都要醒来？

　　我们想这大概是他的一个习惯，他仅仅是想让我们陪着他而已。我们采取了新的办法来哄他入睡：每天晚上马伦玩够了，我们会对他进行一番爱抚，然后让他带着最喜欢的毛绒玩具一起躺到婴儿床上。我们并不摇晃他让他入睡。如果他还睁着眼睛不睡，我们会用奶瓶给他喂温温的牛奶，但并不抱他起来。第一天晚上把马伦放到他的婴儿床上时他先哭了10分钟，然后就用头枕着他最喜欢的毛绒玩具进入了梦乡。我们本以为他要哭上至少1个小时的，这一切简直太出乎我们的意料了。之后连着两三个晚上只给马伦喂奶而不把他抱起来，从此马伦每天晚上就不醒来了。

　　11个月快要结束时，马伦的入睡已经非常有规律了。他几乎不哭了。起作用的几个主要因素是：晚餐吃得好，陪他玩得好，8盎司的牛奶，拥抱，以及他最喜欢的毛绒玩具。1年后，马伦终于可以晚上长睡8个小时了。

　　我们做了一些我们确信是正确的事情。我们，尤其是我，对

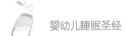
马伦的需求非常敏感，而且不顾一切地满足他的需求。这让他有了充分的信心，感觉到家庭很幸福。与其他孩子相比，马伦很少哭泣，很阳光，充满好奇心，很快就能学习到新事物。我们还很开心地给马伦做了以下的努力：随时给他更新游戏，屋子里的色彩也很鲜艳，把琐碎的家务变成开心的游戏，在屋子里放音乐，屋子里的织物保持清洁。所有这些努力似乎都帮助马伦成为一个敏感的人，他充分信任我们，睡眠也很好。

我们也有一些地方做得不够好。我们大概早就该让他独自睡觉。长辈们早就提醒我们了，但是我们一意孤行。他们是对的。但是，毕竟我们是初为父母，已经尽力了。

十六、三种帮助孩子改善睡眠的方法：不让孩子哭、哭哭也罢、想哭就哭吧

有很多方法可以帮助孩子改善睡眠。你应当选择最适合你和孩子的那种方法。有些方法对于极端哭闹的孩子压根不起作用，有些方法对于资源有限的父母不起作用，有些方法只对大一点的孩子起作用。当然，某种方法对一些家庭很有效，而对另一些家庭没有帮助。通常情况下，我建议大家使用忽略哭泣/停止哭泣的方法来解决孩子的睡眠问题，因为这些方法对于那些极端哭闹的孩子比较奏效，而4个月以后的孩子大部分都面临类似的睡眠问题。当然了，大多数家长都难以下狠心使用这一方法，往往都是

在其他方法不起作用的时候，不得已才使用这一方法。对于哭闹问题不太严重的孩子，这么做也无可厚非。

解决孩子睡眠问题的三大类方法

以在解决孩子睡眠问题时让不让孩子哭为标准，可以把所有的解决方法分为以下三类。

1. "不让孩子哭"的睡眠问题解决方法：

从产科回家后，为了尽早避免孩子出现睡眠问题，就要尽早避免孩子过度疲倦，在孩子醒来一两个小时之后就哄孩子睡觉。尽可能地抱着孩子。如果孩子需要，尽快回应，引导他睡觉，或者陪着他睡觉。

· 要注意孩子犯困的迹象，这样孩子就不太容易变得过度疲倦。

· 让孩子安静地睡着。

· 帮助孩子培养睡眠的习惯。

· 定时把孩子叫醒喂食。

· 在两次小睡之间，让孩子呼吸一下新鲜空气，带孩子出去散散步。

· 掌握好孩子清醒的时间。

· 逐渐地让孩子自己入睡。

· 房间的窗帘要拉上。

· 让孩子放松。

· 消除周围环境的刺激因素。

2.“哭哭也罢”的睡眠问题解决方法：

· 爸爸把孩子放到床上，让孩子睡觉。

· 提前上床睡觉的时间。

· 注意孩子早晨的小睡。

· 给孩子制定睡眠规矩。

· 让孩子安静地继续睡。

· 白天对孩子的睡眠问题进行纠正。

3.“想哭就哭吧”的睡眠问题解决方法：

· 孩子想哭就哭，不要管他。

· 对孩子某些情况下的哭泣置之不理。

· 看看孩子出了什么问题，安慰孩子。

· 把孩子放进带帐篷的婴儿床里。

总之，无论对孩子采取哪种方法，无论孩子上床睡觉时间早晚，作息规律总比不规律要好。

有些家长告诉我，第一种解决方法值得推广，因为如果孩子睡多了，未必会在醒一两个小时之后主动继续睡。而且，这一方法多用于帮助4个月以内的孩子解决睡眠问题。

睡眠小知识

一般说来，婴儿的活动水平不会太高，他们清醒一两个小时后基本上就累了，需要继续睡觉。

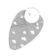

十七、睡眠问题的预防与解决

有时候，对孩子哭置之不理，还是哄孩子不让孩子哭，对家长来说是个两难选择。80%的孩子哭闹程度并不严重，如果父母可以用来解决孩子睡眠问题的资源比较多，那么就可以使用"不许哭"或者"醒一两个小时就去睡觉"的方法来防止孩子出现睡眠问题。大约5%的哭闹程度一般的孩子到4个月大的时候变得过度疲倦，如果想解决业已形成的睡眠问题，得适当允许孩子哭泣。然而，在这一群体中，睡眠模式的改善以及睡眠质量的提高往往是很迅速的。

对于20%的哭闹程度很严重的孩子来说，如果父母有很多办法可以哄孩子，那可以使用"尽量抱着孩子，对孩子的所有需要及时反馈，引导孩子入睡，陪孩子睡觉"的方法来预防孩子出现睡眠问题。这些孩子中，约有27%会在4个月大的时候筋疲力尽。解决这些孩子的睡眠问题，可能需要让孩子哭出来，然而他们睡眠模式的改善以及睡眠质量的提高往往很缓慢。孩子的父母也深受连累，因为在过去的几个月中，父母因为孩子的哭闹不安无法安然入睡，长期下来，精力损耗也很大。

极少情况下，有些父母对于6周大爱哭爱闹的孩子，会采取让他们哭出来的方法解决睡眠问题。有一位母亲产后重返职场，迫切希望孩子在晚上没有人哄的时候也能安然入睡。而另一位母亲被哭闹的孩子折磨得筋疲力尽，心情沮丧，一看见孩子气就不打一处来。面对这些母亲，我往往建议让孩子的父亲加入到哄孩子入睡、给孩子喂奶的队伍中来，这样孩子的母亲就可以有空到一边去睡个安稳觉。不过，这样的建议在某些家庭中行不通。不管怎样，家长们主要应当做到：在晚上尽量少关注孩子；晚上最多喂2次奶；无论孩子哭的时间长还是短，都尽可能不要理会他。如此这样坚持四五个晚上。有时那些哭闹问题不严重的孩子晚上哭的次数会迅速减少，而有时那些哭闹程度很严重的孩子晚上仍旧号哭不停。家长们只好采取各种各样的办法来延长孩子的睡眠时间，减少孩子哭泣的时间，一直到孩子大点为止。

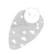

第三章 常见睡眠问题及解决办法

一、婴儿睡眠被打断后的表现

我们实在无法得知小孩子的感受如何，因为他们不会说话。我们只能观察他们，猜测他们的感受是什么。当他们睡眠不良时，他们的行为会发生改变，我们假设他们感觉很差。我想我们应当仔细体会一下，当我们自己的睡眠被打断时我们的感受是什么，这样我们就能感同身受，更好地理解孩子们。

由于晚上睡眠被打断，导致白天犯困，有些瞌睡，眼睛有些灼热，会觉得眼皮沉重，四肢也沉重，昏昏欲睡。我们的活跃指数也下降，不太容易集中注意力，对周围事物的兴趣也降低，语速减慢，打哈欠，上眼皮和下眼皮打架。再犯困点，就闭上了眼睛，头一点一点地打瞌睡。

但这是成人犯困的表现，婴儿犯困可不是这样的。婴儿睡眠被打断后的表现是另外一个样子。向来睡眠良好的婴儿在过于疲倦的时候也会打哈欠，而长期睡眠不佳的婴儿则很少打哈欠或头一点一点的。相反，疲倦的婴儿在犯困的时候会变得异常兴奋，或性情乖戾。我的大儿子在3岁大的时候表现就是这样的：既难过又兴奋。

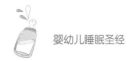

科学家对成人睡眠的研究已经证明，人体内分泌的4种化学物质（皮质醇、去甲肾上腺素、肾上腺素以及多巴胺）的水平会影响大脑的思维，影响我们的感觉。

例如，疲倦会造成肾上腺素浓度增加。那就是说，如果我们感觉劳累，体内会分泌出更多的肾上腺素，以供给我们足够的活力，帮助我们保持清醒、敏感、兴奋的状态。皮质醇与人的压力耐受有关，它同样可以提高我们的机敏程度。儿童该小睡而不小睡的时候，体内皮质醇的浓度就会提高。或许小睡会帮助大脑在不额外增加皮质醇的情况下保持机敏。压力提高，会使体内肾上腺素、去甲肾上腺素和多巴胺的浓度提高。

所有的研究都支持这样一个观点：过于疲倦的儿童之所以表现得兴奋、易怒、急躁、难以入睡，是因为体内的化学物质在对抗疲倦。想象一下，你在为一个大项目而辛苦工作，不得不挤压睡眠时间。你斗志昂扬，压抑你的倦意。你的行为会受到一些不好的影响，因为缺少睡眠而感到越来越不舒服。过了一会儿，你开始觉得兴奋起来。这是一种体内自我保护性的防御机制。尼安德特人就是依靠这种自我防护机制在疲倦的状态下打猎、打仗乃至逃亡的。幸运的是，我们现代人可以不用那么辛苦，有假期可以让我们放松。但是你注意到没有，在假期刚开始时，我们总要花一些时间才能达到放松的状态。

睡眠小知识

积年的疲倦会让孩子总处于兴奋状态而无法放松下来。

这是一个恶性循环：越睡越困，越不睡越精神。婴儿在该睡的时候不睡，体内会发生一些化学变化。这些化学变化直接对孩子的行为产生影响，使得他们不能保持安静觉醒，也不能无忧无虑地入睡。孩子脾气会变差，因为他很累。

其他研究也表明，睡眠持续时间不长的成人相对来说更容易感到焦虑。当我们研究这些易怒、睡眠很差、体内几种化学物质分泌很多的成年人的时候，会遇到鸡生蛋、蛋生鸡的困境：到底哪个是因，哪个是果？

我想我们都熟悉的一种体验会帮助我们摆脱这个困境。前面我说过，如果手头有件重要的事情要完成，我们会去喝含大量咖啡因的饮料或者可乐来保持清醒，尽量挤压睡眠时间。当项目结束，我们可以休息的时候，往往需要花上好几天才能把积攒在心头的紧张驱散掉。在这段调整期，我们也无法享受那种平凡的幸福——赤足走在草地上，与孩子一同玩耍，因为我们的情绪兴奋紧张。过了几天，我们终于放松下来后，就可以享受平淡快乐的生活了。这说明我们的生活模式和睡眠习惯可以影响体内化学物质的分泌。

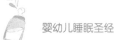
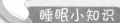

缺乏睡眠会导致中枢神经系统高度清醒。

4个月大的婴儿会因为贪恋父母的陪伴与玩耍而拒绝入睡。由此导致的睡眠紊乱会造成疲倦，体内皮质醇等化学物质水平升高，以帮助婴儿保持清醒和机敏。或许将来研究人员会发现，不同原因导致的睡眠缺乏会导致体内化学物质的不同变化模式，如睡眠总量缺乏，睡眠不规律，缺乏小睡，睡眠断断续续。

专家学者们常用以下词汇来形容因为睡眠紊乱而导致的高度机敏、易怒的孩子的行为：

- 生理活性
- 神经性觉醒
- 过度清醒
- 情绪反应
- 敏感度增高

显然，当睡眠不足时，我们都会有少许易怒、易躁的反应。疲倦的时候，卡通和玩笑都不那么好玩了。而婴儿对睡眠缺乏更敏感，表现得更难以控制。或许孩子的出格行为是由被父母忽略的长期的睡眠缺乏造成的。

我经常听到父母们这么说："孩子太累了，他绕着圈圈跑。"这并不新鲜。1922年，一家正统的报社登出了一篇关于一个昏昏欲睡的孩子感应刺激性比较高的文章。经过无数的对比，我发现睡眠好的孩子大多数时候都处于安静觉醒的状态。他们睁大眼睛，安静地观察着周围的世界，不错过一个细节。即便是最简单的玩具也能让他们充满好奇；即便是玩了好多遍的玩具，他们也不会厌烦。对于4个月大到12个月大的孩子来说，父母是否能够保障孩子有充分的睡眠，会在很大程度上决定孩子的行为模式。

2002年，约翰·E.贝茨发表了一项研究。他说：在对低龄的对抗性儿童进行临床治疗的过程中发现，如果父母能确保孩子得到充分的睡眠，那么孩子的行为会有相当大的改善。我们观察到的这些临床效果要远远比父母改变养育孩子的策略等方法明显得多。

睡眠小知识

> 如果孩子机敏且安静，说明睡眠不错。睡眠良好的孩子醒来后会表现出愉快的心情，可以不用大人的照顾自己玩。

我相信在婴儿和低龄儿童中，睡眠紊乱与易怒易躁之间存在因果关系。除此之外，我在第二章还说过，白天过度的困乏会形成一个累积的效应。也就是说，孩子如果长期白天不小睡和晚上睡眠不足，情绪以及行为恶化的速度是递增的。所以，即便孩子只是每天晚上都少睡一会儿，长期下来，孩子的情绪会非常糟糕。

随着孩子的发育，睡眠缺乏与孩子的情绪和行为之间的关系越来越模糊，因为孩子的智力和心理机能变复杂了。甚至存在这样的可能：常年的睡眠缺失，会导致孩子白天犯困，自尊不足，略感沮丧。一项研究表明，13%的10岁～13岁的睡眠缺乏的儿童出现了以上症状。他们往往要花45分钟以上的时间才能入睡，即便睡着了，也会频频醒来。他们中有些人甚至从小就不知道怎么样自我调节。成年后，他们成为失眠症患者。

有一种理论认为，睡眠缺乏使得人心理觉醒和生理应激度长期维持在一个高水平，从而内化为情绪的一个特征，最终导致成年后成为失眠症患者。但是从儿童时期就开始失眠的人和从成年时期才开始失眠的人之间还是有比较明显的区别。前者比后者需要花更长时间才能入睡，睡眠持续时间更短。这一结论也说明，在婴儿和童年时期未能形成良好睡眠习惯可能导致成年时期出现失眠问题。在心理失常的人群中，睡眠问题越严重，心理问题也越严重。

接下来的几章中，我将针对各个年龄段睡眠问题提出解决办法。你只需按图索骥，找到你的孩子所处的年龄阶段对应的那一章，然后参考我给你的解决孩子睡眠问题的建议。

对于每个睡眠问题，解决办法可能不止一个。孩子的年龄以及脾气个性可能是你在选择解决办法时需要首先考虑的因素。同时，同一办法不会对所有家庭都奏效。所以，要想解决孩子的睡眠问题，要通读有关章节。而且，由于很多问题是相互关联的，所以尽可能把整章都简单浏览一下，也许你会发现其他解决问题的办法。简言之，解决睡眠问题的一个重要原则就是：先制订一个改变行为的计划，按照计划执行几天，看看效果，然后决定要不要把这个行为固化下来。为了检验效果，要有点耐心，做下解决睡眠问题的日志。

二、解决睡眠问题的日志

这个日志由一系列条形图组成，主要记载项包括孩子每天醒来的时间、睡着的时间、安静觉醒的时间以及哭泣的时间。横轴是每周的日期，纵轴是每天的时间。每个条形图记载了孩子某一天的睡眠状况，所有条形图汇总在一起，就展现出孩子比较完整的睡眠模式。而日记容易让人陷入细节而无法看到全貌。

睡眠小知识

越睡越能睡。休息得越好，就越容易入睡，睡起来也越香。越疲倦，就越睡不着，即便睡着了，也睡不安稳。

表面上看来，我们要么醒着，要么睡着。而正如睡眠由睡得浅到睡得深之间渐变一样，清醒状态下，也存在渐变。我们执行任务的表现，注意力集中的程度，活跃程度以及情绪的好坏都要受清醒程度的影响。如果白天我们觉得不是很清醒，我们会说我们在犯困，而白天的犯困以及机敏度降低则是受睡眠紊乱的影响。

斯坦福大学的研究人员做了一个斯坦福瞌睡量表。它是用于自测白天的困意的一个工具。显然，因为睡眠缺乏而易怒或者沮

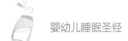

丧的儿童，在这个量表中的得分也会高。在这个量表中，每个层级代表的含义如下：

1级　很积极，有活力，精力充沛，很机敏。

2级　行为比较正常，但是不在最佳状态，尚能集中注意力。

3级　放松，清醒，不太机敏，反应力还可以。

4级　脑子有些晕，但不严重，有些沮丧。

5级　脑子比较晕，难以保持清醒，思维速度减慢。

6级　犯困，想躺下来，极力驱赶睡意，头晕脑涨。

7级　脑子里在胡想，一触即着，连驱赶睡意的力气都没有。

三、早晨醒得太早怎么办

请确保你的卧室在早晨是暗淡、安静的。窗户投射的阴影以及卧室消音器会把街头吵闹的声音隔绝在外。做一个睡眠日志，确定孩子上床睡觉的最佳时间。

4个月大的孩子早醒的原因通常是哭闹；4个月以后，孩子早醒的原因通常是上床睡觉太晚。

如果你担心孩子上床睡觉的时间太晚，就把上床睡觉的时间提前一点点。连续4天把上床睡觉时间提前20分钟，看看孩子会不会入睡也早，起来也晚。其他的都不用改变，只是稍微提前上床睡觉时间而已。如果你发现这样有效，那么在接下来的4个晚上，再把上床睡觉时间提前20分钟。然后再继续提前，直到孩子不再轻易入睡为止。这时你大概得把孩子睡觉时间再往后推迟20分钟。这种改变不会让孩子号啕大哭的。

如果你看到孩子早早就犯困了，所以想提前睡觉时间，那就赶紧提前。这种突击式的提前也不会让孩子号啕大哭。如果孩子对睡眠时间提前不配合，对于低龄儿童，先采取"想哭就哭吧"的办法，不行的话再采取"适当哭一些"的办法，最后再采取"不许哭"的办法。而对于年龄大一些的孩子，要求他们遵守一些入睡的规矩，或者要求他们乖乖地睡觉，什么也不要想。对孩子的哭闹不要理会，除了早晨6点～7点之间的哭闹外。早晨6点～7点，把低龄儿童带到父母床上哄睡，会使孩子多睡一会儿。

有些情况下，4个月大的孩子傍晚5点半到6点就会上床睡觉。那么孩子的整个作息时间表都会前移：早早就醒来，导致小睡过早或根本不小睡，这样孩子下午就疲倦，最后使得上床睡觉的时间也相当早。如果这种情况发生在低龄儿童身上，需要连续4个晚上把上床睡觉时间推迟20分钟到半个小时，直到早晨6点的时候再去理会孩子的动静。如果孩子已经大了，对他们提出明确的睡眠要求。在屋子里放个闹钟，把闹钟调到孩子该起床的时间。如果把孩子上床睡觉时间调得过晚，而早晨起床的时间却没有变，就会使得孩子醒来时更困。然而，我曾经暂时地推迟一些年龄大的、固执的儿童的睡眠时间，他们的起床时间也跟着推迟。由于周围人们会因为他们起床晚而给他们表扬，所以我逐渐提前他们的上床睡觉时间后，他们仍旧保持了较晚的起床时间，

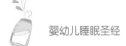

这样他们的睡眠延续时间就在不知不觉中延长了。

睡眠小贴士

要想找到最适合你孩子的上床睡觉时间，可能需要反复尝试。先做一次尝试，观察几天的效果。要有耐心。

四、晨睡时间太短、太长或时间不对怎么办

80%的一般程度哭闹的孩子会在发育到3～4个月的时候形成晨睡的习惯，而20%的极端哭闹的孩子要晚几个月。也许需要纠正孩子晚上过晚入睡或早晨过早醒来的问题。

有些时候，孩子晨睡时间短是因为孩子本身就需要那么短时间的晨睡。20%的6～21个月之间的孩子，晨睡和午睡时间都比较短，无论父母怎么想办法都无济于事。6～9个月期间，孩子晨睡时间更短，因为他每天要睡好几次"小猫觉"，隔不长时间就会犯困。随着上床睡觉时间提前，这些孩子的小睡次数减少，每次小睡的持续时间延长，也很少显得疲倦。我想那些小睡时间短的孩子大概是因为爱缠人吧。

缺乏晨睡或晨睡太短的一个主要原因就是，在孩子早晨醒来和开始晨睡之间相隔太久。4个月大的孩子，往往需要在早晨醒来之后1个小时就开始晨睡，这样他就不容易疲倦。而年龄大的孩子如果开始小睡的时间不适当，小睡的时间会缩短，而且无法充分

恢复精力，一天中剩下的时光变得很难熬。早晨9点～10点之间让孩子晨睡会帮助孩子达到良好的睡眠效果。如果有必要的话，争取让孩子在早晨9点就开始晨睡。或许你需要提前到早晨8点45分甚至8点半，因为孩子那时已经过度疲倦了。你需要进行一个平衡：生物钟指向9点时应当晨睡，而孩子没到9点就过度疲倦了。在孩子稍微有些过度疲倦的时候再让孩子晨睡，但千万不要为了卡生物钟的时间在孩子疲倦得无法入睡时让孩子晨睡。

有时候孩子的姐姐或哥哥的活动安排会干扰孩子的晨睡。请亲戚或者邻居帮忙，这样可以既不影响孩子的晨睡，也不耽误哥哥姐姐的活动。或者也可以统筹安排一下，兼顾这些活动和孩子的晨睡。小婴儿可以在汽车的儿童椅里安然晨睡，这对大人来说很不舒服，但是对孩子来说没有问题。

有时，因为晚上入睡太晚，孩子早晨醒来太迟，导致9点～10点孩子无法开始晨睡。这需要控制孩子的早晨起床时间。在早晨7点左右就叫醒孩子，以保证9点～10点的晨睡正常进行。为了确保孩子的睡眠质量，同时也要注意把孩子上床睡觉的时间提前。有些家长可能不喜欢这个建议，因为他们喜欢晚上陪孩子玩到很晚，或者喜欢周末晚起。

晨睡时间太长，或者太晚，则会影响到孩子本应在中午12点至下午2点进行的午睡，从而会使孩子在傍晚时就疲倦不堪。把孩子晨睡的时间控制在一两个小时之内，必要的时候叫醒孩子，因为保证午睡对孩子来说也很重要。同时，把孩子晚上上床睡觉的时间提前，这样孩子早晨醒来的时候精力更充沛，从而也能缩短晨睡时间。

小睡的技巧

在孩子小睡前，带孩子去公园等地方进行一些户外活动，让孩子享受一下阳光、空气、云、音乐，带孩子慢跑或散步。快到小睡时间的时候，给孩子洗个澡。让孩子睡觉的房间保持黑暗和安静。

五、午睡时间太短、太长或时间不对怎么办

午睡往往会持续到孩子3岁，然后孩子逐渐没有了午睡的习惯。如果突然取消孩子的午睡，孩子会在傍晚就犯困，夜里难以入睡。如果孩子还没到3岁，就重新培养孩子午睡的习惯；如果孩子超过3岁，就提前上床睡觉的时间。如果随着孩子年龄的增长，午睡习惯一直保持，那么孩子晚上上床睡觉的时间就会越来越晚。取消午睡习惯可以使孩子晚上上床睡觉的时间提前，上床后能尽快入睡。

孩子们常常在错误的时间开始午睡。如果由于晨睡时间太短，孩子在中午12点以前就开始午睡，那么精力不会恢复，傍晚就开始犯困。有位妈妈形容孩子是"炸薯条"，因为到了傍晚，他就变得很脆弱。孩子9个月大的时候，午睡时间过早会导致孩

子第三次小睡，从而推迟晚上上床睡觉的时间。如果孩子在午后2点以后才开始午睡，则容易和晚上早些的上床睡觉时间搞混。

有时候，午睡会和一些活动冲突，如孩子的学前活动，或孩子哥哥姐姐的活动。要么请保姆来帮忙，要么让婴儿在去哥哥姐姐活动的途中午睡，要么减少一些给哥哥姐姐安排的学前活动。如果孩子午睡时间短，或者没顾上午睡，晚上睡觉时间就要提前。

把孩子送去日托往往会使得午睡得不到保障。可能日托中心安排的午睡时间不对，午睡的房间过于吵闹，保育员没有足够的精力来哄宝宝入睡，或者孩子们此起彼伏地哭泣。在日托中心，孩子们的晨睡可能很快就会结束，因为在头天晚上孩子睡眠比较充分。有的家庭大概除了把孩子送进日托中心别无他法，所以尽管对这些家庭来说有些困难，还是要尽量确保孩子晚上早些入睡。

睡眠小贴士

如果孩子晨睡或者午睡时间过短，或是错过了晨睡、午睡，就要让孩子一直坚持到下一次睡眠时间，但是要适当提前下一次睡眠的时间。

六、第三次小睡时间太短、太长或时间不对怎么办

有一部分孩子会在下午3点～5点小睡，有的长，有的短。

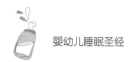
孩子到9个月大的时候就不再进行第三次小睡了。如果这次小睡时间长，孩子晚上上床时间就可以晚些。但是如果这次小睡时间太长，孩子晚上就会错过生物钟的入睡时间，得花很长时间才能入睡。所以，如果孩子没到9个月，缩短第三次小睡；孩子已经超过9个月，干脆取消这次小睡。第三次小睡即便持续时间只有20～40分钟，也会影响孩子晚上上床睡觉的时间。如果孩子晚上迟迟不肯入睡，就把第三次小睡取消，把晚上上床睡觉的时间提前。

有的9～12个月大的孩子下午5点半入睡，晚上7点半～8点醒来，然后一直和父母玩，直到晚上10点开始入睡，但晚上睡眠质量不高。家长会误以为孩子需要下午5点半那次小睡，而实际情况是，孩子需要把上床睡觉时间提前到下午6点，而不需要在晚上7点半～10点玩耍。

睡眠小知识

孩子的小睡经常会受到一些事情的打扰。尽可能别让孩子的小睡时间受这些事情的干扰。保证孩子作息的规律性。作息越规律，孩子白天的行为就越正常。

七、需要两次小睡，但只睡了一次怎么办

晚上睡觉时间太晚，或早晨起床太早，都会导致孩子在清

晨就觉得很累。这样会使他的晨睡时间很长，从而影响了接下来的午睡。最终结果就是傍晚后，他又觉得很累。给孩子安排的活动也可能会和晨睡冲突，造成的结果就是晨睡时间推后，或者太晚，直接导致午睡时间延长。孩子在12～21个月大时，会逐渐由每天两次小睡改为一次小睡。这个过程中，有时候孩子一天小睡一次就足够了，有时候孩子需要两次小睡。过渡期的这种表现可能是因为孩子需要两次小睡却无法获得两次小睡。解决办法就是把晚上睡觉时间提前20～30分钟。

八、需要一次小睡却不小睡怎么办

假期、旅行、疾病或者其他脱离日常生活轨道的事情，都会造成两三岁大的孩子放弃小睡，从而变得疲倦。还有一种情况会造成孩子不小睡，那就是孩子头天早晨没有小睡，而父母没有相应地提前孩子晚上上床睡觉的时间。困意日积月累，孩子过度疲倦。在这种状态下，孩子很难小睡，因为他体内的激素正忙于抗击疲劳。如果想要使孩子恢复小睡的习惯，你就会发现他可能会在自己的小床里玩，或者大哭大闹，或者二者兼而有之。

如果孩子还不到3岁，那么把孩子上床睡觉的时间安排到很早的一个点，这样孩子醒来的时候就能精力充沛了。换句话说，就是连续四五天，在孩子下午5点～5点半犯困的时候就让孩子上床睡觉。或许事与愿违，孩子会在半夜就醒来。如果发生这种状

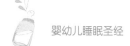

况，不要管他，直到清晨6点再过去看他。通常情况下，提前让孩子上床睡觉，会使孩子把觉补上，重新放松下来，恢复小睡的习惯。或许，你为了让孩子恢复小睡的习惯，想要不断地抚慰他。事实上，如果孩子哭就让他哭吧。他哭累了自然就会睡着。你也可以陪孩子躺着，引导他睡着，等孩子睡着后，再把他轻轻地放回他的小床上。一旦孩子恢复了小睡的习惯，就可以把晚上上床睡觉的时间推迟一点了。那些睡眠模式时好时坏的孩子，往往上床睡觉的时间稍微有点晚。他们没什么大问题，只是处于过度疲倦的边缘，一旦睡眠习惯被打破，就会滑入过度疲倦的状态。

如果孩子已经超过3岁了，基本上不可能重新恢复小睡的习惯。父母能做的就是让孩子早点上床睡觉，这样他可以得到充分的休息。下面案例中的孩子，就是把上床睡觉的时间提到很早，从而恢复小睡习惯的。

5点半就上床睡觉的奇效

当别人说我8个月大的儿子亨里克看上去很严肃、很沉闷的时候，我知道坏事了。就在1个月前，朋友们和我谈论起亨里克的时候，还说他是个快乐开心的孩子，仅仅侧目一瞥就可以引起亨里克银铃般的笑声。可现在他却变得严肃、沉闷起来。他一定是过度疲倦了。

我原本以为亨里克长大了，所以小睡少了，从而遏制了他快乐的天性。不过事情好像没这么简单。

　　我决定求助于大夫。我给大夫打了电话，告诉他亨里克的症状。如果亨里克晚上睡得好，白天就不睡。最近两个月，亨里克白天小睡的时间越来越短，直至完全没有。原先让我儿子睡着还是件比较简单的事情。哄哄他，或者摇啊摇的，孩子就睡着了。现在的麻烦是，把孩子哄睡着了后，一往床上放，他就会在碰到床垫前打个挺醒过来，开始号哭，哭得我很头大。

　　我明白，他需要学会自我调适，但是号哭似乎无济于事。他属于越哭越清醒的那种。让他睡我身边并不是一个很好的选择。但是，当我看到他的黑眼圈，尤其是他感冒后，我想不能让他再这样下去了。他需要睡眠。所以我抱着他躺在软软的沙发上，打开电视，希望能找到他喜欢的节目。

　　护士给我推荐了维斯布朗博士的《婴幼儿睡眠圣经》。这本书我早就看过，里面的观点我也很认同。我决定去拜访一下维斯布朗博士，他的办公室离我家很近。

　　8天后，我们带着这本书和一本睡眠杂志去拜访维斯布朗博士。他一走进诊室，我就看到了希望。维斯布朗博士仔细听了我们对亨里克症状的描述，强调了几个关键点，给了我们明确而具体的指导。

　　在仔细琢磨了亨里克并不稳定的睡眠模式后，博士建议我们把孩子上床睡觉的时间提前，并固定在一个时间点叫孩子起床。

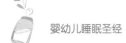

（亨里克通常在晚上8点～9点睡觉，早晨7点左右起床。）博士告诉我，这样的睡眠时间太短了，也不稳定。这就是孩子在白天总是哭，却总也睡不着的原因——他太累了。博士建议我们让孩子在晚上7点睡觉，早晨7点叫醒。如果孩子白天的小睡还是不正常的话，就把上床时间再次提前到傍晚5点半。

博士建议，在亨里克早晨起床后，扶着他走路，带着他到外面去呼吸新鲜空气，或者陪他玩。然后，抚慰他，以便让他在早晨9点的时候能小睡。继续使用老办法让他睡觉，抚慰、摇晃，然后把他放回婴儿床里。之后无论他是安静地睡觉还是大声地哭闹，我都不管，让他自己待着。

9点的小睡后，如法炮制，哄他进入下午1点的小睡。（如果他早晨没有小睡，这个时间又会提前一些。）然后整个下午带他四处活动，直到晚上上床睡觉的时间。博士建议我们把孩子睡眠的数据记录下来，这样可以很清楚地了解孩子睡眠状况是否改善。

在一通感谢与鼓励后，我们带着改善孩子睡眠状况的建议回家了。博士要求1周后做个回访。他对他的方法很有信心，这让我们有些迫不及待。

回家后，我陪着亨里克玩。下午1点左右，我开始哄他睡觉，然后把他放到婴儿床上。果不其然，一放他就哭。我做了一个简单的祈祷，告诉他我爱他，然后就关上门出去了，留着他独自号哭。

在我屏住呼吸，慢慢下楼的时候，我告诉自己，这么做是为了儿子好，我必须要控制自己的感情。我在楼下一边给朋友发Email，一边留神听孩子是不是还在哭泣，就这样熬了59分钟。我迫不及待地上楼去看孩子，心说"今天大概没起作用"。但打开卧室门后，我看到亨里克在安静地睡觉。在哭了59分钟后，他睡着了。如果我早去1分钟，今天的努力可能就白费了。谢天谢地，终于找到解决办法了。

　　那天下午的小睡只是一个开端。大约1周后，亨里克睡前再也不哭了。每次小睡要持续1.5个小时，而且睡眠变得极其有规律。你不知道，我原已做好接受亨里克糟糕的睡眠的准备。

　　让亨里克恢复早晨的小睡可真是一个挑战。大约有2周的时间，亨利克早晨小睡时一直哭，根本睡不着。一想到他要哭个不停，我就不忍心把他放到婴儿床上。他在午后小睡上取得的进展让我狠心把他放下。2周后，他恢复了原先每天两次小睡的作息习惯。

　　尽管两次小睡每次有30~45分钟，博士仍然建议我们在傍晚5点半就哄孩子睡觉。他说这样会延长孩子小睡的时间。现在我们再也不为孩子的小睡烦恼了。

　　我的儿子现在有了新的作息规律，他又变成了从前那个可爱、快乐、充满活力的乖宝宝了。再也见不到过去他在教堂里那种阴郁的样子，他现在就是一个快乐的小天使，每天开心地唱歌。

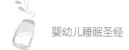
九、睡觉时间太晚怎么办

新生儿出生6周后，由生物钟设定的上床睡觉时间会提前一些。如果你不能顺应这个规律，让孩子更早上床睡觉，孩子就会过度疲倦。有关的常见问题有：习惯和父母睡一张床、吃母乳的孩子睡觉时间比父母睡觉时间提前了；如果孩子送去日托，需要提前结束日托把孩子接回来；父母是双职工的，至少一方家长的工作时间会受到影响。可以采取这样的解决办法：请其他人帮忙做哄孩子入睡前的准备工作，如洗澡、穿睡衣、喂奶等，这样能够节省父母的精力。虽然这样一来，晚上和孩子共处的时间少了，但是早晨能看到孩子精力充沛，快乐无比。如果父母也能随着孩子提前上床睡觉的时间，那他们的早晨会更快乐。当然了，也许有的家长无法改变工作安排，有的家长在晚上孩子睡着了以后还需要加班。总之各种情况都有。

睡眠小知识

如果因为某些原因，孩子上床睡觉的时间不得不推迟，那么请尽可能早地哄孩子睡着。

十、夜惊，睡眠浅怎么办

几乎所有的孩子都有过夜惊的经历。它并不是指晚上醒来后，没有人帮助就睡不着。所有的睡眠问题到最后可能都导致夜惊。纠正夜惊，要看孩子所处的年龄阶段。在有关章节中我都有论述。

十一、孩子无法入睡怎么办

有的小儿只有躺在父母身边或怀里的时候才能入睡。这往往是因为孩子缠人，或者一出生就和父母睡一张床。我在第六章会讨论这个问题。大一些的孩子或青少年的失眠问题，我将在第九章讨论。

十二、害怕黑夜，害怕独处怎么办

孩子在2～4岁这个年龄段，比较容易产生害怕的情绪。打雷、闪电、咆哮的狗以及其他我们无法控制的情境都会让孩子害怕。壁橱里的一盏灯，甚至7瓦的夜灯都可能让孩子无法睡踏实。0.25瓦的指示灯会产生微黄的光，也容易给孩子造成幻觉。多哄哄孩子就会好一些。一只小小的泰迪熊可能会让孩子安静下来。爸爸可以在房子里找来找去，装作抓住了"大怪物"，把它放到盒子里，带出去扔了。守护天使、魔法师等都会让孩子感觉更安全。对于大一点的孩子，可以给他一个铃铛，让他在恐惧的时候摇响铃铛来求助于父母。父母听到铃声后要尽快赶过来安

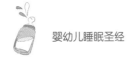

抚孩子。知道夜晚也会得到家长的照顾，这会让孩子有很大的信心，帮助他睡得更好。

十三、孩子不愿意在婴儿床里待着怎么办

有一些一两岁大的孩子与父母之间的交互活动非常多，这促使他们总要试图爬出婴儿床去找父母，与父母进一步地互动。为了确保孩子的睡眠，避免他们产生睡眠问题，可以给婴儿床上安装一个帐子。还应当使用宽胶带将拉链处粘好，以防孩子拉开。有些父母不愿意使用有帐的婴儿床，他们觉得那样会让孩子看上去像是关在笼子里的动物，让孩子感觉被局限、抛弃。而且，刚开始给孩子用有帐婴儿床的那几天，孩子难免要哭。然而，过不了多久，孩子就会喜欢上他的这一片像印第安人帐篷或堡垒一样的小天地。他们不再难过，也不再愤怒。有的父母不愿意用带帐篷的婴儿床，却给孩子的卧室上锁。如果你站在卧室门边，阻止孩子走出卧室，孩子会哭闹得更厉害，因为他要吸引你的注意力。

有些父母知道自己无法在晚上一直对孩子保持关注，所以就想给孩子的卧室上把锁。如果父母坚持上锁，我会建议他们让孩子注意到他们上锁的动作。有位家长带着3岁的孩子一起去买锁，她认为这样会让孩子觉得她是当真的。她告诉孩子，一旦他离开卧室，就会被抓回来，并且房间也会被锁上。刚开始，孩子会很听家长的话，尽量不离开卧室。但是一旦他忍不住离开卧

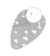

室，被家长抓回来，房间也被锁上后，他们会号啕大哭。哭过之后，孩子琢磨的就是如何防止卧室被锁上了。

十四、挑床，在新环境中睡不着怎么办

有的孩子在自己家睡得很好，到了外公外婆家就睡不着。解决办法就是在睡眠时间，给孩子听在家里时放的音乐。给孩子买一些柔软舒适的靠垫，无论孩子在哪个家睡觉，都让他抱着这些靠垫，这样会让他觉得很安全。在两边家的婴儿床边喷洒同样的香水。在两边家里都执行同样的作息制度。总之，尽可能制造出孩子在自己的婴儿床里的那种气氛。

十五、只有一间卧室怎么办

随着长大，他会变得越来越好奇，对周边人和事物发出的声音和做出的动作越来越关注，这个阶段就应该让孩子单独睡了。如果你家只有一间卧室怎么办？有些父母会让孩子睡卧室，自己睡客厅里的沙发床。这样孩子就能在一个安静的、不被打扰的环境里安然入睡。

十六、家中孩子多引起睡眠问题怎么办

如果家中有一个3岁大的男孩，白天已经不再小睡，需要在傍晚6点～6点半上床睡觉，白天活动量大的话，睡觉时间更要早。而他6个月大的小妹妹，白天有三次小睡，晚上睡觉的时间要稍微晚一些。父母需要兼顾两个孩子的作息时间。可以取消6个月大的妹妹的第三次小睡，把她的睡觉时间提前到和哥哥差不多的时间。如果家里有双胞胎，作息规律不一样，上床睡觉时间各有早晚，这就比较棘手了。只能是同时哄两个孩子睡觉，如果有一个因不愿意睡觉而哭闹，那么赶紧把两个孩子隔离开。

第四章 极端哭闹、缠人孩子的 睡眠问题

一、如何使用这一章

我相信有5%～10%的婴幼儿会产生90%～95%的重度睡眠问题，这会使他们的父母抓狂。如果你的孩子早就有睡眠问题，而你也在想办法解决这些问题，本章会帮助你解决孩子的各种睡眠问题，并建议你做必要的调整。但是，也许你已经因为孩子的睡眠问题筋疲力尽，没时间从头到尾把这一章看完，那么读一读章末的本章小结和行动计划即可。如果你还没有孩子，这章会提前告诉你，什么样的症状是需要你高度重视的。这样会使得你在孩子出生前就懂得预防孩子的睡眠问题。

这一章分为四个部分。第一部分讲的是什么是极端哭闹、缠人，在孩子4个月大前，它是如何造成孩子的睡眠问题的。第二部分讲的是孩子的性情。第三部分讲的是4个月大前极端哭闹或缠人的孩子，他们在4个月大的时候，会形成怎样的性情。第四部分讲的是缠人期过后的孩子。我还会举出数据来告诉你，你的孩子可能属于哪种情况。如果孩子已经表现得很缠人，那就跳过数据部分，直接去看如何处理这些问题的内容。缠人期过后的有

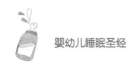

关内容，会帮助你预防或解决在20%的幼儿中可能出现的问题。

二、简介

如果你的宝宝刚出生就很缠人——大约20%的婴儿会出现这种状况，那么你一定想知道它是如何影响孩子的睡眠模式，最终塑造出一个爱哭泣的孩子的。然而，即便你的孩子不缠人，读一读这章也还是有用的，因为每个宝宝在出生之时，都会经历一些不明原因的哭闹，无论你是属于哪个种族的，无论孩子是顺产还是剖腹产，无论你喜欢宅在家里还是到处乱逛。

在孩子刚出生时，几乎所有的父母都采用同样的方法来对付孩子的哭闹，无论造成哭闹的原因是什么。而当孩子三四个月大时，如果家长们采用同样的方法对待孩子在上床睡觉前的哭闹和小睡前的哭闹，孩子的睡眠问题就容易产生，不健康的睡眠习惯及其恶劣后果就会随之而来。

三、睡眠和极端哭闹、缠人

大约20%的婴儿有极端哭闹、缠人的毛病。我在这里强调了"缠人"，因为它比单纯的哭要麻烦得多。所有的婴儿都会时不时地哭。80%的婴儿是正常的哭闹。我认为，极端哭闹、缠人是睡眠紊乱造成的。我还认为，孩子在3～4个月大时之所以会产生缠人期后的睡眠问题，是因为父母不懂得如何帮助孩子养成与其生长阶段相适应的睡眠习惯。让我们来仔细看看这几个问题。

1. 认识极端哭闹、缠人型婴儿

韦赛尔博士是这么定义缠人的婴儿的：一个婴儿在一天当中突发性地哭、易怒，持续时间超过3个小时；每周至少3天这样；这样的症状持续超过3周。他强调"超过3周"这个判断标准。在他研究过的婴儿中，26%属于缠人的婴儿。伊林沃斯博士对缠人的婴儿是这么下定义的：尖叫、哭泣，即便抱起来还是哭个不停，找不出具体的原因，如没吃饱。韦赛尔博士和伊林沃斯博士一共研究过150名婴儿。

睡眠小知识

婴儿缠人的现象开始于出生后几天，往往于夜间发生，到孩子3~4个月大时结束。突出表现就是，婴儿醒着的时候就缠人、哭闹，直到睡着为止。大约20%的婴儿会极度缠人，不幸的是，许多极度缠人的婴儿并没有昏睡信号。

婴儿的缠人发作年龄还是有规律可循的。韦赛尔博士和伊林沃斯博士发现，极端哭闹、缠人的婴儿刚出生的时候，几乎不会有缠人的症状；出生2周后，他们中的80%会出现缠人的症状；到出生3周的时候，所有的孩子就都有缠人的症状了。早产儿会在预产期刚过就出现这些症状，而无论其胎龄长短。每天症状发作的时间，也同样是有规律可循的：极端哭闹的婴儿在出生第一个月的时候，白天、夜间随时都会哭；到1个月后，将主要在晚间哭闹。80%的婴儿在傍晚5点到晚上8点之间开始哭闹，直到午夜结束；12%的婴儿在晚上7点～10点开始哭闹，直到凌晨2点结束；只有8%的婴儿仍旧随时开始哭闹。这些症状结束的时间也是有规律可循的：50%的婴儿在2个月大的时候症状消失，30%的婴儿在3个月大的时候症状消失，10%的婴儿在4个月大的时候症状消失。

婴儿的行为状态会受这些缠人症状的影响。在缠人的婴儿中，84%的婴儿一醒来就哭，8%的婴儿一躺下就哭，还有8%的婴儿不分场合地哭。83%的婴儿哭够了就会睡着。现在我们知道，缠人而不是哭泣是疝痛症的主要特征，而父母由此产生的悲痛可能成为孩子疝痛症过后睡眠问题的主要成因。

2. 什么导致了极端的哭闹、缠人

最近的一项研究表明，缠人的婴儿体内5–羟色胺的含量要比一般婴儿高。这也印证了我的理论：缠人婴儿的某些行为是由于体内5–羟色胺与褪黑激素失衡造成的。新生儿体内5–羟色胺的浓度较高，婴儿发育到3个月大时开始逐渐降低。褪黑激素是母体通过胎盘传给婴儿的，在婴儿刚出生时浓度最高，在孩子出生几天后就降到很低的水平。在婴儿出生1～3个月期间，褪黑激素浓度有少许提高。在婴儿3个月大以后，白天的褪黑激素浓度很低，而晚上会升到很高的水平。

褪黑激素和5–羟色胺对人肠道周围肌肉的作用是正好相反

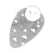

的。5–羟色胺使肌肉收缩，褪黑激素使肌肉放松。有些婴儿晚间的5–羟色胺浓度过高，使得肠道周围的肌肉痉挛。婴儿在夜间褪黑激素的浓度升高，会使肌肉放松，中和一下5–羟色胺的收缩作用。另一方面，5–羟色胺和褪黑激素会直接影响婴儿大脑的发育。例如，夜间褪黑激素浓度高，会延长婴儿的睡眠时间。

另一种激素作用也很大。研究表明，爱哭闹、缠人的婴儿体内皮质醇浓度变化很大，而脾气温和的婴儿体内皮质醇浓度保持在一个比较稳定的水平。除此之外，研究人员还发现，孩子爱哭闹并非母亲照顾不周所致。还有研究表明，婴儿的缠人和挑食、肠胃反流等没有内在关联。

3. 婴儿的哭闹问题

婴儿一定程度上的易怒、哭闹是普遍存在的，也就是说，所有婴儿都会有"不明原因"的哭泣。布雷泽尔顿博士的一项研究表明，有50%的婴儿在出生2周后，每天要哭泣1小时45分钟左右；在出生6周后，每天要哭泣2小时45分钟；到出生12周后，每天哭泣的时间减少到1小时以下。他把最爱哭的孩子称为"缠人"的孩子。这些孩子每天哭2～4个小时，到出生6～8周时，每天哭泣的时间还会更长。

父母面对孩子的哭泣束手无策，这会使他们备感压力。最近政府公布的一项数据表明，母亲因产后抑郁杀害婴儿的行为多发生在婴儿出生2周后，在婴儿出生8周的时候达到高峰。对应的是，婴儿在出生6～8周时最爱哭闹。

从妇产医院的护理日志、婴儿活动的录音，以及家长的日记中，你无法很清晰地界定哭闹、易怒。因此，只能说，如果婴儿每天都无端哭闹，持续时间长，出现频率高，很反常，那么，我们认为这个婴儿属于极端哭闹、缠人型的。

每个婴儿都有易怒、哭闹的时候，只是程度各有不同而已；而哭闹的程度在孕后第46周达到峰值；这些哭闹行为在白天和夜间各有规律。所有，我们有理由相信，婴儿的这些行为由生理作用所致。比如说，人最常见的生理机能就是对睡和醒的控制机制。所有婴儿睡眠的稳定性都会在出生2个月后进一步加强（这也正是婴儿哭闹高峰期刚过的时候），在出生3~4个月时，睡和醒之间的转换趋于平缓（这也正是缠人期过去的时候）。

持续而低强度的哭闹（而不是哭泣），意味着婴儿具有了缠人的症状。韦赛尔博士在他的文章里这么说：婴儿突发性的哭闹说明婴儿缠人。哭闹不是一个容易定义的行为，韦赛尔博士的文章里没有明确下定义。通常来讲，哭闹指的是婴儿处于不稳定、易怒、脆弱的状态，一旦被父母忽视，就会大哭。对婴儿来说，吮吸是一种抚慰的手段。而有些父母一看到婴儿做出吮吸的动作，就以为孩子一定是饿了。这些父母在孩子6周大的时候，一定误以为孩子到了一个快速生长的时期，因为孩子总在吮吸，总"饿"，尤其是在晚上。他们不认为这是缠人的表现，仅仅以为孩子处于饥饿的状态。即便每天要额外多花3个小时哄孩子，他们也不认为孩子缠人。我负责的产妇在怀孕34周的时候，我都要告诉她们，在孩子一出生时就按照韦赛尔博士的标准来判断一下自己的孩子是不是属于缠人的类型。结果，747名婴儿中，有16%即120名婴儿属于极端哭闹、缠人型的。其中的大部分很少哭，但仍属于韦赛尔博士所称的缠人的婴儿，原因竟是家长一发现孩子有哭闹的迹象就进行干预。

研究表明，婴儿在出生2～6周时，哭闹（不是哭）的程度有明显提高。并且婴儿在6周～9个月大时，哭闹（而不是哭泣）和睡眠之间有一种稳定的关系。婴儿刚出生时的哭泣状况，和他9个月大时的睡眠情况没有什么关系。哭泣和睡眠问题无关。

4. 缠人婴儿的睡眠问题

芬兰科学家基里亚瓦伊宁做了一项研究。他要求参加实验的婴儿的父母每天都给孩子记日记，尤其是记录下孩子晚9点到早7点之间的行为。孩子长到4.5周的时候，缠人的婴儿每天睡眠时间为12.7小时，正常的婴儿是14.5小时，前者比后者少很多。缠人婴儿在晚6点到早6点之间的睡眠时间下降最多。日记表明，婴儿发育到6个月时，缠人婴儿的睡眠时间仅仅比正常婴儿少一点。最初的一份实验室记录是在婴儿9周大时做的。那时候缠人婴儿和正常婴儿晚上睡眠时间方面没什么区别。第二份实验室记录是在婴儿发育到32周大时记录的。缠人婴儿和正常婴儿的夜间睡眠之间仍旧没有明显的差别。

根据婴儿父母的日记，极端哭闹、缠人婴儿在4.5周时每天的睡眠时间要比对照组的婴儿短。但根据实验室的数据，婴儿9周

大时，晚上睡眠时间没有明显差别。前后两个数据意味着，极端
哭闹、缠人婴儿的睡眠时间在5~9周时是延长了的。这位芬兰科
学家根据睡眠实验室的数据得出这样的结论：婴儿的缠人和睡眠
紊乱没有关系。然而他也注明，这一结论是否正确，还需要结合
其他数据来判断。因为在实验室的环境中，所有婴儿的睡眠都
不好。

詹姆斯·罗伯茨博士使用"持续地哭"来形容极端哭闹、
缠人的婴儿。在6周大的时候，缠人的婴儿睡眠时间是12.5个小
时，正常婴儿是13.8个小时，前者比后者短很多。两组婴儿醒的
时间和进食的时间没有明显差别。对婴儿做24小时日记会发现，
缠人的婴儿一天24小时的睡眠时间要短一些。并且，缠人婴儿和
正常婴儿睡眠最明显的差别在白天，夜间睡眠没有明显的差别。
另外，两组婴儿在夜间睡眠时的哭闹行为差别也不大。在夜间入
睡时间和持续时间方面，两组婴儿比较趋同。结论是，两组婴儿
最大的差别是白天的哭闹和睡眠时间，而不是夜间的哭闹和睡眠
时间。并且，婴儿在6周大的时候，睡眠时间越短，哭闹时间越
长。由于作者没有观察到婴儿在冷静觉醒方面的差异，只观察到
了睡眠的差别，所以他推断出，在睡眠和哭闹中间有一个相互抵
消的作用。换句话说，哭闹仅仅是缩短了睡眠的时间，而不是清
醒的时间。作者认为，婴儿持续哭闹和睡眠缺乏有关。

另有人做了关于婴儿睡眠的研究。他将传感器置于婴儿床的
床垫下，以监控婴儿的行为。通过传感器搜集到的数据表明，缠

人的婴儿在7～13周时的睡眠比正常婴儿少。极端哭闹、缠人的婴儿入睡比较困难，更容易被惊醒，睡得比较浅。

8周大时，缠人婴儿的睡眠时间明显比正常婴儿短，前者为11.8个小时，后者为14个小时。缠人的婴儿无论在白天、夜晚还是深夜，睡眠时间都比正常婴儿少。这项研究同样表明，哭得越多，睡得越少。研究人员认为，哭闹、缠人会中断或者推迟婴儿建立一个昼夜睡/醒的体内循环机制。而我根据48位极端哭闹、缠人婴儿的父母提供给我的数据得出这样的结论：在4个月大时，极端哭闹、缠人婴儿的睡眠时间平均为13.9个小时，上下各波动2.2个小时，明显比同龄的正常婴儿少。

根据我的医疗实践，极端缠人的婴儿和正常婴儿相比，在以下这些方面有较大区别：上床睡觉的时间比正常婴儿晚，学会晚上自我入睡的时间晚，每次睡眠时间短，夜里醒来次数多，睡眠不规律，小睡时间短。这也说明，虽然极端哭闹、缠人婴儿在睡/醒机制成熟方面要比正常婴儿晚，但在每天晚上睡眠持续时间方面没什么区别。

然而，极端哭闹、缠人婴儿在4个月、8个月、12个月大时，晚上醒来的次数都比正常婴儿多。或许可以这样解释：极端哭闹、缠人婴儿的自我入睡能力比较弱，因此更容易在夜间醒来。

5. 缠人和清醒

缠人婴儿的父母会发现，孩子在白天的小睡不规律，小睡时间也很短。部分缠人婴儿的父母还会发现，孩子白天清醒的

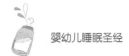

时间变长，尤其是6周大时，孩子白天甚至根本不小睡。麻烦的是，孩子在3~4个月大之前，是很难哄的。如果晚上睡不着，总是哭，那他们就是到了类似"禁区"的这么一个状态里。对于成人来说，所谓的"禁区"是指，睡眠开始并延长、强化，却无法帮助人恢复精力。在这里，极端缠人不是一种睡眠缺损引起的紊乱，而更多的是一种夜间极度清醒症。最近公布的一组实验数据也支持这个论点。该实验数据表明，婴儿在傍晚5点到晚上8点之间的确存在一个禁区。

6. 极端缠人婴儿的性情

人类情绪的特征、强烈程度、适应能力，以及接近/退缩行为特征之间是相互关联的。具有负面情绪，情感很强烈，适应能力差以及在社会交互中总是退缩的婴儿，我们认定他们的性情差，因为家长很难教养这样的孩子。通过观察我们也发现，这样的孩子身体机能也不协调。我们请家长们对孩子在2周大时做一个性情评估，在6周大时做一个24小时的活动日记。通过对比我们发现：在2周大时性情评估分值低的孩子，在6周大的时候哭闹的行为比较频繁；在4周大时性情评估分值低的孩子，情感更强烈，很难哄，在2个月大的时候比其他孩子哭闹得更多。

还有研究人员在孩子3个月大时做性情评估，在孩子12个月大时再做性情评估。在孩子3个月大时，极端缠人的孩子情感更强烈、更固执、更难哄，负面情绪更多。然而，到了12个月大的时候，这些孩子的性情评估调查问卷的结果与对照组的孩子没什么明显差别。但是极端缠人孩子的父母感觉这些孩子情感更强烈，更难管教。

使用性情评估调查问卷，按照韦赛尔博士的标准定义的极端缠人的孩子在4个月大时的分值比普通孩子低。即便使用双环胺盐酸盐对孩子进行成功治疗后，性情评估分值还是很低。药物大概只能舒缓神经或者肠胃部的肌肉。另有学者研究发现，即便父母采用各种方法减少孩子晚上的哭闹，也对改善孩子的性情无济于事。当时看到这个结论后，我有这样一个推断：在孩子出生3～4个月时引发孩子哭闹缠人行为的激素会导致孩子性情评估分值低。我还认为，孩子哭闹行为给家长带来的压力，并不会对孩子性情评估产生太大的影响。不过我现在的想法有了一些改变，我会在后面详细谈到。

值得注意的是，极端哭闹和缠人并不意味着永久性的性情低弱。有人研究了极端缠人的婴儿后得出结论，在出生5～10个月期间，极端哭闹的孩子和普通孩子的性情并无太大差异。

7. 婴儿的性情和睡眠的关系

在婴儿出生第二天进行的24小时连续睡眠记录结果与孩子8个月大时的性情评估结果之间有一定的相关性。出生第二天的睡眠记录变量均为极值的孩子，大多在8个月大时性情低弱。

在孩子3.6周大时进行的性情评估可以表明：睡/醒结构，性情低弱和极端哭闹之间相互关联。照顾极端哭闹孩子的母亲心情沮丧、焦虑、愤怒，夫妻关系紧张。我认为，父母对孩子的照看

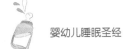

方式，尽管起不到决定性的作用，对孩子行为也还是有一定的影响的。在我研究的样本中曾经有过这样的孩子：孩子1岁大的时候与人沟通有困难，很难取悦，家庭氛围差，极端哭闹；到5岁大的时候，孩子的性情评估结果更糟糕了。无疑，这和父母的照看方式是分不开的。

我在一次研究中，先对60名5个月大的孩子进行了研究。研究发现，性情低弱的婴儿每天睡眠时间要比性情良好的婴儿少很多，前者为12.3个小时，后者为15.6个小时。在这次研究中，我对孩子的9种性情特征进行了测量，但是在诊断孩子是否为性情低弱时，只使用了其中5个指标。其中的4个指标与孩子的睡眠持续时间紧密相关。它们是情绪、适应性、规律性以及接近/退缩特性。

后来我将研究对象扩展到105名婴儿。研究发现，性情低弱的婴儿每天睡眠12.8个小时，而性情良好的婴儿每天睡眠14.9个小时。对其他种族采用别的照看方式的婴儿进行的研究也得到了同样的结果。这说明，性情低弱的孩子在4~5个月大的时候睡眠时间要相对短。

8. 缠人期过后的睡眠

我还对141名婴儿做过研究。他们年龄为4~8个月，出生于中产阶级家庭，他们的父母都说，他们常常夜惊，属于极端缠人型的孩子。76%的孩子夜惊频率很高，8%的孩子夜惊持续时间很长，16%的孩子两个问题都有。孩子夜惊的次数越多，每次醒来持续的时间就越长。这些缠人期过后的孩子睡眠时间要短于正常的孩子，二者分别为13.5个小时和14.3个小时。随着孩子长大，二者差距会缩小。

很多研究表明，1岁以后，婴儿的易怒性和睡眠缺陷之间存在一定的关联性。有人做了一个研究，发现在3岁大的时候，与正常孩子相比，极端哭闹缠人的孩子睡眠问题更多，家庭氛围也更紧张。而根据睡眠实验室的研究结果，在孩子9周大时，缠人婴儿和正常婴儿之间的差距是渐趋缩小的。这意味着，是父母的因素而不是孩子的生理因素造成了这些问题。

父母可能对孩子的夜惊过于关切，却忽略了这样一个事实：溺爱实际上剥夺了孩子学会自己入睡的机会。有些母亲不舍得和孩子分开睡，有些母亲生性悲观，在照顾缠人婴儿的过程中，沮丧的情绪会加重。还有这样的情况：父母因为无法改变照顾孩子的方式而无法解决孩子的睡眠问题。如果孩子没有学会自己入睡，父母不当的照顾方式只会加重孩子睡眠断断续续的问题，最终会使整个家庭筋疲力尽。

9. 小结

在刚出生的4个月内，缠人的婴儿哭闹行为更多。通过孩子出生4周、5周、6周、7周和8周时记的照看日记，我们可以发现，极端缠人的婴儿睡眠时间要比正常婴儿短：前者为12～12.5个小时，后者为14～14.5个小时。但是对于睡眠时间究竟是差在白天还是差在黑夜，目前尚存争议。睡眠实验室的数据表明，在孩子9周大时，极端哭闹婴儿和正常婴儿之间的睡眠表现已无大

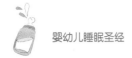

的差别。尽管在4个月大时，这两组婴儿之间存在一些差别，到孩子6～8个月大时，这些差别会消失。这说明，在孩子9周大之后，父母的照顾方式是影响孩子睡眠的一个重要因素，尤其是对孩子形成夜惊的习惯来说。研究人员认为，孩子6个月大后的夜惊往往是由父母的不当照顾造成的。

孩子爱哭爱闹，并不意味着一定会形成睡眠问题。孩子5个月大时的哭闹加上父母的精神压力，或者孩子的哭闹加上睡眠问题，才是孩子20个月大时夜惊的元凶。

在孩子2周大和4周大时进行的性情评估表明，性情低弱的孩子在6周大时哭闹程度比较严重。在4个月大时，极端哭闹的婴儿性情评估结果比较差，而到12个月大时却未必如此。在很多年龄阶段，性情低弱和睡眠问题都是紧密相关的，如睡眠时间短，夜惊。但是性情低弱并不意味着永久性的睡眠问题。在5个月大时，性情低弱的婴儿睡眠时间为13个小时，而性情正常的婴儿为15个小时。

4个月大时，即便通过药物治疗，性情低弱的孩子的小儿疝气被治愈，他也仍旧会存在睡眠问题。而愿意也能够在抚慰孩子方面投入大量资源和精力的家长，会在一定程度上减轻孩子的睡眠问题。有的父母对孩子的哭闹无能为力，最终被搞得筋疲力尽，于是任由孩子的哭闹以及睡眠问题在眼皮底下发生。

父母应当帮助缠人期过后的孩子建立良好的睡眠习惯。有些孩子很难入睡，即便睡着了，也睡得不踏实。在4个月大时，他们没有学会自我抚慰的技能，这或许是因为父母太爱他们了，只要一哭闹就过来抚慰他们；或许是因为生理原因，他们无法自我抚慰。一个家庭如果能够成功解决孩子哭闹的问题，大家都会快乐很多。

缠人的蜜雪儿

睡眠？嗯……我想起来了，蜜雪儿出生前我们一直睡得很好。

蜜雪儿出生2年后，我们又生了一个孩子。但是我每天仍旧至少回忆一次蜜雪儿出生时的情景。在产房，我开玩笑说蜜雪儿"真丑"，但这只是为了掩饰我的眼泪：我有了一个健康、正常的宝宝！一想到这个，过去9个月的担心就一扫而光。

蜜雪儿刚出生的那几天真是非常奇妙。然而由于血毒症，蜜雪儿和她的母亲在医院多住了几天后才出院。那段时间，我整天红着眼睛忙里忙外，虽然很累，但是初为人父的狂喜让我坚持下去。孩子出生的第二天，我去公司露了个面。表面上看，我是为了防止休假超期，事实上，我是为了向同事炫耀我在孩子刚出生的时候采用偏光技术照的相片。

每一件事情都很完美。我打扫房间，打电话，把营养品送到医院。我的妻子莎朗很顺利地开始了母乳喂养，孩子很安静地成长着。

莎朗把蜜雪儿刚带回家里那几天，我们采用了不当的防护措施。蜜雪儿每隔3～4个小时就要醒一次，轻轻地哭泣，提醒我们该哄她了。让人吃惊的是，无论她的哭泣声音多么微弱，无论哭声从哪个房间里传出来，我们总能听得到。这难道不是为人父母的奇妙所在吗？每次莎朗哄蜜雪儿的时候，蜜雪儿总会沉沉睡去。莎朗就会把蜜雪儿放回到她的婴儿床里。我们凝视着在婴儿床中沉睡的宝宝，感觉幸福无比。

可当蜜雪儿2周大后，一切都变了。她还是会轻声哭泣着醒来，莎朗还是会应声过去哄她，不同的是，一旦莎朗停止抚慰她，哭声就会继续响起。而这次的哭声会比之前的哭声高，让人听了更加焦虑，更加想去抚慰。刚开始我还很为之高兴，因为这样的话莎朗会让我抱蜜雪儿一会儿，拍拍她，摇一摇。看着孩子在我的抚慰下停止哭泣，我感觉到了自己作为父亲的力量。

但是，情况变得越来越糟糕。5分钟的轻摇已经不够了，取而代之的是半夜起来一小时一小时的散步。我不得不抱着她从厨房踱到餐厅再到起居室再回到厨房，走了一遍又一遍。走的次数太多了，为了避免在地毯上走出痕迹来，我不得不变换路线。我的每件T恤左肩处都有洗不掉的呕吐的污痕。后来我又换了一种姿势抱蜜雪儿。我让蜜雪儿的脸向下朝着肚子，用手指撑住她的下巴，让她坐在我的腿上。然后我一遍又一遍地向前向后摇。到凌晨3点的时候，我就得扣紧婴儿背带，带着我的宝贝开始新一轮的散步。

每种办法都只能在短时间内起作用。到后来，蜜雪儿非得让人抱着走动着才能安静下来。如果没人抱着她走动，她就会尖叫号哭，时间长达好几个小时，即便嗓子哭哑了，还是不停止哭泣。

对于她这种表现，每个人都有一套说法，即便是在超市排队交款时遇到的陌生人。每条建议都很友好，但潜台词无一例外地是暗指我们是无能的家长。

蜜雪儿非常能吃，母乳不够，所以有人建议给她补充配方奶粉，并在奶粉中掺入一些谷类食物。还有人建议每次喂食的间隔应为4个小时。应该给她安排作息时间……诸如此类的建议，一条接一条，没完没了。不同人的建议有时观点是完全相反的，让我们不知道哪个才对。不少人在给我们建议时还带着责难的意味，意思就是"真笨，连个孩子也管不好"。

蜜雪儿的情况越来越糟，我们也越来越疲倦，越来越接近崩溃的边缘。这时我们给蜜雪儿准备了一个秋千椅。

秋千椅的工作原理类似机械表：把孩子放到座位上，把手柄转50次，在机械动力的作用下，座位就会前后摇摆起来。

这个秋千椅可真是利弊参半。当蜜雪儿随着秋千椅摇摆的时候，她很安静，常常摇着摇着就睡着了。但是秋千椅停止摇摆不到两分钟，她就会惊醒，挥舞着小胳膊，扯开嗓子大哭大叫。

每次秋千椅最多能摇20分钟左右。因此，我们的生活被切割成了每20分钟一小段，要赶在蜜雪儿开始号哭之前把秋千椅转足了，让蜜雪儿再接着睡20分钟。这样还真起作用。

现在蜜雪儿除了秋千椅，别的什么都不要了。除非她饿了需要喂奶，否则即便在我们怀里也安歇不下来。我们所有的担心，别人建议中的潜台词，现在都变成了现实：我们是一无是处的家长。机械装置可以安抚我们的孩子，而我们自己却不能。我们恨那个秋千椅，但是我们不敢也不能把它丢掉。

维斯布朗医生给了我们一本他的书，名字叫《婴幼儿睡眠圣经》。我和莎朗一口气把它读完了。书中有一部分内容对我们来说尤其重要，可以说是雪中送炭。我记得维斯布朗医生把这部分内容画成一张钟形曲线图，横轴代表"不明原因的哭闹"（指孩子无休止的、尖锐的、足以让父母崩溃的尖叫）。

维斯布朗医生在书中这样解释道：所有的新生儿都爱哭。有些哭的缘由我们并不清楚。如果对新生儿哭闹行为的多少做一个记录的话，你会发现，一直到出生第6周，婴儿的哭闹行为保持增长；6周以后开始逐渐减少，到后来就慢慢消失了。

我们对这个观点半信半疑，抱着死马当活马医的态度，准备先观察12周，看看是否真像书里说的那样。蜜雪儿8周大时，我们察觉到了一个奇怪的变化：她开始可以在一个比较短的时间段内保持安静的清醒。而且，她保持清醒的时间在延长。我们终于信了这本书。

当然了，没有一个孩子会完全符合书里的描述。蜜雪儿大约到了20周以后才可以安静地睡眠，但仍旧无法整夜安睡。我们很累，莎朗更是如此。她已经重返工作岗位，但每晚仍旧要半夜醒来喂蜜雪儿，并挤出供蜜雪儿白天吃的奶。让我们欣慰的是，育儿已经不再让我们抓狂。我们重新找到了时间的感觉，有了昼夜之分。我们也不再是一无是处的家长了。

就这样一直到蜜雪儿5个月大。在反复咨询医生后，我们决定积极地调整蜜雪儿的睡眠模式，这样我们和她都可以得到有效的休息。

医生对我们解释说，蜜雪儿晚上会醒来几次，我们也会跟着醒来。但是蜜雪儿不会翻个身继续睡，她要吃东西，要我们关注她。等她吃饱后，我们给她关注，其实是剥夺了我们和她的睡眠。

医生建议我们首先不要在夜里喂她。为此，我们决定莎朗一晚上都不去接触蜜雪儿，因为蜜雪儿只要看到莎朗或闻到莎朗的味道，就要找莎朗。当蜜雪儿哭的时候，我会过去看看她，安抚她，只要让她睡着就好。

如果这一步做到了，就进入下一步——保持沉默的阶段。黄昏的时候我到蜜雪儿的房间里，在她的婴儿床边抚慰她，直到她睡着。蜜雪儿一般得5分钟以上才能睡着。

这些我们都做到了。几天后，我们开始执行医生教我们的最后一招：尽量保持婴儿房黑暗，把门锁上，不到早晨不开门。他建议莎朗不住家里，去朋友那里住。他还承诺我们，这样做蜜雪儿肯定会哭，但不会超过3个晚上。

太鼓舞人心了！莎朗决定和我一起熬到底。到了安排好的时间，我们开始哄蜜雪儿入睡，等睡着后把她放到婴儿床里，然后转身走出去，把门带上。哭声马上响起了，不过只持续了10分钟！只有10分钟！就这么简单！

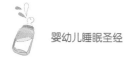

那天晚上我和莎朗都没睡好。我们一直留心听蜜雪儿的哭声，但是没有再响起。天亮了，我们冲进了蜜雪儿的房间。谢天谢地，她还很好。

就这样，10分钟。我们三个人都从过去5个月的艰苦考验中脱身了。随着时间的流逝，我们注意到蜜雪儿有了积极的变化。她和我们一样，变得越来越愉快，睡得也越来越好。她生机勃勃，我们很爱她。生活又恢复正常了。

这位父亲的经历可能比较极端，但这对照顾孩子的父母还是有启发的。我认为这里的重点是在照顾哭闹的孩子时，最好父母双方都付出努力。即便孩子是母乳喂养的，哄孩子的责任也不能全落到母亲的头上。

在我看来，父亲可以也应该照顾孩子。如果父亲能在母亲出院后以及婴儿6周大左右时帮助照看孩子，会使母亲更快地适应孩子的变化。一位父亲戏称此为"职业摔跤式"育儿。因为只要一方家长累了，另一方就会带着孩子开车出去、散步、在摇篮里摇，以便劳累的一方得到休息。如果父母双方同时累倒了，可不利于抚养孩子。

对于极端哭闹的孩子大家通常会用这样的方法：让孩子打盹，给孩子准备花草茶、木瓜汁、薄荷油、暖水瓶，模拟子宫的声音，更换新的配方奶粉，等等。但我认为，只有三种方法能抚慰极端哭闹的孩子。其他的建议，例如服用二甲硅油、脊柱挤压治疗法完全不起作用。极端哭闹的婴儿常常有肠胃气胀反流的症状。但是研究证明，这只是巧合。肠胃气胀反流并不是婴儿哭闹的真正原因。

三种可有效抚慰极端哭闹孩子的方法

1. 有规律的运动。把孩子放入摇椅、摇篮、有弹力的婴儿床、婴儿托架以及婴儿车中，散步，把孩子抛起，开车带孩子兜风。也许所有有节奏的运动都会使得孩子呼吸平稳，从而抑制小儿疝气导致的不适。但是一定不要使用水床，因为它可能使孩子窒息。还有一些所谓的解决办法是很危险的，如给孩子某些花草茶，可能会引起孩子中毒；使用变形枕头，可能引起孩子窒息；在婴儿床上方悬挂有弹力的挂件，可能会勒到孩子。曾经有段时间人们用色氨酸来帮助孩子入睡，现在我们知道了，这种方法是危险的。同样，不要使用褪黑激素。

2. 让孩子吮吸乳头、奶瓶、手指、小拳头或者抚慰器。

3. 用襁褓包。把孩子包裹在毯子里，让孩子依偎在自己怀里。但是孩子出生1周后，这个方法似乎起不了什么作用了。

睡眠小知识

朝着哭闹的孩子发怒会吓到孩子，但这也是人之常情。你可以在爱孩子的同时，恨他的哭闹行为。很多父母都对孩子有很矛盾的感情。

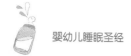
在孩子哭闹的时候休息一下，这会帮助你更好地带孩子。这是个很聪明的策略，而并非自私之举。

在头几个月，你或许会觉得你的努力对于解决孩子的哭闹问题无济于事，但最终你会发现，你是对的。

你的拥抱、亲吻以及亲情爱抚表现出你所感觉到的一切。练习用淋浴去影响你的宝宝，就算他在哭也可以这样做。这种亲情关怀对你们两个都很重要。

然而，在头几个月内，如果对略大一点的、缠人期后的婴儿在就寝时间以及小睡时段采用这种不间断关怀方式，无论婴儿是极度缠人还是普通程度缠人，都有可能产生麻烦。在极度缠人期过后，由于这种方式，婴儿从来没被单独留下睡觉，被剥夺了掌握自我抚慰技能的机会。这些婴儿没有学会在没有帮助的情况下入睡。父母的间歇性的善意关怀会导致孩子睡眠不连续或者无法入睡，因此产生的疲劳性缠人时间很长，即使导致孩子极度缠人的生物学因素已经不起作用之后依然如此。

四、4个月时的脾气

当你的宝宝在头几个月内过度哭闹及缠人的情况已经结束，宝宝也显得比较安稳后，接下来会怎样？在大概4个月的时候，大多数父母已经学会分辨自己孩子在夜间对深度睡眠的"需要"以及对爱抚、亲情陪伴的"偏爱"。大多数父母已经开始认识到长时间的、不间断的睡眠是一种他们能够影响的行为习惯；他们可以很快终止那些影响孩子休息的夜醒和不规律的小睡习惯。婴儿需要从习惯在父母陪伴下小睡及就寝的状态中脱离出来，也就是开始"交互性的断奶"。正如一位年轻母亲所说的："我明白了——我现在应该忘掉她（婴儿）需要陪伴这件事。"

但对于缠人期后的孩子，父母要面临一些挑战。这是因为那些极度缠人的孩子比别的孩子更容易形成坏脾气，睡眠时间也要短，而且在4~8月期间晚上醒的次数也更多。我的研究也表明在这样的情况下父母也认为频繁（不是过长的）夜醒是一个问题。进一步地，男孩比女孩更容易被父母认为有夜醒的毛病。让我们来看一下父母怎么解脱出来。

亚历山大·托马斯博士是儿童发育学的一个先驱，他描述了不同婴儿脾气的差异。在一项基于他自己的细致观察以及与父母谈话内容的研究中，托马斯博士注意到四种情绪特征之间的相互联系：心情、激烈度、适应性以及接近/退缩。在托马斯博士的研究中，那些易怒的、紧张的、适应慢的、易退缩的婴儿同时也被发现身体功能有异常。由此他们被诊断为"困难型"脾气，因为对于父母来说他们很难照顾。我们不知道为什么这些特别的性格特征集中在了一起，但我们确实知道那些"轻松型"脾气的婴儿具有相反的特征。托马斯的研究中描述了四种补充性格特征：持久度、活力、分散度以及阈值（阈值是指婴儿对噪声或者光线变化敏感程度的一种描述）。这四种补充性格特征均不在轻松型或

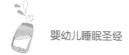

困难型集合之中。

"脾气"这个词是指婴儿的行为模式或者说是他与外界环境相互作用的方式。脾气并不具体描述某种行为的动机。所有的父母自然地就可以对自己宝宝的脾气进行评价判断。你可能会很惊讶，居然有这样一种评价婴儿脾气的标准系统。这并不是完全客观的，而且稍后我会指出它有很多限制，但这种系统已经被多年实践证实非常有用。

在创造这种系统的研究者眼里并没有极度缠人的概念，甚至在系统里没有哭闹的尺度。在使用这套系统进行评价时，只有在最后时间才会将脾气与极度缠人联系起来。然而，你会发现，这种联系是非常明显的。

1. 婴儿的脾气特征

（1）活力（一般情绪，精力）

你的宝宝醒着躺在婴儿床里会蠕动、弹起或者踢腿吗？当他醒着的时候会四处爬动吗？在换尿布的时候，他会乱踢或者抓着东西不放吗？有些婴儿总是表现得很活跃，其他的则只在特定的环境下表现活跃，比如洗澡的时候。婴儿时期的活力水平与长大后孩子的"多动性"无关。我遇到过几例由于极度缠人，或患疝气而去求诊儿科肠胃学家的情况，当孩子被确认没有肠胃问题时，医生认为孩子是"多动性"。这种诊断基于一种错误的观点，即认为醒着的、反应多的或者困难型的婴儿是多动性的。但实际上在婴儿时期的高活力与成长后的多动性之间并无确定的联系。

（2）规律性（身体功能的调节能力）

规律性用来衡量婴儿行为的规律及可预期性。是否存在一种模式，比如定时饥饿（要求喂食）、每次喂食时进食量、大便的频率、睡眠的时间、醒来的时间、最活跃以及最昏沉的时间。当婴儿成长时，他们的行为变得更有规律。有些婴儿在2个月大的时候就很有规律，有些婴儿在1岁前都很不规律。

（3）接近/退缩（第一反应）

接近/退缩这种性格特征定义为婴儿遇到新鲜事物的最初反应。当他遇到另一个婴儿或者临时的看管人时会怎么样？他对新的照顾方式反感吗？有些婴儿在新的环境里很快适应、接受，表现出好奇，并且尝试接近；另一些则表示反感、拒绝、转过脸去，表现出羞涩或者退缩。

（4）适应性（灵活性）

可以观察如下过程来评价婴儿的适应性：剪指甲的时候是否没有反抗，是否不抗拒洗澡，是否接受喂食时间的变化，是否可以在15分钟内接受陌生人，是否接受新的食物。适应力是婴儿在新环境中或者新的作息表下进行调整的一种能力。

（5）激烈度

激烈度是指婴儿响应的程度或者数量，包括高兴的或者不高兴的反应。可以把激烈度当作他们表达喜欢或者不喜欢情绪的一种尺度。激烈度高的婴儿多数时候大声表达他们的喜欢与不满。

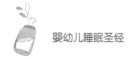

喂食的时候他们接受或者拒绝食物的行为都比较激烈。当突然暴露在明亮光线下时他们反应强烈，对一个新的玩具表现出真心的喜欢或者负面的表现，在洗澡、换尿布或者穿衣服的时候他们表现出很多感受，而且他们对陌生人或者家里人反应很不一样。一个妈妈这样描述她那极度缠人的孩子那种全有或者全无的强烈反应："她的情绪转换很快，没有任何警示下她就会从大声笑变成尖叫哭闹。"对激烈度的衡量可以独立于心情。激烈度不高的婴儿被称为"温和型"。

（6）心情

如果激烈度是指响应的程度，心情就是指方向。心情的评价情况与上述（激烈度）一样。负面心情是指有缠人、哭闹行为或者没有微笑、大笑甚至咕咕笑的情况。正面心情则相反，指没有缠人、哭闹行为或者是在微笑、大笑或者咕咕笑着玩。大多数激烈度高的婴儿也更容易表现出负面心情，适应性差，易退缩。大多数温和型婴儿经常表现出正面心情，适应性好，易接近。

（7）持久度

持久水平，或者说是注意范围，是指婴儿集中注意力进行活动的时间长短。父母可能在某些情况下认为这项特性有价值，但在其他情况下就不这样。例如，当孩子学习一些新东西时期望孩子具有持久性，像学会发出咯咯的笑声；但当孩子把食物扔到地板上时，并不希望孩子持久这样。可不幸的是，有些孩子在哭闹或者保持清醒方面表现出了持久性。一个不断哭闹的婴儿的父亲这样说："我们的孩子就像一个铜顶碱性电池，而我们就是普通常规碳电池。他每次都能拖垮我们。"

（8）分散度

分散度是指婴儿被外来事件分散注意力的难易程度。把孩子抱起来可以顺利地分散他对疲劳或者饥饿的注意力，在换尿布的时候进行安抚可以阻止哭闹。新的玩具或者不寻常的噪声很容易分散婴儿的注意力。分散性与持久性彼此间并不关联，而且两者均与活力及阈值水平无关。

（9）阈值（敏感度）

阈值水平用来衡量在特定环境下让婴儿产生响应所需要的刺激，比如大的噪声，明亮的光线，以及前面讨论过的其他情况。有些婴儿对外部变化或者环境变化反应很大，其他婴儿则反应一般。

2. 困难型

前面已经提到了，通过观察众多婴儿并分析与父母的问答，托马斯博士注意到四种（仅有四种）情绪特征容易集中在一起。特别是那些反应很大或者"激烈"的婴儿往往也表现得适应较慢、负面情绪多且易退缩。这些都表现为一种性格类型。

根据父母的描述以及研究者的直接观察，这类婴儿看来比别的婴儿更难照料。自然，符合这种类型脾气的婴儿被称为"困难型"。有一个母亲把她的孩子称为"母亲杀手"。具有相反性格的婴儿被称为"轻松型"。这种婴儿有时候被称为

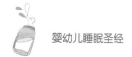

"梦想中的宝宝"。有个父亲称他的"轻松型"孩子为"无需维护的宝宝"。困难型与"轻松型"仅仅只是描述了一种行为方式。性格研究通常不会追究婴儿的行为为什么以某一种特定方式进行。把一个困难型婴儿认为是"高度需求型"并没有任何科学依据。事实上，在任何情况下都没有认定婴儿是"高度需求型"的科学依据。

后面我会解释为什么这么多所谓的"高度需求型"婴儿实际上是过度疲劳或者困难型婴儿。

在托马斯与切斯研究的最早一组婴儿里，有10%最终归类为困难型。这些婴儿同时也更易成为生物功能不规律型，比如有睡眠时间及夜醒问题。当他们长大时，他们更容易产生行为问题——特别是睡眠紊乱。困难型与轻松型婴儿之间最有趣的不同是他们度过极度缠人期时——即他们3~4个月大的时候——哭闹方式不同。已经发表的研究结果表明，当妈妈们倾听婴儿（不是她们自己的孩子）的哭声时，认为困难型婴儿的哭声比轻松型婴儿的哭声更急躁、更刺耳、更吵人。她们认为第一组声音（困难型）听起来像是被宠坏了，而且更多地是因为生气而哭闹，而不是因为饥饿或者尿湿了。对哭声的音频分析告诉我们为什么会是这样。困难型婴儿的哭声与轻松型的相比，哭声中的无声间歇更多。这种无声间歇会让倾听者重复性地认为哭闹已经停止。同时，困难型婴儿的哭声总是高频率的、最大强度的。这两种不同之处会让哭声变得更令人害怕、更有穿透力而且更让人烦恼。

是什么造成了困难型脾气？是通过某种方式来的吗？是有基因上的遗传还是过度疲劳所致？

　　下面是幼儿发育专家拉亚·弗里舍对一个缠人期后婴儿的描述。

4个月大的简

　　简是一个困难型婴儿，她的行为难以预期，睡眠及安稳抱着的时间均低于平均水平，哭闹时间高于平均水平。5周的持续观察表明她是一个高度敏感的婴儿。有一段时间，她甚至不能忍受触碰她的腹部。把她抱起来有一点用，而且有节奏的摇摆运动可以对她有一些安慰作用。如果这些方法失败，父母会抱着她来回走，有时候这种方式可以让她从哭闹中安静下来，但也可能导致令人惊恐的哭闹。简似乎没有自我抚慰的能力，而且被一般方法安慰的可能性也较小。安慰奶嘴有时候有用，但不是总有用。简的状态很不规律。她可能会在即将睡熟的时候开始剧烈的哭闹。

　　简可以在几秒钟内从睡眠中开始哭闹。她开始过度疲劳而且睡不着，这导致她容易生气。她不能很快适应光线或者触碰等敏感刺激。简需要一个防护很好的环境，这给了她父母很大压力，尤其是她的妈妈，很难理解她的哭声；父母想不到她下一分钟会是什么样子，而且经常是无法沟通。

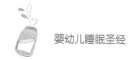

五、把睡眠、极度缠人和脾气联系起来

1. 对不同的婴儿采用不同的方法

前面已经提到过，每100个婴儿中约有80个是普通缠人型的，其中49%（39个）会是轻松型的，46%（37个）会是中间型，只有5%（4个）会是困难型。然而，对于另外20%极度缠人/疝气型婴儿来说，4个月的时候情况很不一样。在这部分婴儿中，只有14%（3个）的婴儿会成为轻松型，59%（12个）会成为中间型，27%（5个）会成为困难型。重要的是要记住最大的类型是中间型，有49个，或者说是全部婴儿的49%。这部分婴儿中的一部分会很接近轻松型或者困难型，但并不特别像。因此，对接近半数的婴儿而言，把普通缠人型婴儿看作轻松型，把极度缠人型当作困难型，这种方法只是大致符合。因此请阅读整个章节，并且只采用符合你的孩子的情况的内容。

在4个月后产生睡眠问题的风险可能如下（从上到下风险增大）：

39%普通缠人型婴儿发展成为轻松型脾气

3%极度缠人型婴儿发展成为轻松型脾气

37%普通缠人型婴儿发展成为中间型脾气

12%极度缠人型婴儿发展成为中间型脾气

4%普通缠人型婴儿发展成为困难型脾气

5%极度缠人型婴儿发展成为困难型脾气

婴儿不同类型的脾气与形成原因决定着父母采取什么样的睡眠策略。对我来说，在4个月时困难型脾气更多意味着一个过度疲劳的婴儿，而轻松型婴儿意味着婴儿休息良好。但始终要记住，在头4个月里，婴儿自身的生物学因素，比如血清素水平的提高、睡眠/清醒生物钟的不成熟，都有可能影响孩子的行为。同样需要记住，父母可用于抚慰自己宝宝的资源是千差万别的。这些影响因素可能来源于母亲（比如产后忧郁症）、父亲（就寝时间过晚、不帮忙抚慰宝宝）、婚姻（在家庭大床或者母乳喂养问题上不一致）、家庭（与其他孩子、工作时间冲突过多，没有足够多的卧室，没有能力请家务工或者婴儿保姆）。因此将眼光放开些非常重要，这需要你调动所有可利用的抚慰方法，同时需要注意，对别的家庭有用的方法不一定对你有效。

2. "不让孩子哭"与"允许孩子哭"

某些父母坚定地相信只有一种方法可以抚慰孩子入睡。他们认为应该没有任何哭声，如果一直抱着孩子、频繁地照看、跟宝宝睡在一起，就可以防止极度缠人与睡眠问题的出现。他们认为这种温柔的、温暖的、以孩子为中心的模式会增强孩子的安全感，因为婴儿能感知妈妈总是在身边。而其他方法，比如"让他哭个够""分离式照料"，则被认为是一种冰冷的、严酷的、以父母为中心的方法，会让孩子产生被抛弃的感觉，因为父母总是没有响应。这些父母认为当孩子停止哭闹而睡着时，孩子已经

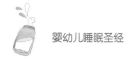

"放弃"了与自己母亲沟通的努力。这种照料方式的完全对立被认为会导致婴儿的性情以及亲子关系的模式不同。然而，这种思路存在一些重要的问题。首先，并没有证据表明某一种方式会导致特定的结果。第二，婴儿自己的原因会导致某种方式可行或者不可行。第三，父亲、兄弟以及其他现实问题会削弱你抚慰、安慰宝宝并让他入睡的能力。第四，对于孩子夜里的哭闹，有很多方法是介于始终照看与始终不照看之间的，比如"察看与安慰"或者"有限度哭闹"，这些方法只让孩子哭闹很短的时间。

"附着照料"可能是，也可能不是你的选择，但它对39%的普通缠人婴儿很有效并且可以使其形成轻松型脾气。对这类婴儿来说，你在关于抚慰与睡眠的普及型书刊中读到的一切都好像"有效"。这一点对于下两个群体的40%（3%+37%）婴儿也可能一样，并且产生睡眠问题的风险较小。因此，可能大多数家庭（37%+39%）将经历一个还算平稳的抚慰与睡眠过程，还有3%的家庭将会为此努力，而4个月之后睡眠将会变得轻松。对大多数父母来说，有可能这个过程并不涉及哭闹。但并没有理由因此自认为明智并批评那些不够幸运的父母。

有一小部分家庭运气不够好（9%），我相信孩子降临时他们会觉得苦恼和不知所措，因为他们没有足够的资源来照料孩子，加上孩子是极度缠人的，结果导致孩子4个月的时候过度疲劳且发展成困难型脾气。这些父母可能开始用婴儿床，后来又决定采用家庭大床进行照料，而且由于4个月之后孩子依然睡得不

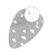

好而有挫败感。对自己的宝宝及家庭环境有足够的敏感度与灵活性是其中的关键。

3. 普通缠人型婴儿：4个月后产生睡眠问题的风险较低

对于几个月大的婴儿来说，母乳喂养更为容易也更为便捷，因为每个人都能休息好，而且生活是可预期的。在3~4个月的时候，你的宝宝将会在晚间稍早时候表现出昏睡信息，不再是晚上8:00~10:00，而是在晚上6:00~8:00。重视他对睡眠的需求，而且提前1个小时开始抚慰过程。如果你使用婴儿床，只是简单地早1个小时把他放进去就可以；但如果你使用家庭大床，你将不得不做一些抉择。首先一种情况是你自己早一点上床睡觉，但这通常难以实现。第二种方法是在床上跟你的宝宝一块躺下，在宝宝将要睡着的时候给他营造一个安全的休息环境，或者使用陪睡物品，然后在他睡着之后离开他。这种方法的危险是他可能滚到床下而伤到自己。第三种方法是在他睡着之后就把他转移到婴儿床上，直到他晚上第一次醒来进食的时候再把他带到大床上睡完余下时间。由于这些婴儿休息良好且有4个月大，他们适应性强且容易被转移到小床上。还有一种方法是夜间喂完宝宝时，把他交给父亲，让父亲抚慰他并放进婴儿床里。这种方法打破了先前的母亲—母乳喂食—大床睡眠这一模式。如果孩子哭闹，抚慰他但不要把他抱起来。如果这种方法失败，就要抱起孩子，抚慰，然后再尝试。

如果你在孩子4个月大的时候，使用奶瓶喂养（奶粉或者瓶装母乳），或者是使用婴儿床与母乳喂养，可以在他最后一次晚间进食4～6小时后再次喂食，并且次日早间4:00～5:00再次喂食，这种情况可以一直延续到9个月大的时候。有些奶瓶喂养的婴儿只需要喂养一次，大概在凌晨2:00～3:00。如果是家庭大床而且母乳喂养，可能整个晚上要喂孩子好多次。

如果使用婴儿床，当你抱起孩子时交互性的刺激更强烈，也需要更多时间去准备奶瓶，当你放下孩子让他再睡时也要处理更多事情。在这种环境下，对4个月以后的孩子一个晚上喂两次以上，更像是在培养一种夜醒的习惯。如果是母乳喂养，最明显的问题就是孩子是否由于饥饿而醒来，这已经提过不止两次了。如果你的母乳供应赶不上宝宝的需要，那么孩子晚上会因渴或饥饿而醒得更多。你有整天感觉到渴吗？如果有，那是因为你摄入的流体不够多。在你的生活中是否有诸如不得不去的重要旅行给你带来额外压力？你是否在为保持照料孩子与工作之间的平衡担心？你是否在为重新工作时还要母乳喂养担心？你的宝宝是否尿得不够多？你所能提供的便捷母乳是否已经变少了？当你提供一瓶便捷母乳或者配方奶时，宝宝是否吃得更多？他在吃完一瓶后是否睡得更好或者更久？如果你认为孩子确实是饿着，并要保持母乳喂养，那么请向当地的儿科医院或者产科医院咨询。

如果是在使用家庭大床，整个晚上经常喂食不大可能导致夜醒习惯。这是因为你的孩子在进食的时候是部分醒着或者几乎不醒的状态。因此，睡眠间断对母亲及孩子形成交互性刺激的可能性较小。位置适当，早睡，家庭大床就不会产生任何睡眠问题，而且实际上在头几个月里，家庭大床是抚慰方式的一部分。

在就寝时间提前以后，下一步睡眠的变化是在早上9:00～10:00形成规律性的小睡。小睡开始时可能只有40分钟，逐渐延长到1～2个小时。白天剩下的时间可能会有断断续续的不规律的睡眠。在早上的小睡形成以后，当婴儿再大一些时，会形成下午2:00左右的第二次小睡，同样也会延长到1～2个小时。下午晚些时候可能会有第三次微型小睡。

这种规律会使夜间睡眠及白天小睡都变得稳定。常见的错误是严格依赖时间来安排小睡及夜间睡眠，称为"时钟模式"。一个长期都很规律的婴儿可能会表现为按时钟时间睡眠，但观察你的宝宝的行为，注意是否有昏睡信号比看钟表要重要得多。

再想一下最初的100个婴儿。在4个月时，49个婴儿具有中间型脾气，其中37个婴儿（约占76%）在较小的时候是普通缠人型的。同样，在4个月时，42个轻松型婴儿中，39个（约占93%）在较小的时候是普通缠人型的。因此，在最大的一类，就是最初的80个普通缠人型婴儿中，有76个（39+37），或者说95%，产生睡眠问题的风险问题较小，这是因为：

· 父母通常并不紧张

· 婴儿通常休息良好

· 婴儿通常具有自我抚慰能力

· 夜间，稳固的睡眠（长时间睡眠）形成较早

· 白天，规律性小睡自然形成较早，无须父母安排

· 如果睡眠问题发生，通常"无哭闹"方式可以有效解决

4. 极度缠人型婴儿：4个月后产生睡眠问题的风险较高

以最初的100个婴儿为基础。在起始的20个极度缠人型婴儿中，只有20%（4个）有可能产生睡眠问题。然而，在4个月的时候，9个困难型脾气的婴儿中有56%（5个）在较小的时候是极度缠人的。另一种考虑的方式是最初100个之中只有一小部分，9个或者说是9%，发展为困难型并随后有睡眠问题，这是因为：

· 父母通常较为紧张

· 婴儿通常过度疲劳

· 婴儿通常只能被父母抚慰

· 夜间，支离破碎的睡眠（夜醒）一直持续

· 白天，小睡不规律且短，一直持续

· 如果睡眠问题发生，"允许哭闹"方式可能是必须的

我相信在这一小部分婴儿中会有最严重且最难解决的睡眠问题。这样说有两个原因。第一个原因是，对于9个婴儿中那5个极度缠人的婴儿来说，可能的生物学因素依然存在并导致父母解决孩子睡眠问题的努力失败。第二个原因是，对于另外4个普通缠人的婴儿来说，让父母苦恼并导致父母很难有效抚慰孩子的社会或者家庭因素依然存在，且对建立健康的睡眠习惯造成干扰。对于那几个极度缠人的婴儿来说，这些社会或者家庭问题当然也可能是影响因素。

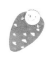

对于这类婴儿来说，母乳喂养可能比较困难，因为每一个人都很累。在尚不需要提前就寝时间以满足孩子生理需要时，最好的方法就是尽一切可能让孩子睡得最多，哭得最少。计划就是让你的宝宝尽可能地休息好，以便为形成更成熟的睡眠/清醒生物钟节省更多的时间。睡眠/清醒生物钟一旦形成，宝宝就可以自己睡得很好。例如，母乳喂养中母亲可以提早把孩子带到大床上抚慰入睡。然而，现实生活中，像重新工作或者照顾其他家族成员可能不允许你总是有空闲在宝宝想睡的时候陪他一起睡。

你可能已经实践过"附着照料"并在头4个月里花大量时间照料你的宝宝，但现在，他已经很重了，不能全天带着跑。更重要的是，他更为警醒、更加好奇，有能力在他需要睡眠的时候抗拒睡眠而享受你的陪伴。这种对交互性接触的"自然"需求可能会干扰健康睡眠习惯的自然形成。每个人累的时候，想分清想法与目的都是十分困难的。我在第一章中已谈过，并不总是能分清究竟什么是"自然的"或者"不自然的"。

对所有的婴儿来说缠人或者哭闹都是"自然的"，对母亲来说要抚慰孩子却因为孩子缠人、哭闹而难过也是"自然的"，而孩子缠人、哭闹更多意味着母亲睡得更少，母亲情绪低落导致她自己睡得更少，在某些部落文化中其他人帮助照料孩子，这些都是"自然的"。母乳喂养、脏的时候换衣服、饿的时候进食、缠人的时候抚慰、累的时候睡觉、跟宝宝一起睡、带着宝宝到处跑，在多数（但不是全部）部落文化中都是"自然的"。在某些部落文化中，比如也门，母亲在工作时会让孩子单独待一整天。

这些都是"不自然的"：城市化刺激（噪声、说话声、购物旅行、差使），白天的照料（不想睡的时候却小睡、晚上就寝时间太晚），母亲外出工作（回家晚导致就寝时间晚），或者交互性孤立（母亲比较孤独且由于要做的事情太多而筋疲力尽）。故意弄醒宝宝或者在他"醒着"之前就拿开乳房，是"不自然的"。在夜间强制性喂宝宝以让他睡得更好是"不自然的"。这些说法是新的吗？可能不是。我们知道在埃及和罗马帝国，富有的女人并不用母乳喂养自己的孩子，而是雇用奶妈。

你能够改变你的生活方式以方便你的宝宝在他需要睡眠的时候可以享受着你的爱抚入睡吗？你能够避免过多的交互性刺激以免干扰宝宝的睡眠吗？这意味着在他确实需要睡眠的时候要忽略他的哭声。这些都是许多家庭从来没有碰到过的难题。对这9%的婴儿来说，许多流行的婴儿睡眠书籍中提供的简单答案或者快捷方法经常是不起作用的。

近来对1019个家庭的研究结果支持了我的观点，即4个月大的时候，有两类过度疲劳的儿童会呈现出难缠特点及糟糕的脾气。虽然中途许多母亲退出了研究，但坚持下来的560位母亲大都是已经结婚、受过正规教育、家庭收入较高、不吸烟、母乳喂养的，且具有"高度社会支持"。研究者注意到在3个月大的时候有35个孩子哭闹较多。这其中，18个（51%）在6周时就有这种表现，但有17个（49%）在6周时无此类表现。研究者认为这代表两种类型的婴儿，并且认为存在第三类型——14%的哭闹婴儿在3个月过后仍在哭闹。作者认为这意味着一种"持久性母婴痛苦综合征"。把这些研究结果与我的分析相对比，我会说在4个月大的时候有大约9%的过度疲劳且表现为困难型脾气的婴儿，其中分为两类，其中的56%（5个）是早期的极度缠人型婴儿，44%（4个）是普通缠人型婴儿。我认为在那些抚慰宝宝资源有限的家庭里，婴儿发生过度疲劳、哭闹的风险很大。然而，我坚决反对称之为"持久性母婴痛苦综合征"，因为它将责任归于母亲。显然，父亲、祖父母、财政因素等都可以产生影响，而这些与母亲照顾孩子的行为是相互独立的。

六、缠人期过后：预防4个月后的睡眠问题

极度缠人的婴儿4个月左右时会平息下来，但此时婴儿可能处于过度疲劳状态，睡眠不好，很难照料。这并不意味着所有不好照料的4个月大的婴儿都有哭闹问题。我猜想在4个月的时候有两类难照料的婴儿，他们都属于困难型脾气。

第一类坏脾气的婴儿来自普通缠人、哭闹的大群体（80%）。这类婴儿仅占4.5%，或者说是100个婴儿中的4个。我认为他们与第二类相比过度疲劳程度较轻。当父母尽全力帮助他们睡得更好时，情况会很快有较大的改善。他们适应性较好，因此改变他们的睡眠习惯比较容易。"无哭闹"策略可能很有效果。

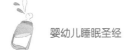

第二类坏脾气的婴儿来自极度缠人的小群体（20%）。这类婴儿中的27%（5个），我认为与第一类相比过度疲劳程度较重。当父母尽全力帮助他们睡得更好时，情况改善较慢。他们适应性较差，因此很难改变他们的睡眠习惯。"无哭闹"策略可能很无效，而且父母不得不选择"允许哭闹"策略。

下面是一个实际的例子，可以说明这两类婴儿的不同。阅读下面关于如何把你的宝宝移出你的床的建议。如果你在孩子出生以前已经决定采用家庭大床，你可能会选择在较长时间内继续使用家庭大床，而当你决定让宝宝移出来时，如果你的宝宝是普通缠人、哭闹而且现在脾气较好，那么这种转变可能很容易实现。但如果你是因为宝宝极度缠人而选择家庭大床，而且宝宝现在脾气是困难型的，这种转变可能对于整个家庭来说都比较有压力。

从家庭大床到婴儿床的转换

问：我采用母乳喂养而且孩子跟我睡，但我想把他移出大床。我该怎么办？

答：没有好办法来实现这种转换，然而你必须做，可以在几周或者几个月内慢慢地实现。当父母两人都认为到时间转换时就具体实施。要时刻注意宝宝的安全。最开始，当宝宝找你们的时候快速响应；稍后，你可以延迟响应。孩子可以放在你床边的婴儿床里，把栏杆放下来；稍后可以把栏杆立起来，把婴儿床移到离你的床一两米远的地方；逐渐地把婴儿床移远，直到放在婴儿房里。大一点的孩子可以睡在你房间里地板上的床垫上，有或者没有父母陪着；稍后，把床垫移到婴儿房里，父母可以陪着或者不陪。有时候你只是要宝宝睡在婴儿床或者小床上，但是是在你的房间里。如果你要用一个单独的房间，而且孩子大了，那可以提前宣布你的计划，把房间布置得有吸引力，或者让他帮助装饰房间。或者可以这样做：当哥哥睡着的时候把宝宝放进房间里或者床上。有些父母可能开始让孩子在父母床上睡，在孩子睡着后把他移到婴儿床上。

问：我必须在把孩子移出大床前停止母乳喂养吗？

答：我认为答案取决于你的其他可以跟母乳相比的抚慰资源的情况，特别是父亲的协助，以及你自己继续母乳喂养的愿望。我没有发现在移出大床前或者同时必须停止母乳喂养的原因。

短暂或被打扰的睡眠之后孩子经常伴有极度的缠人、哭闹行为，这一现象提示我们那些最初导致极度缠人的内在的生物学因素依然存在，即使是缠人期已经过去了。有一种现象可以支持这种观点（前面已经提到），尽管药物治疗已经成功消除或者削弱了缠人期的哭闹，在4个月大的时候短暂睡眠依然是主要形式。此外，有一些但不是全部，缠人期后的婴儿仍表现出较高的活力且对环境刺激过度敏感。

下面是另一个对环境刺激敏感的例子，来源于我自己的生活。当我的第一个孩子处于缠人期的时候，我不得不把婴儿床的

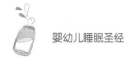
栏杆都立起来并固定在原位，因为弹子锁的咔咔声总是会吵醒他。这使得我在把他放进婴儿床的时候显得非常笨拙，还好我曾经在大学体操课里锻炼过柔韧性。对我的妻子来说这是不可能做到的，于是我给她找了一个硬凳子，这样她就能够着了——但这还是伤了我们的背。

有趣的是，这两种性格特征（高活力与高敏感性）并不是判断孩子属于困难型的标准。某些缠人期过后的婴儿确实对于小睡或者晚上睡觉时间的不规律性非常敏感。痛苦的耳道感染或者假期与旅行都可能对常规作息造成破坏，导致难以入睡和频繁的夜醒，并持续好几天。这种恢复期的延长现象可能是觉醒/抑制或者清醒/睡眠控制机能长期的不平衡导致的，它反映了婴儿生物钟的易破坏性。换言之，父母如果轻轻把孩子放下的时间太晚，或者在4个月之后经常让孩子错过小睡，那么，结果就是让孩子处在过度疲劳的边缘。当自然的破坏性事件发生时，孩子就进入一种激动的觉醒状态并变得易怒，并且不能轻松地回到常规的睡眠模式。

有些缠人期过后的孩子具有无边无际的能量。"她爬得像闪电一样快。"这是一位母亲对自己孩子的描述。这种孩子总是在移动之中。他们甚至可以爬过母亲的胸部后在肩膀上栖息，而不是安稳地坐在膝盖上。但是一旦爬上肩膀，他们立刻又要下来去看角落里落满尘土的球或者其他同样令他们兴奋的东西。他们好像很容易感到厌烦，同时也对刺激表现得非常敏感，特别是吸尘器、吹风机或者咖啡机之类发出的机械噪声（这类声音在他们较小的时候可能让他们从哭闹中平静下来）。好像是他们觉醒、活动以及好奇的程度较高。如果他们处在过度疲劳状态，会表现得比较暴躁，而且总是需要交流，需要母亲待在旁边，要被抱着。当妈妈离开他们仅仅一分钟时，他们会很快开始哭闹。但是当他们休息良好时，情况就完全不同。

当有足够的睡眠时，这些孩子会表现出无穷尽的好奇心，充满活力地寻找机会了解世界。这些孩子是非常警觉、充满好奇心且聪明的，可能因此在控制自己探索世界的冲动方面存在困难。没有数据表明曾经缠人的孩子更聪明，可能是有一些孩子特别聪明而导致这种神话的产生。1964年出版的一份关于婴儿的研究结果（这项研究的诱因是看到出生4~10天的婴儿会去抓脚上的橡皮筋）认为过多的哭闹与婴儿3岁时较高的智力有关。这种人为导致的哭闹与智力间的联系是否可以推广到缠人期中的哭闹呢？这是一个开放性问题。

当你成为自己宝宝的计时员并安排他的作息时，他将能够昼夜都有规律地作息。对大多数父母而言，这是一种相对容易实现的调整。但对于缠人期后的婴儿，估计要花很大力气去实现规律化及持久化。你所做的让孩子休息好的努力会得到回报的，那就是一个安静的、幸福的、脾气更平和的孩子。这样一个家庭最终

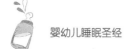

可以永久地认为："'另一个'孩子已经回去了！"

下面是一个极度缠人的孩子的故事，尽管父母认为是睡眠不足所导致。虽然没有快捷的睡眠问题解决方案，但改善总是慢慢实现的。如果你能合理地坚持，耐心总会有回报的。

杰克逊在4个月大的时候还没有任何睡眠规律。他似乎总是在哭闹而且一次只能睡大概4个小时（如果我们幸运的话）。我的丈夫跟我花了所有的时间做一切我们能做的来让他停止哭闹：抱着、摇着、跳着、唱着歌、陪着玩。我们的儿科医生说他有疝气，并且我们没什么可做的，只能等它结束。现在回头看这一切，我认为他根本就没有疝气，只是缺少睡眠。起初我们犹豫着是否不抱他让他去哭。那时候我们都是心理学家，我们担心让他自己待着哭会造成情绪上的伤害，并且会影响他的自尊心以及相关方面。但我们自己都缺少睡眠，在重压下崩溃了，不愿尝试任何东西。维斯布朗医生的观点认为不让他学会自我抚慰入睡技能是对他的伤害，这让我们最终开始行动。我第一次把他放在婴儿床里让他小睡，离开房间后他开始为这种"残忍的举动"而哭闹。我坐在楼梯顶上，只能是哭了再哭。我确信我是世界上最坏的妈妈。20分钟之后（感觉像永恒一样），他终于入睡并且睡了2个小时。不幸的是，后来的小睡就不是这么容易了。有多次他哭闹了整整1个小时（我也哭了整整1个小时），然后我们抱他起来稍后再试。杰克逊似乎对这种方式有一点抗拒，尽管我们保持得非常一致，他也总是表示反抗。直到现在，都9个月大了，多数时候杰克逊在小睡或者晚上上床前都会哭闹。有时候是30秒，有时候是30分钟。跟以前相比，他现在睡得好多了，时间也长多了。我们计算了一下，以前他每天平均睡10个小时，仅仅几周后他每天睡17个小时。最好的一点是他学会了睡整个晚上。现在，多数时候他在晚上6:00～7:00上床睡觉，早上6:00～7:00醒来。每天两次小睡，一次在上午9:00左右，另一次在下午早些时候。我的丈夫与我终于睡眠充足了，紧张程度直线下降。我们自己的晚上回来了，这是我们绝对需要的。而且杰克逊的脾气显著改善了。现在我依然认为他是一个活力充足的宝宝，但不会说他缠人了。以前，我确信我们不会再要其他的孩子，因为那时候情绪上的打击太大了。但现在我们正在设想明年再要一个孩子。

如果你没有做维护作息习惯的努力，婴儿将会变得睡眠不规律，而且会不可控制地发怒，因为最轻微的挫败就失控地尖叫，并且在白天大多数时间都会表现得发狂、需求无度且没有耐心。大多数疝气愈后的婴儿不会是这种极端的情况，但与没有疝气的婴儿相比，他们确实需要父母的控制以形成健康的作息习惯。因此在4个月以后，不良的睡眠习惯是后天养成的，而不是天生的。

睡眠小贴士

对所有4个月以后有过疝气的婴儿来说，我的医学观察表明，父母只有为孩子建立并维持规律性的睡眠习惯后，孩子频繁的夜醒才可能消失，睡眠时间才可能延长。

似乎多数缠人期后的睡眠问题并不主要是睡眠/清醒规律的生物学干扰而引起的，问题在于4个月大的孩子缠人期结束的时候父母没有成功建立规律性的作息模式。当缠人期结束的时候，有很多明显的或者细微的原因都可以解释父母强制安排作息的困难之处。3个月之久的哭闹有时候导致父母的照料行为发生永久性的不利变化。无法安慰宝宝会使父母产生一个想法：宝宝的行为不可控制了。他们发现，对于自己极度缠人的宝宝，所有规律性的安排以及固定的就寝程序并没有体现出明显的好处。自然而然地，他们认为这种解决方式不再能帮助他们烦躁的宝宝。不幸的是，他们并没有注意到这样一种转变：在大约4个月的时候，哭闹的原因转换为了疲劳。

另一方面，某些父母可能是仅仅由于自己的疲劳，而无意识地长期对婴儿的响应不一致且不规律。他们在抚慰极度缠人的婴儿或者让其安静下来时，沿用了长期使用的、固定的、复杂的方法。然而这些行为最终导致婴儿在缠人期之后形成了过度放纵的、过度期望的睡眠规律。例如，他们在夜里照顾婴儿的行为，反而刺激形成了过度关注。父母每一次响应婴儿的哭闹，都可能在不经意间剥夺了婴儿学会在没有帮助时自己入睡的机会，婴儿从而不能学会这一重要的自我抚慰技能，而这一技能是婴儿一生中都会需要的。

此外，我的研究表明，当白天的睡眠被打断时会产生同样的结果。不能进行小睡的婴儿会形成一种注意力集中时间短的习惯。记住，其他研究已经表明当孩子行为不规律时情况比较麻烦。正是这两种性格特征——注意力集中时间短与不规律，会影响孩子的学习能力，这种能力其实是从学会在没有父母的帮助下入睡开始形成的。

对于疝气愈后的婴儿来说，教导他学会如何入睡和保持睡眠状态的有效的行为疗法，可能是你能够接受或者不能接受的，这取决于你感知婴儿对睡眠的需求并做出响应的能力。（更多培养健康睡眠的方法将在下一章详细讨论。）

其他的父母，通常是母亲，非常难于与自己的宝宝分开，尤其是在晚上。她们可能有一些实际困难，如丈夫要上班或者长期不在家，或者夜晚已经变成了她们独处的时间。她们认为每一声啼哭都表示宝宝要求妈妈来照料自己。这些女人是伟大的母亲，但她们可能好得过头了。妈妈预料到了宝宝的每一声啼哭并照顾宝宝，不让他哭出来；然而由于这样做，妈妈妨碍了孩子独处能力的发展。例如，她可能会阻止宝宝寻找能够替代她的存在的努力（比如吮吸手指或者使用安慰奶嘴）。

这样的父母使得他们的孩子短暂且支离破碎的睡眠模式一直

延续下来，结果宝宝变得"始终需要母亲的真实存在且如果不被抱着就不能入睡。这些婴儿不能自己找到一个内在的感觉氛围来入睡"（奥格登，婴儿心理学家）。假如婴儿的睡眠已经被干扰了，父母可从以下角度找到解决问题的方法。

警惕

婴儿长期的睡眠问题已经证明与青春期的精神综合征、幼儿多动症及母亲的抑郁症有关系。

极度的缠人、易躁并不一定导致父母不能离开孩子！但这种情况已经足够刺激并导致他们向适应性最差的方向发展，结果是对婴儿睡眠产生严重的、持久性的干扰。如果是这种情况，那些帮助婴儿睡得好一点的简单建议并不能促进父母改变对待这个问题的方式。因此，当一个醒着的婴儿被带来寻求专业性的帮助时，说明父母已经没有鉴别孩子为何哭闹的能力了。

极度缠人是最明显的极端哭闹的例子，但是请记住，任何一个过度疲劳的婴儿或者孩子都会哭闹。在一些非工业化社会里，婴儿很少哭闹，是因为他总是被母亲带在身边。然而，即使是在不分日夜都抱着孩子且无限制地母乳哺育的情况下，婴儿也会哭闹或缠人。这种情况的高峰也发生在婴儿6周大的时候！当然，这些婴儿由于先天原因易受惊且因过度疲劳导致恶化的可能性较

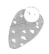

小。因为这种社会里的妈妈不开汽车，不戴手表，白天也没有必须带着宝宝参加的事情。同时，周围环境刺激也更少，所以在妈妈做饭的时候，宝宝也在屋外面睡得很好。我们的生活方式与此不同，从而可能导致我们的宝宝过度疲劳。

睡眠小知识

由于所有的婴儿都会缠人且哭闹（虽然哭得有多有少），因而最好把烦躁看作婴儿在这样做，而不要认为婴儿本身就是这样。这是生命的一个阶段，而不是医学问题。

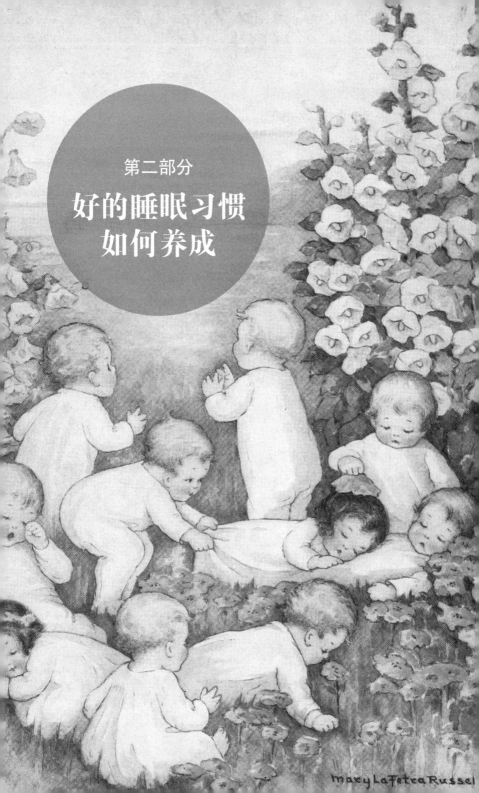

第二部分

好的睡眠习惯
如何养成

Mary LaFetra Russel

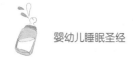

第五章 1~4个月宝宝的睡眠问题

　　每一个新出生的婴儿都是独一无二的。我们观察他们的距离越近，发现的不同之处越多。这些不同之处中的一部分反映了天生的特征，被称为遗传差别。近年来睡眠研究已经专注于考察控制我们睡眠，还有形成双生儿的基因，如果最终发现并不是所有的表都按同样的速度走，也并不新鲜。然而其他先天的差别并不是遗传而来的，而取决于婴儿在妊娠期的37周还是42周出生，或他的母亲在怀孕期内是否抽烟或者大量饮酒。一个新的研究课题，基于动物研究，就是母亲的生物钟可以影响胎儿及新生儿的生物钟。母亲的睡眠/清醒模式、活动/休息模式或进食模式的规律性或者不规律性，可能存在某种方式，在婴儿出生前就对他的生物钟造成影响。

　　所有这些差别——包括微笑、吮吸、睡眠、身体活动等等——组合起来让婴儿成为一个独特的个体。本章会描述婴儿个体的睡眠模式，以及当婴儿长大时这些模式发生的变化。

掌握好抚慰宝宝入睡的时机

思考如何抚慰你的宝宝并作出安排很重要，但更重要的是要知道何时去抚慰宝宝。

·婴儿在清醒1或2小时后很快变得过度疲劳，有些甚至连舒适地清醒1个小时也做不到！白天，当宝宝清醒时要注意时间，并在接下来的1或2小时内，在他变得过度疲劳之前，开始抚慰他以让他小睡。尽力保持短暂的清醒时间。

·小于6周的婴儿夜间睡得很晚，且白天夜里都睡不太久。白天尽力在宝宝过度疲劳之前抚慰他入睡。始终回应宝宝。避免过度疲劳状态。

·80%大于6周的婴儿夜间变得安静，睡的时间变长，并且提前1个小时就变得昏昏沉沉。如果你的宝宝昏昏欲睡状态的时间提前，尽力提前1个小时抚慰他入睡。不要让他哭闹。

·20%大于6周的婴儿夜间仍然哭闹，睡觉时间没有变长，睡前开始昏沉的时间也没有提前。无论如何，即使你的宝宝表现出昏沉状态的时间没有提前，也要尝试提前1个小时抚慰他入睡。花更多的时间来抚慰他：延长摇摆的时间，长时间地洗澡，以及不停地推着婴儿车走，等等。父亲应该尽最大努力帮助解决困难。不要让他哭闹。

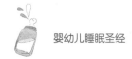

一、1周大新生儿睡眠须知

当你从分娩或者麻醉副作用中恢复过来时，你可能开始新的体验——变化无常、睡眠不充分或者焦虑。毕竟你在高中或者大学中可能没有上过101养育课。不幸的是，医院的日程表会使这些感觉更强烈。在没有母婴同室的医院里，照料婴儿的日程表是人为规定的。这种日程表是根据换尿布的时间、访问时间以及测定重要数据的需要来制定的，而不是根据婴儿的需要制定的。

睡眠小知识

你的宝宝可能还没有生理节奏或者内在的生物钟，因此不要根据时间来安排宝宝的活动。

只要你从医院一回到家，你就应该无视时间，在宝宝饿的任何时候给宝宝喂食，尿湿的时候换尿布，并且让他在需要睡眠的时候睡觉。足月的婴儿在头几天睡得很多，同时吃得很少，经常会有体重减轻现象。这些都是非常自然的，不要为此大惊小怪。如果你的宝宝睡得太多，别搞不清好坏。

睡眠小知识

照料宝宝的时候关掉电话，宝宝小睡的时候关掉电话，当你的丈夫跟你在一起的时候关掉电话。如果是你自己在照料宝宝，考虑使用安慰奶瓶（每天一瓶奶粉或者母乳）。

一般情况下，头几天之内的这种平稳、安静的时期在某些程度上与母亲出奶的时间同步。婴儿睡得很多，每天15~18小时，但每次睡眠通常时间很短，只有2~4小时。这种睡眠时间并不符合任何一种昼夜模式，因此你自己要抓紧时间休息。

　　问：我听说应该在宝宝昏沉但醒着的时候把他放下去睡觉。但每次我喂我女儿的时候，她很快就睡着了。我应该把她弄醒再放下睡吗？

　　答：新生儿通常会在喂食的过程中睡着，这并不意味着要叫醒他。叫醒宝宝完全违背了妈妈的本性！大一点的婴儿经常在吮吸结束后就几乎睡着了。当乳房或者奶瓶被移开时，婴儿会立刻呆滞地看一下四周，这只是为了察看一下周围的环境，之后就在你的陪伴之下在你的床上，或者独自在婴儿床上进入舒服的睡眠之中。

　　为什么你会听说你不应该让你的宝宝在抚慰或者喂食的过程中入睡呢？这个理论认为婴儿正在学习掌握自我抚慰技能，如果不这样做他就无法掌握技能。可以考虑两种设定情况。首先，你让宝宝保持较短的清醒时间，只有1~2小时，而且你注意观察昏沉的信号。在婴儿开始昏沉的时候，你抚慰或喂宝宝，他可能变得更加昏沉并进入睡眠状态，但在这个过程结束之时他还没有进入熟睡状态。现在他可以继续下去，自我抚慰进入深度熟睡。这

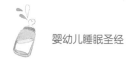

非常容易做到，因为他并未过度疲劳，并且80%的婴儿（普通缠人、易怒）可以处理得很好。

第二种情况，你让宝宝清醒很长时间且他已经过度疲劳了。他已经度过了昏沉阶段并正在进入疲劳期。现在，当你抚慰或喂食时，你发现把他放在婴儿床里或者让他睡熟并不容易，除非他在抚慰过程结束的时候已经熟睡。自我抚慰入睡由于过度疲劳而变得非常困难，有20%的婴儿（极度缠人）会在头几个月里出现这种情况。问题并不在于你没能够"在宝宝昏昏沉沉但醒着的时候把他放下"，而是在于宝宝被搞得过于疲劳，或者你运气不好，宝宝正好是极度缠人类型的。

这种说法基于这样一种认识：当父母成功实施"在宝宝昏昏沉沉但醒着的时候把他放下"睡眠策略时，少有睡眠问题；而当父母没有或不能成功实施这一策略时，常有睡眠问题。而真相是，这种策略的成功取决于婴儿是否休息良好。如果你不小心让宝宝过度疲劳或者你的宝宝是极度缠人类型的，这种策略不会有很好的效果。

睡眠小知识

婴儿出生后的头一周就像一段蜜月一样。新生儿"像婴儿一样睡觉"。

所有的婴儿：从预产期算起，6周时婴儿夜间会变得越来越难以抚慰及入睡。

80%的婴儿：在几周后的夜间安定下来。

20%的婴儿：从预产期几天后算起，婴儿在任何时间都越来越难抚慰及入睡。这些婴儿在3~4个月大的时候安定下来。

当你的宝宝变得越来越难抚慰及入睡的时候，他表现得完全脱离你的掌控，你的生活也不再轻松。

睡眠策略并不只是让孩子哭个够

睡眠策略涉及一些基本原理，以利用婴儿睡眠/清醒生理规律的自然形成过程，帮助宝宝学会睡眠。这包括：

· 重视宝宝对睡眠的需要。

· 当宝宝需要睡眠的时候，早点开始计划，这跟预计宝宝对喂食的需求是类似的。

· 让宝宝保持短的清醒时间，即1~2小时。

· 学会辨别昏沉信号，虽然20%极度缠人的婴儿没有这种信号。昏沉信号或睡眠信号表明你的宝宝正在变得想睡觉，此时你应该开始抚慰行动。

· 当你把宝宝放下或者陪他躺下时，他可能是昏沉着、醒着或者是熟睡着。只要你时间安排得好，任一种方法都可能有好的效果。

· 培养晚上定时就寝习惯。

· 关键在于让你抚慰行动开展的时机与宝宝自然需要睡眠的时机相契合。对80%普通缠人/易躁的婴儿来说，完美的时间安

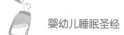

排会让哭闹消失。

·在头几周内，许多婴儿即使在不饿的时候采用喂食或吮吸方法进行抚慰也可以入睡，这很正常。在把宝宝放下睡觉或者陪他躺在你的大床上之前，没有必要刻意地弄醒宝宝。稍晚时候，大一点的婴儿在你移开乳头或者奶瓶时可能会无意识或者部分地清醒一下，努力让他睡着，不要强迫他进入清醒状态。

二、2～4周大婴儿睡眠须知

在头几周内，所有的婴儿都是很难"读懂"的。婴儿的多数活动如喂食、换尿布、抚慰入睡等都是没有什么时间规律的。不要期望有一个作息规律的婴儿，因为婴儿对喂食、爱抚及睡觉的需求是不稳定且不可预期的。当宝宝需要进食的时候就喂他奶，当他需要换尿布的时候就换，当他需要睡眠的时候允许他睡觉。

我所说的"允许他睡觉"是什么意思呢？如果你的宝宝在平稳安静的地方睡得好就尽力给他提供这样的地方。在这个年龄段，许多婴儿似乎可以在任何地方睡着，因此携带方便。如果你的宝宝喜欢这样，那你很幸运；如果他是少数几个在晚上睡的时间长的婴儿之一，你就更幸运了。多数新生儿在晚上睡的时间并不长。

研究已经表明，几周大的婴儿一次能睡的最长时间大约只有2～3小时，且可能是在白天或者夜间的任何时刻，这是昼夜不分的模式。极度缠人的婴儿甚至可能连这样长度的单次睡眠都没有，早熟的婴儿的睡眠时间可能更长。

现在已经知道，对婴儿的照料方法，比如更换灯的数量或者控制有无噪声，并不能显著地影响婴儿的睡眠模式。事实上，特定的照料方式或方法如拍打宝宝后背、换装或喂食等并不能真正地影响婴儿。尽量地不要想着为宝宝做什么；相反，花点时间和宝宝一起享受乐趣。做些能够让你们两个都快乐的事情，比如抱着宝宝、抚摸宝宝、跟宝宝说话和听他嘟囔、走路、洗澡，以及一起睡觉。这种积极的爱抚已经足够刺激宝宝了，你不必操心去买适合的玩具来刺激宝宝。

所有婴儿在头几周都会有一种变化，而你要为此做好准备。当你的宝宝即将入睡或者马上要醒来的时候，他的身体会突然抽搐一下或者剧烈地扭曲。当宝宝由昏沉欲睡进入到熟睡时，眼睛可能会向上翻（翻白眼）。这些在睡眠/清醒状态转换时发生的行为都是正常的。同时，随着大脑的发育，所有的婴儿都会或多或少变得更警觉、更清醒、更兴奋。你可能会发现宝宝有不安的动作，比如发抖、颤动、摇动、抽搐、扭曲或者翻滚，以及打嗝。这些情况可能出现在你的甜心小宝贝变得烦躁、痛苦或者骚动的时候，原因并不确定。这些行为对新生儿来说都是正常的。

在这种难以解释的不安过程中，宝宝可能吞进空气而经常吐气打嗝。他经常表现得很痛苦。有时候他在哭闹但你不知道为什么。哭闹的婴儿可能只是饿了或者仅仅是在缠人。对所有父母来

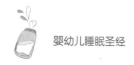

说这都是混乱困惑的。

总而言之，现在这个阶段你可能无法拥有你梦想中的宝宝。他哭得太多了，睡得太少了，还会随时吐奶在你的肩上，而你却忘了盖个毛巾。下面是让每个父母可以轻松些的具体步骤。

1. 白天，当你的宝宝在睡觉的时候自己也小睡一下。

2. 拔掉屋里所有的电话线。

3. 不带宝宝，出去小歇一下：散步，喝杯咖啡，或者看场电影。

4. 筹划或者安排一点私人时间，以打理一下自己。

5. 自然随意地抚慰宝宝，不要担心宠坏他或者产生什么坏习惯。

6. 用摇篮、安慰奶嘴或者其他任何能够产生有节奏的摇摆运动或者吮吸动作的工具抚慰宝宝。

如果你发现宝宝可以在任何地方、任何累的时候都睡得很好，那么你可以在自己方便的时候享受自由。很快地，你就很少有时间访问朋友、购物或者去上体操课了，因为你的宝宝需要一个固定的睡眠环境。

问：为什么母乳哺育的婴儿晚上喂食的次数要多于奶粉喂养的婴儿？

答：这可能是因为母乳更容易被消化，母乳喂养的婴儿饿得更快；也可能是因为选择母乳喂养方式的母亲对宝宝的活动更为敏感，对宝宝的声音，包括饿的声音和睡觉的声音反应得更为频繁。母乳喂养的母亲可能更乐意采用这样的方式抚慰宝宝：即使宝宝只是在缠人且根本不饿的时候，也把自己的乳头用作安慰奶嘴。也可能母亲是因为自己的乳房感到涨满不适而对宝宝响应的次数更多。或者，母亲不确信自己的宝宝是否已经吃饱了，因为她不知道自己的宝宝究竟吃了多少，这跟用奶粉喂养婴儿是不一样的。

问：我听说新生儿不应该与妈妈睡一张床或睡在一间房内，这样会宠坏他。

答：胡说八道。如果新生儿跟你靠得很近，对你们两个来说喂食或者照看都会比较轻松。当你的宝宝再大些的时候，即3～4个月，如果他不睡在你房间里，可能你们都会休息得好一点。然而，在那时候夜间喂食的次数通常少多了。

4个月以下的婴儿，夜间短暂的清醒对多数父母来说都是可承受的，因为他们通常认为孩子是饿醒的。大一点的婴儿，尤其是在这之前已经整晚睡觉的婴儿，夜醒被认为是行为问题。事实真相是夜醒或者完全清醒不睡都是非常正常的事件，这点第二章已经讨论过。大点的婴儿，当他在没有帮助时很难、不能或者不愿意再次入睡时，这才是有问题。夜醒的次数越多，每次醒后不睡的时间也越长。

问：什么时候我的宝宝整晚都能睡觉？

答：许多6周到4个月大的婴儿在晚上9:00～10:00时会自然地

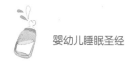

入睡，然后睡几个小时而不需要喂食。有些人把这种情况叫作"睡了一个晚上"。4个月后，婴儿开始趋向于更早睡觉，约在晚上6:00～8:00；有些婴儿需要在第二天醒来之前喂食一次到两次。9个月之后，不再需要夜间喂食。在大床上睡觉且母乳喂养的婴儿例外，两次以上的夜间喂食会养成一种夜醒的习惯。

三、5～6周大婴儿的睡眠

大约6周的时候，或者是早产儿预产期之后6周，你的宝宝可能开始用微笑回应你的微笑。

如果你很幸运地拥有一个安静的宝宝，而且宝宝的睡眠周期很有规律，那么准备好迎接宝宝更多的交流性的成熟行为吧。交流性的微笑宣告了更多交互意识的来临，而这可能开始于你的宝宝现在会反抗睡意，只是为了享受跟你一起玩的乐趣。这是非常自然的过程！

睡眠小贴士

尽力去满足宝宝的需求，饿了就喂他，累了就让他睡。

当你的宝宝有一点点烦躁表现时，问你自己两个问题：第一，你上次是什么时候喂他的？第二，他已经醒了多久了？有时候你应该让他睡而不是喂他。

宝宝第一次冲你微笑的时候，大概在6周左右，他的夜间睡眠变得更有规律，最长的单次睡眠更有规律，更有可预见性。这段睡眠时间长度大约是4～6小时（如果你的宝宝是极度缠人类型的，最长的睡眠时间可能要低于这个长度）。你的宝宝可能越来越平静，他可能对手机或者玩具的兴趣越来越大，玩游戏的劲头也越来越高，他表达情绪的方式也显著增多。

然而许多父母发现这个时候特别有挫败感，这是因为他们的婴儿处于一个缠人且不睡觉的高峰期，大概就是6周的时候。甚至极度缠人的婴儿也在6周的时候处于最恶劣的时期。

6周是个高峰：所有婴儿在6周时最缠人，哭得最多，醒的时间最长。

有一个母亲告诉我："他碰到任何活着的东西都会兴奋。"

下面是6周高峰现象的一个鲜明的例子。

安东尼奥的睡眠故事

跟现在的许多夫妻一样，我的丈夫阿尔图罗与我在30岁左右结婚，而且隔了几年才决定建设一个完整的家庭。虽然我们知道我们自然的、独立的生活方式将会改变，但我们已经做好了准备去面对拥有一个孩子所带来的变化。有孩子的朋友都告诉我们生活方式将会发生改变，但我们依然无法想象在孩子出生之后生活方式是多么不一样！

安东尼奥提前2周出生。我还记得在他出生几小时后，我还想着他会是一个非常乖的男孩子，因为我怀孕以及生产的过程都很正常且相对轻松。然而，在我们带他回家3天以后，我意识到自己的期望落空了。回头看一下我的日记（我保留了一张睡眠/进食规律的电子数据表，上面还对安东尼奥的习惯作了注解），那天安东尼奥从晚上8:00开始哭闹，一直到早上5:30才停止。一整个晚上我们都在抱着安东尼奥楼上楼下地走，摇晃着他，还用其他所有我们能想到的方法来抚慰他，最终在精疲力竭之后，他终于在早上6:00睡着了。对像我们一样深爱自己孩子的父母来说，无法抚慰宝宝让他平静下来，这种感觉实在太糟糕了！我的丈夫与我觉得我们就是失败者，一大早我们就在医生刚上班的时候打电话求助。很幸运，我们发现那个晚上他哭闹的部分原因是饿了，因为我的奶水还没有来。这个问题很容易就搞定了！

我们很快解决了他的饥饿问题，但他好像还是哭得很多。后面的3周我们发现这种哭闹行为从下午5:00开始，通常持续6个小时。除此之外，每天晚上安东尼奥每2小时醒一次进食（跟大多数婴儿一样），而且白天根本不睡觉。在他较小的几周内，安东尼奥白天或者晚上睡觉的唯一方式就是我丈夫或者我抱着他。无须多说，我丈夫与我都对满足睡眠的需要感觉到绝望，就跟安东尼奥一样！当时，我丈夫特别不能理解为什么我们的孩子哭得这么多，睡得这么少，而他知道的其他孩子似乎都没有这样的问题。事实上，我们在育婴课程上认识的所有新生儿父母（我们知

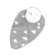

道大约有15~20对夫妻同时也拥有了宝宝），只有另一个孩子也有同样的行为。此外，有大孩子或者已经在蹒跚学步的那些孩子的父母也不能给我们什么帮助，因为他们"忘了"自己的孩子是否缠人了。我不相信有人能够忘掉我正在经历的一切。我丈夫认为我们肯定做错了什么，虽然我当时并不承认，但也担心他说的是对的。

当安东尼奥大约3周大的时候，我带着他去看维斯布朗医生。我跟医生讨论了他的睡眠习惯（或者说不睡的习惯），医生告诉我安东尼奥晚上缠人的问题会在6周大的时候更严重，然后会逐渐改善，可能会在大约12周的时候结束。而当我得知由于安东尼奥出生早于预产期，需要从他预产期算起时，我非常恐慌。这意味着像最初3周这样的生活还得持续5周以上！这是一种无休止的缺乏睡眠的状态！我真的不知道我们应该怎么度过这段艰难的时期！我记得当时天天数着还有多少天到6周，每天我至少想这样告诉我的丈夫一次："我们只有3周半了！"对此我丈夫的答复是："要是到时候他不变好怎么办呢？！"我想我们最大的担心就是安东尼奥的缠人问题永远不能解决。这是我们的第一个孩子，我们并非百分之百确认他会逐渐成长并摆脱这个问题！在这段时间，我们觉得我们的"新生活"会永久持续下去——每个晚上抱着哭闹的孩子，白天迷糊地抱着孩子以让他睡觉，没有尽头。我们内心知道他肯定会变好的，但当时的情况确实是非常严重。

后来，在安东尼奥快6周的时候，我简直不敢相信，但我确实注意到他晚上的缠人情况开始减少了。几乎就是在6周的这一天，我彻底地被维斯布朗医生所给时间表的准确程度惊呆了。此外，在同一时间，他晚上睡眠的时间变长了一点，而且他开始在婴儿床上学睡，而不是必须跟我一起睡！进步虽然很小，但当时我为晚上能有4个小时固定睡觉的时间而疯狂了！大约在10周的时候，我打电话给维斯布朗医生并得到了鼓励性的建议。他建议我让宝宝晚上早一点上床睡觉，因为这可能让他不会太累并且能让他更容易入睡。当时，安东尼奥大概在晚上10:00～11:00开始睡觉，所以我把他的就寝时间提前到晚上8:00左右。几天后，我真不敢相信这个方法非常有效！之后我注意到他实际上在晚上6:30就变得较累，开始更早把他放在婴儿床上。安东尼奥现在将近5个月大了，他已经能从晚上6:30一直睡到早上7:00左右，这是从他12周时开始的。偶尔地，他凌晨4:00或5:00由于饥饿醒一下，但多数情况下他晚上睡得相当好，甚至已经开始形成白天有规律的小睡！丈夫跟我仍然不敢相信我们爱哭闹的宝宝现在已经是一个能睡觉的宝宝了。如果我们在他3周的时候知道这种改变，我们当时就不会那么紧张得要死了！但我不得不说，就像我的那些孩子比较大的朋友们一样，我也正在忘记他缠人、烦躁时期的细节！跟安东尼奥在一起是那么快乐，事实上我可能想要第二个孩子了。耶！

你的宝宝可能让你生气或者精疲力竭。他可能在放弃小睡的

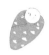

同时使事情变得很糟，当他醒着的时候一天都会变得很难过。每一天结束的时候你可能觉得已经要瘫掉了，你可能觉得自己的智商变为零了。这些情况也是很自然的。被自己的宝宝烦扰并不意味着你是一个"坏"父母，只是要分析一下你烦扰的原因，要记住你的宝宝没有成熟的神经系统，不能实现抑制型控制。当大脑成熟时会形成抑制能力，但这需要时间。所有麻烦会在6周后平息下来。

以下是一个母亲对孩子出生后头8周的描述。

我在孩子出生后头8周内的第一次洗澡

今天，我的女儿艾莉森已经8周大了。我在她出生之后第一次没有被打断地洗了个澡，以示庆祝。当然，在我擦干之后她正好醒了，但我已经学会了享受小小的愉悦。

艾莉森睡得不多，她醒着的时候通常是在哭闹或者享受爱抚。这已经比过去几周好一点了，但她还是睡得很少：晚上6~8个小时，白天2~4个小时。从我再不能忍受她的哭声起，她大部分时间都待在我怀抱里，她总是能够因为被抚慰而安静下来。我觉得在照顾她时，我已经跟那张棕色灯芯绒椅子融为一体了。

最近她可以很好地玩几个10~20分钟了（在地板上，我斜靠在她的后面照顾着她，或者当我给她换尿布时在换衣桌上）。我不能抱着她跟她玩，她总是扭动着要找我的乳房。就这样，无论

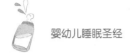

怎样她一天会趴在我乳房上10~12小时。

对艾莉森的行为（经常的哭闹及缠人，经常渴望奶嘴或者至少挂在我的胸前），我自然而然地认为我的宝宝饿了，而我没有足够的奶水给她。如果我的奶水足够，她肯定能够睡着而且睡得很熟。我以前认为，她在睡了几分钟或者半小时后醒来是因为饿了。在医生那里称重的时候，当我知道她体重增长达到75%时（3周内），也没有消除这种疑虑。

当我把这些告诉医生时，他肯定地说我的孩子是烦躁型，我把他的书带回家读，最后我发现了其他母亲描述的这种孩子类型！并不是只有我一个这样。我开始理解我的孩子的睡眠问题，她表现得像是饿了，其实根本不是。我也了解到对于孩子，除了我已经做到的之外，没什么还要做的，因此我也转移了部分注意力到别的地方，并开始打理我自己。确实，我相信如果宝宝是烦躁型，大多数情况下宝宝并不需要过多的照顾，反而是母亲需要"治疗"或者帮助，对此我建议：

1. 每天最少出门1~2小时。

2. 出门时，尽可能做一些体育活动以消除压力。

3. 不要因为做一些让自己感觉舒服的事情而觉得对孩子有愧疚感。

4. 在外面的时候要尽可能地交流。

5. 为宝宝的睡眠、进食习惯写一些日记或者日志。

6. 当宝宝睡着的时候，你自己也睡一下，或者做一些让自己平静的事情。

从此一切都开始变好。昨天晚上艾莉森小睡了3小时后醒了，平静地吃奶，即使在几小时后也没有缠人。她没有再睡觉，但也没有哭闹。再晚一点她像往常一样去睡了，之后我抱着她跟她玩了1小时，然后她平静地在摇篮里待了一会儿。

然后今天早上我洗了个澡。

如果你很幸运地有一个容易照顾的宝宝，在他5～6周的时候你可能已经发现他的睡眠模式开始变得有规律了。你可以这样帮助你的宝宝变得更有规律：当他开始显得有点累的时候就把他放下或者陪他躺下一起睡觉，但任何情况下都不要让他清醒超过2小时。他可能很容易或者不容易入睡。没有必要让他完全不哭，有些婴儿会在入睡前以一种温和的方式哭闹缠人。如果他哭了5、10或者20分钟，对他没有任何害处，并且他能够入睡。如果还在哭，抚慰好他并且下次再试。尽力敏锐地感知他对睡眠的需要。外面的声音、光线以及震动打断他睡眠的情况会越来越明显，因此当他需要睡眠的时候尽可能把他放在婴儿床或者你的床上。慢慢地、轻巧地离开。

记住，睡眠训练意味着开始重视你的宝宝对睡眠的需要，当他在新生儿阶段时通过估计他何时需要睡眠（在1～2小时的清醒时间内），学会识别昏昏欲睡的信号，培养作息规律。这样你的宝宝就不会过度疲劳。

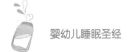

现在你可能得帮助你的宝宝晚上睡得更好。完成这项工作的难度，与你的宝宝是否很好休息或者过度疲劳相关，取决于他是普通缠人、易躁还是极度缠人，以及在头6周内你是否能够成功地抚慰他。

当然了，你可能不需要或者不想尝试这三种睡眠训练策略中的任一种。你的宝宝在晚上睡得很好，因此没有必要捣乱。或者你很喜欢全家睡在大床上的感觉，并不希望改变或者让宝宝哭闹。这种情况在现在是非常好的，但可能在4个月之后，你得考虑改变一下作息规律，以适应宝宝要睡得更早的需要。这种变化并不是说你的宝宝届时一定会哭闹。

从头到尾都要考虑到宝宝自我抚慰的能力，还有你可以用来在整个白天以及夜间进行抚慰的资源。为了你的宝宝，一切能做的都要去做。

选择合适的睡眠训练策略

6~8周，当你不得不继续工作，且已经精疲力竭而不能坚持的时候，这种方式对于普通缠人、易躁的婴儿可能很好用，尤其是婴儿脾气好的时候。

8~12周，帮助你的宝宝在晚上睡得更好，适用于普通缠人、易躁且哭得不多的婴儿，可能很快就成功且很轻松。

16周，适用于极度缠人的婴儿，帮助你的宝宝晚上睡得更好，可能过程很慢且较困难。

1. 让宝宝哭，不管他，耗尽他的能量

夜里让宝宝哭着而不去照料他，可能是父母最难做到的一件事情。同时你也并不确定宝宝是不是饿了。从6~8周一直到4个月，婴儿可能一个晚上需要奶瓶喂养两三次，但4个月之后只需要一两次，9个月之后就不需要了。如果你觉得宝宝是因为饿了在哭，那就去照料他。这种判断对于母乳喂养的母亲来说比较困难，因为她并不确切地知道孩子吃了多少母乳。父亲可以用一瓶配方奶或者挤出的母乳来确定宝宝是否真的饿了。

此外，当父母进行睡眠训练的时候，婴儿在晚上的哭闹肯定会暂时性加剧。当你的宝宝哭声变得刺耳的时候，我的意见是"一次耗尽"与"逐步耗尽"相比，哭闹的总量会少一些，因为前者可以更快起效。对这两种方法的研究表明，使用"一次耗尽"方式的父母反映过程中紧张程度较低。当父母需要改变作息规律的时候，比如要进行度假旅行、有特殊事件比如生日或者生病了，更愿意使用"一次耗尽"策略，这种情况可以支持我的观点。相反地，由于"逐步耗尽"经常需要很长时间，当作息规律的改变导致婴儿过度疲劳的时候，父母很少愿意重复这个过程。另一份报告表明，对于较大的婴儿或者孩子来说，很少有夜里不确定是否饿着的情况，"一次耗尽"策略执行简单而且父母可以更好地保持一致性。相反地，"逐步耗尽"策略需要制订一份详细的行动计划，在几天或者更长时间内逐步改变，操作麻烦。

下面是一个母亲的感受。

"狠心"让阿瑞斯哭解决了他的睡眠问题

我带着阿瑞斯从医院回家的时候，只有一份手写的照料婴儿的注意事项。我所知道的就是，阿瑞斯会在他需要睡觉的时候睡着。在头几个月里，任何他哭的时候我都去照料他，换尿布，并且喂奶；夜里他醒的次数很多，而且大多数时间在大床上跟我一起睡。当阿瑞斯哭的时候我会变得恐慌。我确确实实愿意做任何事情以抚慰他不要哭。我的肾上腺素分泌更多，心跳加快。有人问我是否有他的睡眠作息表或者喂奶时间表，而我不知道该怎么回答。他总是叼着乳头，好像这已经成了固定状态，而且他睡得很少。我偷偷地听着他的哭声洗过两回澡，然后就一直觉得非常对不起他。当我打听别人的孩子以及他们的睡觉习惯时，这些人总是不清不楚地说一些类似"孩子想睡觉的时候就睡了，不多不少"，还有"每个婴儿都是不一样的，就像雪花一样。有些婴儿就是比别的孩子睡得少"。我发现这些根本没有用。我一直在期盼着阿瑞斯"睡过一个晚上"，但从来也没有发生。每天夜里他醒来七八次，白天也睡不了多少，只是很短的小睡。有时候，当我喂奶把他哄睡，然后把他放下小睡，他会在我刚放下的时候醒来并且哭闹。我只得在他睡觉的时候也抱着他。

我在书上读到应该随身带着孩子，并且像本土美国人一样"穿戴"着孩子。我用一辆婴儿车带着他走路以及办事。当时他

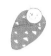

已经10个月大了，已经形成了夜间的作息规律。我在晚上8:00喂奶哄他睡觉，然后把他放进婴儿床，他会在晚上10:00醒来哭闹。我给他换尿布并再次喂奶哄他睡觉，并且小心地，非常非常小心地，把他放在婴儿床里，然后整个晚上每2小时或者1小时就重复一次这样的操作。有时候他会在被放下的时候就醒，然后我不得不从头开始整个过程。夜越深，他也越来越累，我放下他的时候也更容易醒，抚慰他入睡的时间也越来越长。大概早上6:00的时候，他醒来了，偶尔很短地小睡一下。有时候我甚至不能放下他来吃个晚饭，只能抱着他吃。有一个晚上，当他哭的时候我去看他，然而喂奶不起作用，无论我做什么他都不停地哭。那一刻我意识到他并不怎么需要我，而是需要睡眠。我们都精疲力竭了。

我们以前也听说过"让孩子哭个够"，我认为这种方法很残酷。然而我的丈夫要尝试这种方法，而且很显然我们需要改变策略了，因为尽管为了孩子我愿意让自己受任何罪，阿瑞斯却明显地因为睡眠不足在受罪。阿瑞斯的表现完全就是一个过度疲劳的婴儿。他很易受惊吓，会因为突然的惊吓或者大的噪声而失控地哭闹。他自己是睡不着的，也不能保持熟睡状态。书上对此解释说当阿瑞斯夜里每次哭闹的时候，我总是在刺激他让他保持清醒，并不是在抚慰他或者让他平静，而这是我以为自己在做的。所有我读过的关于"夜间照料方法"以及"随时照料孩子"等方法都不能帮助阿瑞斯，相反是在伤害他。我们决定尝试一下维斯布朗医生建议的"耗尽"策略。

头一个晚上我像往常一样在晚上8:00把阿瑞斯放下，但是在10:00他醒来哭闹的时候，我不去管他。那是我所做过的最难的事情之一，但为了阿瑞斯好我怎么也要尝试一下。他哭了45分钟，我都觉得自己要死掉了，神经紧张得要命，我一直在哭，整个身体在发烫，不停地颤抖、出汗，心在怦怦地跳。我觉得，他可能会认为我要抛弃他，他永远不会再相信我。然而他停止哭闹以后就一觉睡过了整个晚上，要知道阿瑞斯从来没有一次睡觉超过4个小时，我都以为他睡死了。但第二天早上他快乐地醒来，休息得很好，在他的毯子上玩了2小时后又再次入睡，这也是第一次。阿瑞斯从来没有过不含着乳头入睡的情况。从那时起，我们确信维斯布朗医生知道该如何去做。我们努力保证阿瑞斯在他需要的时候能够睡觉。我们先给阿瑞斯洗个澡，给他读一会儿书，喂他吃一会儿奶，大概晚上6:00的时候把醒着的阿瑞斯放下让他睡觉。白天他有两次小睡，有一个简化的睡眠程序，早上睡2小时，下午早些时候睡1小时。不知道为什么他在小睡时不哭闹，只是很安静地快速入睡。然而，几周过去以后，夜里我放下他时他仍然要哭45分钟，这一点对我来说很困难，甚至是痛苦的。好在他一旦入睡就能睡12个小时，这真让我不敢相信；而且白天我们跟他待在一起的时候他非常高兴。白天他也非常安静，在头几周内他就像是在冬眠。他几乎不再哭闹了，注意力集中的时间也变长了。最终，阿瑞斯睡觉时不再哭闹了，而且睡一整个晚上，每个晚上睡12个小时。

2. 控制宝宝哭，部分忽略，逐渐耗尽他的能量

这是"一步耗尽"策略的一种变通。一种方式是离开你的宝宝5分钟，然后回来抚慰他继续睡觉或者在抚慰之后放下他。如果宝宝总是大声哭闹，离开你的宝宝10分钟，然后重复抚慰过程。如果他还是在大声哭闹，离开15分钟后再次重复此过程。这个过程之后，再离开宝宝5分钟，不要管他的哭闹，直到他结束哭闹入睡或者在你抚慰之后不再哭闹为止。

另一种方式是在照看宝宝之前逐渐增加不管他的时间，但每2天增加5分钟。研究表明这种方法可以在4 ~ 9个晚上后产生效果。当然了，是否能够成功，取决于你的宝宝缠人或者哭闹的倾向，他是否休息好，是否过度疲劳，以及你是否能够坚持。

这种方法显得不像"一次耗尽"那样严厉，且对许多婴儿有效。我的意见是对于极度缠人的婴儿，大概4个月大的时候，父母由于缺乏睡眠而产生厌烦情绪，而婴儿若已经过度疲劳，采用这种方法经常会失败，因为婴儿的哭闹会让父母难以坚持，而"一次耗尽"方法可以很快生效。

3. 学会查看和抚慰宝宝

夜里对宝宝的动静做出响应对父母来说并不困难。当宝宝哭的时候，你无声无息地走近查看他是否一切都好，并且在黑暗中轻柔地抚慰他，但尽可能不要抱他起来。相反地，你轻轻抚摸

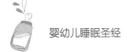

他的肚子，摸他的头发，或者轻轻摇他的婴儿床。你可以摇床、唱歌或者在必要时喂奶，但要控制在最低限度，让他回归到平静的睡眠状态。这种方法适用于那种采用附着式照料方式的父母，因为他们相信这种方式提供了情感安全，宝宝的哭闹将始终得到回应，这样宝宝能学会信任他们的妈妈，从而不会有被抛弃感。然而，没有证据说哭会对婴儿造成伤害。进一步讲，这种方法可能导致有些婴儿哭得更频繁、时间更长，这是为了能得到妈妈的抚慰。此外，夜间婴儿哭闹的时候进行有限制的抚慰是很难做到的。另一方面，如果你的宝宝休息很好，而且不是极度缠人类型的，这种方法可能很有效。

4. 定时唤醒

睡眠小知识

不同的婴儿需要不同的方法。

下面是一个母亲的感受。她由于要继续工作而需要让孩子有严格的作息规律。在6周大的时候，对一个极度缠人的婴儿采用她的方法可能没用。但如果是一个易照顾的，规律性好的，普通缠人、易躁的婴儿，在这个时候通常对睡眠训练策略响应很快。

在这个故事里，这个妈妈错误地把睡眠训练简单当作让孩子哭。

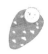

我的产假就要结束了

在戴维出生之前，我丈夫朗与我跟我们选好的小儿科医生见了一面，从他那里带回了我们认为宝宝应该受到的照顾方法。虽然我们知道医生在睡眠紊乱方面有专长，但自己从来没有想过我们的宝宝会黑白颠倒。

哎呀，真是太不正常了。事实上，头几周当戴维没睡着的时候，我们总是在忙着给他喂奶或者换尿布。现在回顾一下这几周的情况，维斯布朗医生肯定会为我问他的那些问题偷笑。

这时候我开始放松下来，并且觉得一切都在向正常的方向走。戴维反应变得更快，朗与我知道这是他发育过程中迈的一大步。我们期盼着他醒来，与他交流。但这时开始出现另一种情况：戴维晚上不睡觉。

医生听了我们的描述，断言这种情况对有些婴儿是正常的。戴维确实太小了，以至于不能在6周大的时候接受睡眠训练。因此朗与我只好放弃这样的努力。

当戴维2个月大的时候，我开始觉得恐慌，因为我的产假就要结束了。大多数时间我几乎不能站起来，我太累了，但当我在家的时候我还要继续给戴维喂奶。我知道在我回去工作之前必须做点什么。因此我们打电话给维斯布朗医生并约他见面。

首先，医生检查了戴维的身体情况，他非常非常健康。然后我们进行了谈话，医生告诉我们必须改变戴维睡眠的方式：戴维要有一个安静、黑暗的卧室，没有夜灯、音乐等。小睡也得持续至少45分钟到1个小时。如果戴维醒得很快，我们就不管他，直到他获得足够的休息。不能让戴维睡得太晚，要在晚上7:00～9:00让他睡觉。即使是短时间的睡眠，也不要在车里、散步车或者摇篮里睡。

由于周日是母亲节，我们决定在接下来的周一开始尝试。晚上9:00我喂了戴维，到9:30他在我怀里睡着了。我轻手轻脚地把他放在床上，又小心地走回起居室，并打开了内部通信系统。一直都很安静，在9:45我听到戴维在吮吸手指，我以为没什么问题，他会很快再次睡着。然而到10:00的时候他开始哭，一直哭到了12:00——2个小时。听到他的每一声哭，我都跟他一样沮丧、生气而且痛苦，然后我开始生气——因为戴维、医生、朗以及我自己。最终，戴维睡着了，一直睡到了第二天早上6:45，这时候我叫醒他给他喂奶。

这个叫醒是早就计划好的，维斯布朗医生同意的，目的是让戴维在我上班之前醒来，这样我可以喂他吃奶。戴维看上去没问题，而我精疲力竭了。

周二我让戴维自己醒的，这一天他小睡了几次，2～3小时或者半个小时，但他的作息规律进一步紊乱了。晚上8:30，他还醒着，我给他喂奶、洗澡并陪他玩，一直到他长时间叼着乳头不动，然后我把他放进床里，虽然他还没有睡着，这时候已经是

10:50了。这天晚上他从10:50哭到了11:15，只有25分钟吗？这么容易就做到了？我当时很受鼓励。戴维晚上不睡觉的日子好像就要结束了。即使是维斯布朗也对戴维的进步表示惊讶。他又一次睡过了整个晚上。

虽然我们还不能成功地让戴维早点上床睡觉，但他睡前哭闹的时间已在逐渐变短。第三天的时候他哭了21分钟，然后直到第二天早上没有再出任何声音。

就在朗与我准备放心地大声呼吸时，戴维又把我们打回了原先的处境。第四天他哭了将近1.5个小时，我的精神要崩溃了。这仅仅是一个暂时性的回退呢，还是过去这3天都是侥幸的结果呢？第二天早上我打电话给医生，他让我继续训练。他解释说，戴维会在几天后结束这种情况。

我们发现当我们以为他需要喂奶，快速响应他的动静的时候，他变得易怒且很难喂食。那种天天晚上哭闹不停的日子似乎要永久地持续下去。

我们依然经常到维斯布朗医生那里报到，但频率变低了。在第三周睡眠训练结束的时候，戴维、朗与我真正地行动一致了。朗跟我能够辨别什么时候戴维已经准备好开始一天的生活，我们也能让他清醒的时间不比他需要的多一分钟。

当朗跟我开始对孩子进行睡眠训练时，我们为戴维清醒与睡眠的时间保留了日志。现在我们仍然在这样做——不是因为他还在训练，而是由于我又开始工作了。朗的日程也很紧张，如果保

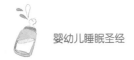
姆通过日志让我们知道戴维这一天的行为，我们可以更好地理解戴维的情绪和饥饿情况。

四、7～8周大婴儿的睡眠

这个时期开始发生的主要生理变化是这样一种倾向：晚上睡得更早，无间断的睡眠时间更长。不要尝试强迫你的宝宝睡得更早，正确的是在晚上早些时候留意你的宝宝昏昏欲睡的信号。

我们已经看到了，每一个婴儿在出生后头几周的行为都是不一样的。你自己的宝宝最有可能出现的情况会介于普通缠人或者"轻松型"与极度缠人之间。而且即使你的宝宝已经变得"轻松"，他也可能正好在这段时间"忘掉"了已经学会的东西。

1. 缠人型和轻松型婴儿的睡眠

轻松型的婴儿非常平静，而且易于照顾，在晚上是个安静的天使。确实，他们在晚上可能也有一段缠人的时间，但这段时间不长，且不激烈，处理起来并不困难。他们好像白天可以在任何时间、任何地点睡着，晚上非常有规律。事实上，在6周之前就形成有规律的、时间较长的夜间睡眠，是轻松型婴儿的显著特征。这类婴儿是非常方便带着跑的，他们的父母享受着他们阳光般的性情。

但很快地，乌云就会笼罩过来。婴儿开始有一点抱怨或者脾气乖戾，不仅仅是在晚上这样哟！事实上，原来平静的夜晚现在可能已经夹杂了一些新的、"痛苦"的哭闹，好像孩子生病了似的。或者，现在需要更长的时间才能把婴儿放下睡觉。这个"冬眠动物"身上发生了什么问题呢？

不规律的作息，没有小睡，并且晚上睡觉太晚，都是罪魁祸首。现在这个时候，你得更敏锐地感知你的宝宝对睡眠的需要了。

在大约6周时，最好的策略依然是同步化，使你的照料行为与婴儿自己的生物钟一致。你应该努力重新培养健康的作息，要消除外部噪声、光线或者震动的干扰。也许这对你有点困难，但在宝宝清醒2小时以内，尽量把他放在婴儿床里。这2小时的时间段可以作为一个大致的标准，根据它来安排你的宝宝的睡眠以及清醒时的行为。

睡眠小知识

要小心，但是——不要设定作息表，不要有严格的规则。

问：我可以让宝宝清醒多久？

答：不要超过2个小时。

2小时的清醒时间是大多数婴儿能够承受的最长时间，这期间他们不会过度疲劳。有些情况下，婴儿可能只清醒了1个小时就需要再次睡觉，这种情况常发生在早上。尽力在宝宝过度疲

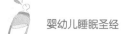

劳——他变得轻微乖戾、轻度易怒，开始拉扯头发，拍打自己耳朵——之前，抚慰他入睡。如果在2小时的清醒时间内，他没有表现出劳累信号并且倒下睡觉，那么留意他有没有上述行为，也要留意他想睡觉的信号。请不要把这个2小时的指导原则理解为孩子应该清醒2小时，然后再睡觉2小时。正确的是，每2小时你应该期望他睡一觉。

当你带着宝宝出门，或者做某件事情时，留心时间并且尽力让他在清醒2小时内再睡一次。要是在这个时间内，你刚一回家就发现宝宝已经过度疲劳了，那么对自己说"这次我错过了，下次我会回家更早的"。通过注意时间，你可以观察到宝宝可以清醒多久而不至于不舒服。

可以预料到，当你把过度疲劳的宝宝放下睡觉时，他会表示抗议。这是很自然的，因为他更愿意在你的抚慰下舒服地待着，而不是待在黑暗、安静且无聊的房间里。

要牢牢记住抗议性的哭闹与悲伤的哭闹之间的区别。你是为了让宝宝学会如何自我抚慰入睡而离开他，不是抛弃了他。

问：我应该让他哭多久呢？

答：如果你准备跟他一起躺在大床上并抚慰他入睡，那么根本不需要哭，或者让他哭5、10或者20分钟。尽可能判断出你的宝宝是否累了，这是以你对下面各项的判断为基础的：（1）他的行为；（2）几点了；（3）清醒的时间——他已经醒着待了多久了。

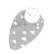

当你判断他已经疲劳或者过度疲劳了，把他放下让他睡觉——即使他不想睡。有时候他会睡着，有时候不会。如果他没有睡着，把他抱起来，抚慰他。你可以在几分钟后尝试让他自己入睡，也可以决定在几天内不再尝试。但是要记住，如果你的宝宝剧烈地哭闹3分钟以上，安静3分钟，然后睡1个小时，那么当你不让他单独待6分钟时，可能会错失一次时间很长的小睡。

请记住这个婴儿曾经睡眠很好，现在只是为了享受有你的陪伴而在与睡眠作斗争。在他需要睡觉却要玩的时候，你陪他玩是在剥夺他的睡眠时间。

当你进行这些试验时，写一份日志可以帮助你观察他有什么倾向或者进步。下面是来自艾莉森母亲的故事，这个母亲帮助她的孩子快速而彻底地完成了睡眠习惯的转变。

艾莉森的睡眠日记

第56天：艾莉森下午小睡了一下，我以为她生病了——她居然那么安静！没有哭闹，没有骚动行为，这些都是在我眼里她"正常"应该有的行为。然而在这时候，不喂奶的时候她依然哭得很多，仍然很难入睡。

第59天：让她哭闹了1个小时——然后她睡了3小时1刻钟（下午5:45~9:00）

第60天：整个早上艾莉森都很缠人且不睡觉，但我让她从10:15

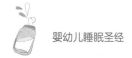
到中午都待在婴儿床里，大多数时间我都与她待在一起。中午让她起来，喂奶。她凌晨2:30醒了——近几周内第一次这样。我给她喂奶到3:00，然后把她放下。她一直哭闹到4:00，然后睡着了。

第63天：突破！她早上睡了45分钟，而且下午又睡了很长时间（12:45～5:00）。不过她在半夜又醒了一次（凌晨3:20），4:30她又睡着了，一直睡到8:30。当我给待在婴儿床里的她换尿布时，她没有尖叫——她很高兴，这是一种新的进步。

这些详细的记录表明在第59天的时候，24小时内总的睡眠时间大约是12小时。而在第63天，总的睡眠时间变长了——12～17小时。4天的训练确实帮助她的宝宝睡得更多。

第64天：发生了两件美妙的事情。首先，艾莉森早上小睡了一次（上午10:45到下午1:30），而且当晚我放下她时，她的眼睛睁得大大的，却完全没有缠人哭闹。我快速离开她的房间，而且没有听到哭声。她从晚上8:35睡到了早上5:05。

第87～96天：艾莉森表现完美。如果她开始哭闹，我知道那是因为她饿了、尿湿了或者累了。如果她累了，我只要把她放在婴儿床里，2分钟之内她就会睡着。真是奇迹啊！

2. 为你的宝宝记睡眠日志

睡眠日志是一个工具，可以帮助你查看你的宝宝睡觉或者不睡觉的方式。像艾莉森那样的日记，其中列出了当天的事件，浏览起来很困难；你要看的是整个森林，不是树木。下面给出了写日志的方法：画一个柱状图，每周的天数作为水平轴，每天的时间作为纵轴，当天的24小时作为单独的一列，因此你看到的是一系列的柱状图。每一列都根据婴儿清醒或者睡眠状态标上不同的颜色。其他类型的状态，比如哭闹、喂食、醒着躺在婴儿床里、在婴儿床里睡着，或者在父母怀抱里睡着的时间，都可以用特定的颜色标识。你需要做的是注意这些事件发生的时间。你可以画一条基线，以观察是否有新的情况，比如就寝时间变早。利用这张图，检查宝宝是否哭得更少或者小睡更多将会很容易。如果观察到一些进展，可以激励你坚持下去，尽管对你来说哭闹还是多，还可能记录并不方便。

3. 极度缠人型婴儿的特征

与一般缠人、易躁或者轻松型婴儿相反，这样的婴儿非常缠人或者患有小儿疝气。这些婴儿在3～5个月的时候非常难照顾，这时候他们紧张、总是醒着、对刺激非常敏感、睡觉不规律，而且睡得很短。他们长时间地缠人或者哭闹，而且这种哭闹经常是不可抚慰的，这跟艾莉森不一样。因为他们作息不规律且容易被惊醒，这时候尝试确定他们睡眠的时间是没有意义的。他们很难被理解，多数父母很难分辨他们是否饿了、是否在缠人，或者只是过度疲劳。因此要不要让他们单独待着对每个人来说都难以决定。下面给出的提示以及第四章中的信息将帮助你度过这坎坷的头几个月。

4. 对烦躁型婴儿的父母有帮助的小提示

·你自己要吃饱，记住这并不是自私，而是为了宝宝明智地这样做。如果你感觉好一点，你就能更好地照顾你的宝宝

·忘掉工作和家务

·拔掉电话线

·忽略宝宝睡觉时的动静

·宝宝睡着时你也小睡一下

·宝宝最麻烦的时候雇一个小时工

·安排一些愉悦的、短暂的外出，不带宝宝（游泳、购物、看电影）

5. 抚慰烦躁型或者非烦躁型婴儿的小提示

（1）确实会有帮助的

·有节奏地摇摆

·吮吸（把安慰奶嘴用很短的带子拴在枕巾或者睡衣领上，带子必须很短，保证不能缠在婴儿脖子上）

·襁褓

（2）不确定有帮助的

·小羊毛毯子

·把温水瓶放在腹部

·泰迪熊的心跳声

·真空吸尘器或者流水声的录音，音量要低

· 从婴儿床边拿掉刺激性玩具或者调亮夜灯

· 在宝宝手里放一条柔软的毛毯

· 使宝宝头冲着柔软的婴儿床护栏或在头上围一片干净的布

质尿片当作围巾

睡眠小贴士

在婴儿停止哭闹之前不要停止对他微笑。

不要把哭喊当作对你的考验。不要因为你长时间这样做而觉得你在制造一种哭闹的习惯。孩子3~4个月大的时候,帮助孩子睡觉是对你的第一次考验,那时这种哭闹已经结束了。

微笑不能制止哭闹,但当家里充满相互的微笑时有利于减少哭闹。微笑,无论何时何地都微笑,睁大你的眼睛,就当是你的孩子在冲你点头,同时说"好儿子"或者"好闺女"。尤其在你的孩子平静下来或者冲你微笑的时候要做出以上动作。

五、3~4个月大婴儿的睡眠

我们来看一下宝宝已经发生改变的方面,更多的微笑、咕咕声、咯咯笑、大笑甚至尖叫都使你的生活多姿多彩。你的孩子现在更像一个群居生物了。他在晚上睡得更好了,但小睡可能依然短暂且不规律。

要随时注意他对睡眠的需求,并且努力把这种需求与他想跟

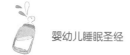

你玩的需求区分开。他天然地想要享受你的陪伴而不是被单独留在黑暗的、安静的卧室里。因此，他会抵抗睡意以让你待在他的周围。

你的存在为宝宝提供了愉悦的刺激，除此之外，宝宝对他可感受到的世界中新的或已存在的事物的好奇也会打断他的睡眠。对婴儿来说，观察天空中的云，倾听风吹动树的声音，听到狗吠声，或者注意成人聊天的节奏，都是非常有趣的。

要敏感地区分短暂的、被打断的睡眠与长时间的、深度的小睡。你的孩子正在变得越来越难移动。因为他的生物钟导致了白天的睡眠，你的总体目标就是使你的照料与他的生理需求同步。对他的进食与换衣服的需求要同样敏感。

当你的孩子需要睡眠时，尽量使他待在一个他可以睡得很好的环境中。随着他的长大，你可能会注意到他在婴儿床外面会睡得很差。

我检查过许多长时间高强度哭闹以至于父母认为他们生病了的婴儿。他们在啼哭的过程中，可能吞咽了空气而打嗝很多。发生这种情况时，人们很容易认为婴儿的食谱不合适或者有什么肠胃疾病——但只是在晚上有病吗？这些婴儿都是健康的，却过于疲惫。他们不仅在醒来时会长时间地大声啼哭，在睡/醒转换时也会大声哭。

睡眠小贴士

　　啼哭的婴儿可能是饿了或者只是想要人陪，也可能是过于疲惫了。

　　大多数婴儿过于疲惫是由于睡眠不好或者睡得太晚。他们睡眠不好是由于感受到过多外界刺激，受到过多照顾或者过多不规律的照顾。

　　对于一个3～4个月大，过去睡得很好，但最近开始在晚上或者白天醒来时哭闹的婴儿来说，这种睡眠问题很容易解决。父母可能注意到宝宝疯狂哭叫的强度提高了。成熟较早的宝宝规律性好、适应性强、温和，但在3个月的时候，他们会更愿意与他们的父母玩耍而不愿待在黑暗、安静且无聊的房间里。没有经验的父母把这种新的夜醒当作饥饿信号，以为是宝宝到了新的快速生长期或者是母乳不够。

　　当这些父母开始致力于培养宝宝规律性的白天小睡习惯时，当他们在宝宝需要睡眠的时候将其放在婴儿床中时，当他们避免过度刺激宝宝时，宝宝频繁的夜醒停止了。即使孩子已经变得易怒与缠人，这些症状也会消失。

　　对这个阶段的孩子来说，什么样的睡眠策略合适？跟对待6～8周的宝宝一样，对3～4个月的宝宝，当他清醒快要超过2小时时，就把他放在半安静或者安静的环境中让他小睡。

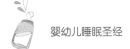

问：当我让清醒不到两小时的宝宝小睡时，他应该睡多久？

答：关于这一点，小睡或长或短，无固定模式。这是因为此时大脑有关规律性睡眠的部分尚未完全发育。观察宝宝的疲惫程度以确定具体的小睡时间是否已经足够长。

2小时的清醒时间只是一个估计值。经常会有一个奇特的疲劳时刻，此时宝宝非常容易入睡。此时宝宝已经累了，但还没有过度疲惫。清醒2小时以后，希望疲劳能搞定一切。当宝宝清醒时间过长时，他可能会变得过度应激、兴奋、烦躁、易怒。请不要将此归罪于天气的变化——没有太热或太冷的天气导致宝宝不能睡个好觉。

许多父母错误理解了过度应激。只要宝宝醒的时候过长就会变得过度应激。过度受激并不意味着玩耍的强度过大。

警惕

不要认为你跟孩子玩时给他的刺激越多，你跟他的情感联系就越紧密，你应该考虑到你可能占据了孩子太多正常清醒的时间，以至于他都疲惫不堪了。好东西当然是越多越好，但是不要拖得时间过长了。

成为你孩子的计时员：让他在上午9:00～10:00小睡

白天要注意时间并预计孩子清醒不超过2小时就需要睡眠。使用任何抚慰方法或者尽可能减少日常活动来让你的孩子安静下

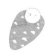

来。这些方法包括定时喂食、非营养护理（康乐）、不停地晃动或者使用摇篮，或者使用安抚奶嘴。

过一段时间之后，你可能会注意到某种活动或者某种大致的模式可以让你的宝宝白天睡得最好。根据宝宝的行为，白天睡觉的时刻以及他已经维持清醒的时间长度，你可以合理地判断在某一时刻他需要睡眠。然而，此时他可能想跟你玩而不是睡觉。请注意区分宝宝的需要与意愿。要有信心可以感知他对睡眠的需要并且陪他躺下或者离开一小会儿让他睡觉。你应该让他独自待多久呢？可能是5分钟、10分钟，或者20分钟，这并不需要一个严格的时间表。只需要不时简单试探他一下，去看一下他是否在5~20分钟的抗议性哭闹之后睡着了。如果这种方法失败，把他抱起来，抚摸他，安慰他，然后再次尝试让他睡觉或者陪他玩一会儿后再次尝试。

这种不严格的时间控制适用于几个月大、生理不成熟的宝宝。然而当孩子更大些时，高度不一致性会导致不健康的睡眠习惯。要灵活掌握，但也要时刻注意宝宝对睡眠的需要。

当把宝宝放下让他熟睡但他却醒来时，你正好有机会培养一种自我抚慰技能，让宝宝学会在没有帮助的情况下进入睡眠。有些婴儿掌握这一点比别的婴儿快，所以当你的宝宝在你计划的时间内一直醒着哭也不要担心。也许他只是太小了，下一次再试一下这种方法。

当宝宝需要睡眠时总是走近他会导致他不能入睡。永远不让

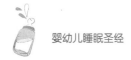

自己的孩子哭是你思想混乱的一种表现，你可能会犹豫不决，不知道该遵从健康观点让宝宝单独待一会儿，还是怕宝宝内心有自己被抛弃的感觉而一直陪着他。

下面是一个3个月大的婴儿的故事。

要与本性作斗争

让一个婴儿哭着而不把他抱起来有违人的本性。然而，在培养凯蒂学会睡眠时无助地听她哭了3天之后，她的歇斯底里问题几乎完全解决了。

这种情况开始于12周初。凯蒂非常疲倦，以至于她会成小时地哭，几乎失控地尖叫、抓头、扯耳朵。抱着她也没有任何改善，因此对她来说在哭的时候不抱起来并不困难——因为无论怎样她都在哭叫。

培养新的日程还是比较容易的。一旦她开始变得烦躁，我立刻把她放到婴儿床上让她睡觉。她会看着悬挂玩具入睡，一次睡几个小时。第一周，她非常疲惫，以至于只能清醒30~50分钟，睡3~4个小时。关键之处在于我要在她变得真正烦躁之前把她放下。

之前她在下午清醒的时间最长，然后在晚上就很难让她睡着。培养新生物钟时最初的几个晚上情况最糟糕。这时候来自医生的积极鼓励最为重要。我必须多听几遍这种"治疗"是所能采用的最好的方法。

新策略开始的第一个晚上，我的丈夫睡在凯蒂睡房的地板上（我猜他是为了确信她不至于哭到窒息），而我则在起居室里坐着哭泣。最终，45分钟后凯蒂变得安静了！万岁！晚上她哭得越来越少，我也应对得越来越好。一周之后，她的歇斯底里症状消失了。是的，她有时会哭一下，但现在她表现得很有规律。她白天小睡一两次，一次2~4小时，晚上睡12~15小时。睡眠催生了更多的睡眠，也让入睡变得更为容易。

记录睡眠模式也是有帮助的。有一周我记录了每次我放下她以及她睡醒后抱她起来的情况。这一周结束时我发现了完全不同的地方：她自己就睡着了！

睡眠小知识

让你的孩子"哭出来"并非唯一让他学会睡眠的方法。

当父母注意定时、无移动以及抚慰方式一致时，婴儿与幼儿就能够学会睡眠。

就像凯蒂的母亲注意到的，睡眠会催生睡眠。这是一个事实。可能这并不符合逻辑，但却符合生理。

问：我的孩子3个月大的时候习惯晨睡很久，现在4个月了，晨睡在变短，这是怎么回事？

答：在3~4个月时，你的孩子在晚上睡得晚，现在他会在晚上睡得早一点，这样早上醒来的时候休息得更好，就不需要太长

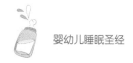

时间的晨睡了。

六、睡眠问题的预防与解决

睡眠时间随着大脑发育成熟而发展变化。这意味着白天和夜里婴儿的大脑变得迟钝与不灵敏的次数很多。当睡眠过程开始主导时，会出现一些时间"窗口"，此时是抚慰婴儿入睡的最佳时间，因为当婴儿的大脑处于昏沉状态时最易入睡且睡眠的恢复力最强。婴儿能在其他的时间睡着，但入睡的过程困难且恢复能力差许多。不巧的是，当你想让婴儿睡的时候他的大脑可能并不想睡。就像不能控制他什么时候口渴一样，你不能控制他什么时候想睡觉。随着婴儿大脑的成熟，生物钟决定的昏沉时段会逐渐变得可预期，且越来越长。

婴儿刚出生后，有一段平静的甜蜜时光，因为这时他睡得很多。当他长大几天后，少数早产儿是在预产期后几天，这段甜蜜时光就结束了。如果你的宝宝出生晚于预产期，你不可能有这段甜蜜时光。出生几天后，沉睡的大脑苏醒了，新生儿头6周会变得更缠人、更多哭闹，甚至有更多表现不安的清醒状态，这种过程中他们可能咽进空气而导致打嗝或气喘。在6周或者预产期6周后，这种情况达到高峰，且在晚上更为常见。在头6周内，最长的睡眠可能并不太长且随时可能发生，是不分昼夜的。大约在6周的时候，会自然而然地发生一些显著的变化：你的婴儿开始露出友善的微笑，晚上也开始不那么缠人。有一位母亲问我是否能够"快速达到6周"并跳过这个艰难的阶段，我只能抱歉地回答："对不起，不能。"

睡眠小贴士

孩子晚上的长时间睡眠首先形成，所以在注意白天小睡之前你应先观察孩子晚上睡眠时间的变化。

友善的微笑以及之后不再那么缠人反映了婴儿大脑的成熟。此外，大脑抑制光、气味、声音以及其他周边的感觉等外来信号对婴儿刺激的能力更强了。婴儿控制自己的能力也更强——他正在变得更加能够自我抚慰。作为这种生理变化的结果之一，6周时宝宝形成了夜间睡眠机制。这意味着他最长的单个睡眠时段发生在晚上。昼夜不分的时段已经结束了。这段最长的睡眠时间可能只有4~6个小时，但有规律地发生在晚上。你不能控制这段睡眠具体发生在什么时候，但至少你知道现在你可以在晚上有一点时间休息。

6周后晚上睡眠的形成通常没有问题，这是由于：

1. 黑暗暗示了时间。

2. 夜间我们活动变少且更为安静。

3. 当我们期望孩子睡觉时我们有相应的行为。

在白天这三个因素都可能缺失，因此为了防止睡眠问题，最主要的方法就是集中精力帮助宝宝在白天小睡。

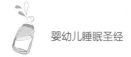

有三种方法可以帮助你的孩子在白天睡好：定时小睡，无移动睡眠，以及一致的抚慰方法。如果你因为有不止一个孩子而有类似经验，尽早开始行动；如果你的孩子缠人、易躁，晚一些开始行动。

1. 让宝宝定时小睡

要让宝宝清醒的时间短一些。当宝宝早上醒来或者小睡醒来之后注意一下时间。约1小时之后，在宝宝变得脾气暴躁、执拗或者昏昏欲睡之前就开始抚慰他。通常清醒时间加上抚慰时间不应超过2小时。这并不意味着你需要让孩子清醒2小时之后再努力抚慰他入睡。重点在于婴儿在长时间的清醒后会不舒服。事实上，有些婴儿在清醒1小时后即再次入睡。

睡眠小知识

完美的定时安排会让孩子的哭泣消失。

就像冲浪一样，你需要抓住睡意的波峰，让宝宝在睡意高涨的时候平稳地进入深睡。如果你的时间安排有误而碰上了过度疲劳的状态，则睡眠会变得不稳定且比较短暂。如果你的时间安排失效，你已经意外地让你的孩子变得过度疲惫，这时候可能会有哭闹，但你可以忽略。哭闹是过度疲惫的结果。

想一下宝宝饿过头时会有什么反应。他会扭曲、翻转，可能会狠狠扎进妈妈胸脯中几分钟后才可以安静下来吮吸。类似地，过度疲惫的孩子也需要时间进入睡眠。哭闹是过度疲惫的后

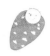

果。过度疲惫时你所做的抚慰行为——抱一抱、摇一摇、说几句话——都可能对宝宝的自然入睡过程造成刺激或者干扰。总之，宝宝不会像关灯一样立刻进入睡眠，甚至入睡过程需要很长时间。记住，在他变得暴躁以前让他入睡是比较容易的，因为当他由于睡眠不足或者其他原因而过累时，他身体内会产生抵抗疲劳的激素。这种化学应激也同样干扰了睡眠。这就是为什么白天的良好睡眠会促进夜间睡眠，反过来白天没有小睡会导致夜间睡不着。

一个母亲告诉我她的宝宝在12周时曾经极度地缠人、易躁，但从12 ~ 16周，他晚上睡得比较好且白天小睡很长。她采用母乳喂养，宝宝跟她睡在大床上；她的宝宝12周时大概在晚上10点睡。她的2岁大的儿子晚上也睡得不好让她分心，从而导致她的宝宝过度疲惫，现在小睡很没有规律。宝宝在下午5 ~ 6点"小睡"。到16周大时，宝宝在晚上7 ~ 8点睡得很熟。她意识到宝宝应该在是晚上6点左右即熟睡，而不是小睡。下面就是最终能够解决过度疲劳状态的方法。

暂时安排她的孩子在很早的时间入睡，如下午5:30 ~ 6:00。这个方案是为了帮助宝宝在晚上有更多休息。母亲在晚上要抚慰宝宝，然后陪他躺下或者把他放在婴儿床里。她需要使用婴儿床，因为这时很早而且她还有一个2岁儿子要照顾，考虑到这个宝宝的年龄，考虑到他曾经非常地缠人，且由于他已经习惯在大床上靠着母亲入睡，我们都知道他对我们的方案表示抗议。我们

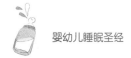
决定在睡眠启动时间不理他抗议性的哭闹，并且在晚上他不是因为饥饿而哭闹的时候让父亲去抚慰他。在白天，母亲会竭尽所能让他多睡少哭以尽可能地休息好。2岁的儿子给这一点造成了一些困难。8天之内，宝宝晚上的哭闹稳定地减少了，在白天开始有或长或短的小睡。现在他休息得很好，他能够在晚上保持清醒到较晚的时候。然而，他仍然需要在晚上6:00~6:30开始入睡。

较早的就寝时间：对此常见的抱怨就是"我们不能像一个家庭一样吃晚餐"或者"我们怎么能在晚餐后像一个家庭一样外出玩一会儿"，对此我的答案就是：对于家庭来说休息是最重要的。

2. 不要让宝宝在摇晃中睡眠（包括车中、怀抱中）

在汽车里或者飞机上小睡跟在床上睡对比，你觉得怎样？我认为婴儿在固定的婴儿床、大床或者摇篮里睡眠质量更高，休息更好。睡眠中的震动或者移动会导致大脑处于一种浅睡状态并削弱睡眠的恢复力。我对一个婴儿的母亲解释说，她在购物、在公园里散步，或者与朋友活动时她的宝宝是睡不好的。这个母亲发现这是真实的，她的孩子确实在家里睡得最好；然而她也发现白天待在家里很长时间比较困难，因为她与她的大多数朋友都是户外活动较多的人。好的方面是，她的孩子从来不在小睡前哭闹。

你可能希望利用散步车或者汽车上的摇摆或者平稳运动来作为抚慰过程的一部分，当宝宝入睡后，再驱车回家，或者结束摇摆，或者不再推着散步车继续走。当你发现宝宝总在你试图把他移到婴儿床上时醒过来，那即使他睡眠的姿势很不好也不要打扰他。在婴儿吊床里或者婴儿座位上睡觉并不会伤害宝宝。宝宝可能在户外静止的散步车上也会睡得很好，尤其在周围很安静的情况下。然而，通常随着大脑的成熟，孩子不断增强的好奇心以及对交互性的了解会使他在户外很难睡得很好，因此要小心对待。

3. 选择抚慰宝宝入睡的方法并坚持下去

父母们通常会认为抚慰孩子入睡的方式，这种是对的，那种是错的，其实并非这样。入睡仅仅是一种培养形成的行为，一种习惯。如果你抚慰宝宝进行白天小睡的方式一致，他学习得最好。下面是两种常用的抚慰宝宝入睡的方法。只要你保持一致性，任意一种都会有好效果。

睡眠小贴士

以下两种方法并无优劣之分，均可让孩子睡得很好。不要因别人不同意你的做法就认为其他方式或别的父母是"坏的"，这是没有道理的。对不同的父母来说某些方法更自然或更易接受，某些方法对某些婴儿效果更好。

方法A：在小睡时间宝宝有时无需帮助即可自我抚慰入睡。抚慰宝宝几分钟之后，无论他是否熟睡都要把他放下以便睡眠。抚慰是一种螺旋下降的过程，从动到静的一种转换，从清醒到昏昏入睡的过程。抚慰方法可能是哺乳或者奶瓶喂食。如果你把哺乳作为抚慰过程的一部分，宝宝并不会因此产生夜里不睡觉的问题，这与通常的理念是相反的。同样，没必要总是在宝宝完全醒着的时候把他放下。关键之处在于你一致地用相对短的时间抚慰宝宝以让他小睡。因为当你放下他时他不一定总是睡熟了，他最终能够学会在没有被抱着的情况下自己入睡。对方法A可以有积极的认识（培养独立性，学会自我抚慰技能，形成独处能力）或者是消极的认识（造成不安全感，忽略或者抛弃了宝宝，反映了母亲的自私）。

方法B：总是帮助孩子入睡。不管有多长时间，总是抱着宝宝并抚慰他，一直到他完全睡熟。你可以坐着或者躺在宝宝旁边，陪他一起小睡，或者可能仅在他确实睡熟之后再放下他。你的宝宝学会把入睡过程与对你胸脯的感觉、你呼吸和心跳的节奏以及你的体味联系在一起。对方法B可能有积极性的认识（提供更多安全感，更为自然），也可能有消极性的认识（产生依赖感，宠坏孩子）。与通常的理念相反，这种联系，并不必然导致宝宝晚上夜醒的问题。当母亲不分青红皂白地把正常夜醒当作不正常的夜醒，错误地把正常夜醒当成饥饿信号，以及不经意地打断孩子的睡眠时，有时会导致不正常夜醒的发生。这种情况可能经常发生在采用方法B处理孩子小睡的母亲身上。

要做好决定，选好某一种抚慰方法并保持一致。由于入睡是一种培养而成的行为，一致性会帮助孩子睡得更好。回顾前文中的"抚慰资源"，祖父母以及保姆对婴儿的抚慰也应该与你保持一致。有时候祖父母是干扰孩子睡眠日程的主要问题来源，因为他们想在自己方便的时候来跟孙子孙女玩。这个问题很困难且没有简单的答案，因为除了让宝宝休息好之外你还需要维持家庭的和睦。如果祖父母是白天照顾孩子的主力，这可能很困难。只能尽力去让他们理解睡眠对他们的孙子孙女多么重要。

问：应该什么时候开始培养有规律的小睡？什么时候开始保持抚慰孩子入睡方式的一致性？

答：白天睡眠机制应该在12~16周间形成。首先形成有规律的半个上午的小睡，几周后形成有规律的下午较早时间的小睡。何时开始小睡训练，取决于你的经验以及孩子的脾性。

无论你何时开始小睡训练，你形成一致性的方法越早，对家庭来说过程越轻松。请在宝宝大约6周大的时候保持一致性，这时宝宝有更多的交互性且每个人都能在晚上休息更多。对于出生早于预产期的婴儿，这种变化可能发生在预产期后6周，这时候再开始。

我鼓励父亲尽可能地参与这个过程——比如在周末——这样偶尔可以在结束哺乳之后把宝宝交给父亲，让他抚慰宝宝入睡。前面我说过，任一种抚慰方法均可以有良好效果，但我观察到一种现象：父母以前一直使用方法B且休息良好的宝宝，在父母稍后决定切换到方法A时，转换中没有或只有很少的哭闹。然而，那些使用方法B但一致性不好的父母从来没有培养出有规律的小

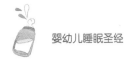

睡；他们精疲力竭之后转换到方法A，此时过度疲惫的孩子哭闹很多。对某些父母，前后一致地采用方法A显得简单轻松得多。

如果你有不止一个孩子，即使有全时帮忙的人，采用方法B也很难保持一致性，因为较大孩子的需求会导致你很难找到足够的时间来让你较小的孩子在被放下之前就睡熟。因此，使用方法A更为现实一点。利用你的经验，你可以在从医院回家之后立刻开始帮助你的小孩子训练睡眠。有两个孩子时，从出生之后尽可能早地开始睡眠训练是尤其重要的。同样，父亲也要更多地帮助解决困难。就像一个篮球迷说的："现在我必须从人盯人防守变成区域防守。"

下面是一个有两个孩子的母亲的经历，她很早就采用方法A来对待她的小孩子。

好的睡眠习惯来自……

作为维斯布朗医生的病人，我们准备努力让我们的孩子形成良好的睡眠习惯。当我们的儿子海登出生时，我作为一个新的母亲且不知道不同的哭声意味着什么，只要海登有轻微的哭闹我们就会抱他起来，这一点说起来比做起来要容易得多。4个月大的时候我们觉得对他有点过度照顾，决定不再在他哭第一声的时候就冲过去。哭声持续15分钟后逐渐平静下来；他逐渐睡得越来越早，最终晚上6:00就寝直到早上6:30醒来，然后在上午9:00和下午

1:00小睡。这个模式持续到了他几乎3岁大的时候，除了没有第一次小睡且晚上6:30就寝之外没有变化。他非常友善、幸福、可爱，且大多数时间休息很好。

当我们第二个孩子，女儿莉莉出生时，我们同时需要照顾海登，他已经在东倒西歪地走路了，我们已经对婴儿所有给出的"信号"很有经验。我们遵守一条规则：只要她不哭（即便在她只有几天大的时候）就会被放在摇篮里。我们依然会与她玩耍并让她开心，但不会一天24小时带着她在房间里走。我们让莉莉与海登享受同样的晚作息模式：调暗灯光，轻轻按摩，洗澡，用奶瓶喂奶，看同样的书，睡同样的床。这促使莉莉形成一种快速入睡的规律，而且我们发现2.5个月的时候她一直睡着而不需要后半夜的喂食。到3个月的时候，她下午5:00到5:30就寝，一直睡到早上6:30。这个时候我们开始在她早上醒来之后把她放下进行2小时的晨睡，这让她形成晨睡习惯。莉莉现早上6:30醒，8:15第一次小睡，中午12:30第二次小睡，下午5:00洗澡然后5:30入睡。而且，这一切几乎是她自己做到的。

我们始终注意不让任一个孩子在车里、散步车上小睡或者由于某种原因错过或延迟小睡。只要我们的孩子晚上在婴儿床上，我们就不管他们，直到早上……没有夜醒或者游戏！每天早晨我们问候时他们脸上都挂着微笑。

我们坚定地认为应该让孩子们休息好，为此面对那些不赞同我们晚上从不带孩子出门或者认为我们对孩子白天日程要求过严

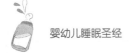

的人，我们会坚决维护自己的决定。我们经常发现当父母让孩子适应他们自己的日程而不是反过来时，孩子渴望规律化并且对父母显示出不信任。此时我们再次感觉到拥有两大幸福：最可爱的孩子，而且我们知道教给他们好的睡眠习惯。更重要的是，在没有帮助的情况下独自入睡是我们所能给他们的最好礼物！

你的目标是让你的照顾与孩子的需求同步：当他饿的时候喂食，当他尿湿的时候换尿布，当他醒着的时候陪他玩，当他累的时候帮助他入睡。由于这些事件是不规律发生的，第一次做父母的人很难"读懂"孩子的需要，但有经验的父母应该相信自己的能力并在宝宝累的时候放下他，让他入睡。

如果你的孩子非常缠人、易躁（这类孩子很急躁、易醒、难以抚慰且难以理解），你可能发现只有方法B能让这类孩子不哭着睡或者休息。稍后我会给出更多具体建议来让缠人的孩子从方法B转换到方法A。

睡眠小知识

常见的小睡错误：

清醒的时间太长。

使用吊床、汽车或者散步车让孩子入睡。

抚慰孩子入睡的方法不一致。

问：我变成孩子小睡时间表的奴隶了吗？

答：当然不是。只需要考虑他对高质量小睡的需求。努力区分常规日与特殊日。在常规日，努力部分地围绕小睡来安排你的活动。在特殊日，由于特别的事件可能会无法小睡。

在你认为孩子需要小睡的常规日里，如果你能够承受待在家附近的不便之处，之后在12～16周（对易躁的孩子来说可能会晚一些）你会发现你的宝宝小睡变少、变长，白天清醒的时间也逐渐变长，下午晚些时候不再缠人，晚上睡的时间也会变长。

睡眠小知识

睡眠质量取决于睡眠的时刻、深度与长度。

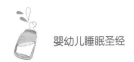

第六章 5～12个月宝宝的睡眠问题

我们的目标是形成睡眠习惯，因此不要因过于担心哭闹而偏离目标。你2岁大的孩子哭闹是因为不想换尿布，而1岁大的孩子哭闹是为了要果汁不要牛奶，不要因为哭闹而停止做对他最好的事。形成健康的睡眠习惯并不意味着总会有很多的哭闹，但总会有一些哭闹以示抗议。如果你觉得对4个月大的宝宝来说这是不可接受的，那请在宝宝9～10个月的时候重新考虑阅读本章。

一、5～8个月时：下午12:00～14:00小睡，也可以晚一点在15:00～17:00小睡

从3～4个月到5～8个月间，孩子的行为不会有急剧的变化。虽然如此，从4个月到5个月还是有一个明显的不同。交互性增强使得你与宝宝之间玩耍与游戏类的联系更多。宝宝可能滚来滚去，坐起来，含糊地模仿你的声音，或对你的细微声音有快速反应。这种增强的交互性显然会让你更能感觉到拥有宝宝的乐趣。

婴儿确实喜欢父母的陪伴，他们努力回应你的大笑与微笑。然而，婴儿并不是个空容器，你可以用爱、温暖、拥抱、吻及抚慰填满之后就产生容易保存的满足感、幸福感。你越让他高兴，

他可能越要求更多的快乐。因此当你停止与宝宝玩耍时，他抗议是非常自然且合理的。事实上，你与婴儿玩得越多，他越期望与你多玩是非常自然的事情。这个过程没有任何错误，除了有时你给他穿衣服或者让他自娱自乐一会儿，这时趣味及游戏一定程度上受到限制或被剥夺，他会表示抗议。当发生这种情况时，请记住当你穿衣服时让婴儿独自无趣地待着不是对他的抛弃。类似地，当他需要睡眠时让他独自无趣地待着也并非忽视。你已经对孩子的睡眠需求变得敏感，而且他现在已经足够大，到了可以把握自己的睡眠时间的地步。我们的目标是使照看行为与宝宝对喂食、保暖、玩耍以及睡眠的需求同步化。

4个月大后，婴儿的睡眠开始更像成人。小于4个月的婴儿入睡时有一段REM（快波睡眠）睡眠期，到了4个月大时他们开始与成人一样不经过REM阶段就进入睡眠。睡眠周期在4个月的时候也开始成熟并进入成人模式，从熟睡到无REM浅睡，中间间隔REM睡眠。

前面讨论过，健康睡眠的五要素是：（1）睡眠长度（夜间与白天）；（2）小睡；（3）睡眠稳定性；（4）睡眠时刻；（5）睡眠规律性。现在让我们看图表7。这个圆形图是让父母理解睡眠/清醒生理周期的指南工具。我设计这张图时所做的工作，就跟一个地图绘制者绘制一个小岛的形状和位置时一样用心。当你的孩子变得更大时，他想睡觉的时刻会变得更有预见性。换一种说法就是生理的睡眠/清醒规律成熟了。这时你可以更换让孩子休息好的策略。这之前，注意力须集中保持较短的清醒时间，以避免过度疲劳；现在你可以通过定时机制让你的孩子休息得更好。有些父母把这种睡眠称为"定时睡眠"，或者BTC。简单地说，你在利用孩子天然的睡眠生物钟帮助他入睡。让我们从早上开始并按时间顺序进行。

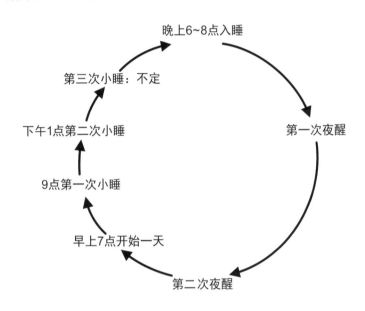

图表7：4~8个月婴儿的健康睡眠时间表

如何让宝宝学会睡眠

你现在就应该掌握如何帮助宝宝学会睡眠，并保持这种自然形成的健康睡眠模式了。

（1）起床时间

有些婴儿醒得较早，约在5:00~6:00，在短暂的喂食或者更换

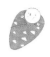

尿布之后再次入睡。这种睡眠是夜晚睡眠的延续而并非小睡。其他婴儿醒得较晚但之后开始白天生活。大多数婴儿会在早上7:00左右醒来并开始一天的生活，但这个时间范围较宽（6:00~8:00）。通常来说，即使早上6:00宝宝在哭，去打扰他也是不好的，因为如果你去照看他，他会自我强迫而醒得越来越早以享受你的陪伴。对这些幼小的婴儿来说，自然睡醒似乎是独立的、神经学上的生理时刻，与大脑中驱使孩子入睡或让他们熟睡的那部分不相关。事实上，不要通过以下方式来让孩子早上醒得晚一点：让孩子晚睡，睡前喂食固体食物，或者在自己睡觉之前把孩子叫醒喂食。尽管大家通常认为这些方法没错，尤其是最后一点大家平时都不太注意。但如果你从熟睡中被叫醒且在你不饿的时候让你进食，你会感觉怎么样呢？所谓的"定时叫醒"睡眠策略会在稍后讨论。

（2）早晨清醒时间

我们重点注意一下如何从短暂的清醒时间进入"窗口期"。有一段时间，你要注意照看宝宝并通过时钟来决定何时能让你的宝宝最易进入适合其年龄段的小睡。这种"睡眠倾向"的窗口期时开时关，在这段时间内婴儿最容易入睡并沉睡。对4~5个月大的婴儿，早上的清醒时间持续约2小时；8个月大的婴儿会持续3小时。有些安静型的婴儿以及出生早于预产期的婴儿在4个月大的时候可能只能清醒1个小时。之后，用至多30分钟为宝宝小睡做准备。你可以决定采用适合的方式：洗澡、奶瓶喂食、哺乳喂食、唱催眠曲、按摩——但要注意时间限制，因为这种过程持续

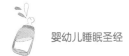
几个小时只能让宝宝轻睡或者浅睡，睡眠质量不会高。在宝宝清醒期结束前半小时开始这些行动，不要等清醒期结束。在你安排好的小睡程序结束后，不管你的婴儿睡着了没有，陪他躺下或者把他放在婴儿床上。就像一个妈妈跟我讲的一样，"我没办法告诉你当我能够在宝宝在我怀抱里睡熟之前把他放在婴儿床上时那种轻松感"。他可能会哭一会儿，哭很久，或者根本不哭。

脾气好的婴儿哭得很少，并且这种情况在下午早些时候的小睡时可以重现。脾气不好的婴儿会哭得很多，这种婴儿可能也是极度缠人/易躁的。早产儿也会哭很多，那么下面的方法可能要在他预产期之后4个月才实施。

（3）第一次小睡时间：早上

这种小睡最先出现，大约在宝宝12～16周大时形成，或在出生早于预产期婴儿的预产期后12～16周形成。这次小睡一般从早上9:00开始，持续1～2小时。你可以逐渐延长宝宝早上清醒的时间以实现在这个时间小睡，或者你可以在每天早上7:00叫醒宝宝以便让他完成这次小睡。这一点有违"永远不要叫醒熟睡中的宝宝"，但这样做是为了建立对宝宝有利的、适合其年龄段的睡眠时间表。如果是为了我们的社会活动方便而叫醒孩子，那是对孩子有害的。尽力计算好你的宝宝的最佳小睡时间。如果他早上这次小睡开始得太早或太晚，可能会导致他不能及时进行第二次小睡。

我们认为长于1小时的睡眠就是一种恢复性的小睡。40～45

分钟有时是够长的，但大多数这个年龄范围内的婴儿需要睡足1个小时。小于30分钟的睡眠显然不能算作小睡。

如果你应用前面提到的方法A来培养小睡习惯，或者你的宝宝脾气很好，可以把他放下准备小睡之后，完全让他独自待着一直到他在没有被打断的情况下睡足1小时，以让他学会"在没有帮助下入睡"和"在没有帮助下重新入睡"。脾性好的婴儿可能只哭一会儿或者根本不哭，脾性不好的婴儿可能会哭很多。但是要记住，你要对他的睡眠需要敏感地响应而不是过多地注意他。在形成规律性的过程中你是决定性的，因为你掌握了让他学会睡眠的权力。要平稳、坚定而且前后一致，因为一致性可以帮助宝宝快速学会睡眠。在这个过程中，他会认识到你的平静或坚定的态度，并且很快学会在小睡的时候不再期望有你陪伴。你并没有在他需要的时候抛弃他，你会在他醒来的时候全心全意满足他的需要。现在他只是需要独处以便睡眠。

问：我应该让我的孩子哭多久？
答：不要超过1个小时。

问：如果小睡过短我应该做什么？当我把宝宝放下让她睡时，她长时间地哭，但不超过1个小时就会睡着，可是她不能睡很久。我要让她再哭吗？有时候，我放下她让她小睡时，她并不哭，但还是睡不久。我应该在这个短的小睡之后让她哭，看看她能否睡久一点吗？

答：如果小睡时间总是小于30分钟，你可以尝试让她独自再待30～60分钟，即使她这时候在哭，来看一下她是否会在没有帮助的情况下再次入睡。如果小睡时间总体上说大于30分钟，她在没有帮助的情况下再次入睡的可能性会比较小，因此你可能要让她再独自待30分钟，或者立即去看她别让她再哭。总之，小睡越短且恢复性越差时，你应该让她独自待更长时间。或者换另一种做法：你可以在听到她从短暂的小睡（不超过1小时）中醒来后哭第一声时就赶过去并尝试抚慰她，让她继续睡眠。对有些婴儿来说，这种方法可能会起反作用，会刺激他们抵抗睡意而要与父母一块儿玩。

问：在宝宝哭了1小时后，我应该做什么？

答：去照看宝宝并抚慰他。现在你有两个选择。宝宝可能醒了，你可以带他出门走走，放松一下。然而第二天再尝试早上的小睡，可能对你或宝宝都会有压力。或者宝宝在这么长时间的哭闹之后会在你的怀抱里睡着；如果你觉得他现在能够睡熟，再把他放下看是否能够小睡。但不要让他再哭满1个小时。

问：如果我在听到宝宝刚开始哭的时候就过去抚慰或者减少哭闹，有什么错？她总是立即停止哭并再次入睡。

答：对于4～6个月大的婴儿，在她应该进行小睡的时间内采用这种照看方式也许不会干扰小睡或者晚上的睡眠。但是要小心，因为最终所有的婴儿都会把这种短暂的照看转化为长时间的玩耍。如果是父亲来完成这种察看并且做到干扰最小，这种过程可能发展得很慢。

问：我的宝宝非常缠人，她现在5个月大了，我如何让她形成早上9:00及下午1:00的小睡习惯？

答：要确保她在晚上能够睡好。

控制早起的时间，尽量在早上6:00~7:00开始新的一天，但6:00以前不要打扰她，或者在7:00叫醒她。

尝试高强度刺激性的户外活动，但时间要短。让她感觉到风、叶子的沙沙声、移动的云彩、街道上的各种声音、犬吠声，在操场上撒沙子，用车推着她慢走或把她抱在胸前轻晃，摇摆，戏水，等等。

尽力把她清醒的时间延长到上午9:00，但要留心不要让她过度疲劳，不然她后面会睡不好。她会保持一段时间的清醒，可能会接近9:00，但不要强行拖到9:00。

快到9:00时，让她安静些。

由于她可能有点过累了，在她小睡之前应安排一段较长时间放松性的抚慰入睡过程。可以考虑通过洗澡进行放松（不是为了清洁而洗澡）。洗澡可能会是一种刺激，但对婴儿来说更多的是一种平静的快乐。

在9:00左右陪她躺下或者把她放下。可回顾前文中的睡眠训练策略。

如果她的小睡还可以接近1小时，在下午重复同样的过程以让她下午1:00小睡。

如果她在早上没有小睡，带她出门并尽量让她在11:00前不要睡。然后在11:00尝试同样的抚慰步骤。这一点意味着早上10:00不能把宝宝放在婴儿车里。

受了惊吓或者脾性不好的婴儿（不能自我抚慰或者其他特例）的父母可能需要在这个时候开始实践方法A。前面讨论过，许多这样的父母在这之前采用方法B（宝宝总是在你的帮助下开始晨睡）。理想情况下，你非常一致地使用方法B一直到现在，在你从方法B转换到方法A的时候你的宝宝休息得越好，过程越顺利。

睡眠小知识

对一些婴儿来说，在4~5个月大时建立规律性的小睡习惯非常困难，这是因为他们的生物钟成熟得很慢。有些婴儿直到5~6个月大时才形成规律性的小睡，尤其是小时候缠人且易烦躁的婴儿。另外一个可能的原因是他们的父母在前4个月没能为他们安排长期性、规律性的小睡。

对于性情低弱或者受过惊吓的婴儿，建立小睡习惯可能是父母到目前为止最困难的养育操作。通过集中精力解决小睡问题，我们可以帮助受过惊吓的婴儿掌握自我抚慰技能。由于早上的小睡是最先发展的一项，因此最好从这一点开始培养适龄小睡日程；与下午相比，由于宝宝睡了一晚醒来后休息最好，父母通常在早上操作的一致性强，且一般不发生时间冲突，因而，早上的小睡是最容易形成的。

在你的宝宝开始一天生活之后，注意看表。在1小时的清醒时间之内，清洁、喂食，并且使用方法A进行抚慰。这么短的清醒时间是为了防止过度疲劳状态的形成。

保持较短清醒时间以培养早上小睡的另一个重要原因是早上的小睡意味着晚上这一觉的延续。早上的小睡包含的REM睡眠比下午的小睡多，而大量的REM睡眠是晚上这一觉的特征。

我帮艾瑞克解决了睡眠问题

下午5:00到凌晨3:00是我们最困难的时间。当艾瑞克醒着时，他很缠人且一直哭闹。他能睡着的唯一方法是在我们的怀抱里。我的丈夫把我的食物切碎，这样我可以用一只手吃，另一只手抱着艾瑞克。我会在早上8:00~10:00小睡，为接下来的5个小时储备能量。当我睡着时，我丈夫会替代我抱着艾瑞克摇晃着走来走去。这种生活几乎不能忍受。最终我们把艾瑞克的日程表拿给维斯布朗医生。我们发现当时每天要抱着艾瑞克18~19个小

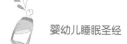

时。毫无疑问我们已经精疲力竭了。

艾瑞克约3个月大时由于缺少睡眠而不能入睡，我永远忘不了那些夜晚与凌晨。我尝试了一切方法——护理、摇摆、走路、来回荡、唱歌等。最终在我让他听着他最喜欢的CD，用散步车推着他在屋子里绕圈的时候他睡着了，然而在我尝试把他移到婴儿床上时又醒了。这种情形越来越常见，艾瑞克也变得越来越疲劳，过度受激，非常生气。他开始撕扯我睡衣上的花。虽然他表现得很想睡，但是他根本不能入睡。我觉得除了把他放在婴儿床上之外没有任何办法——他醒着并且哭着。在哭了20分钟之后，他睡着了。

他在第一次早上小睡时表现得最好，只哭了1～2分钟就入睡了。可晚上依然非常困难。最长的一次他哭了21分钟。我丈夫与我坐在屋子里拉着手，倾听着婴儿监听器，完全处于自我怀疑的状态中。他是不是需要我们？我们让他这样哭是坏父母吗？我们努力让自己相信这是在让艾瑞克学会一种能够拯救他（以及我们）生命的宝贵技能。从那之后他变成了一个完美的睡觉者。现在，艾瑞克11个月大了，他从晚上7:00睡到早上7:00，白天两次小睡，每次1～2小时。每个人见到他都说他是幸福的、可爱的、聪明的。

如果白天光线很亮，拉开所有的窗帘，因为暴露在晨光下可能帮助他建立睡眠的生物钟。如果没有明亮的自然光，使用室内灯让房间尽可能地明亮。当你开始抚慰程序时把光线调暗。可以用哺乳或者奶瓶喂奶进行抚慰，几分钟之后把宝宝放下。如果宝宝在哭，在5～20分钟之内不要管他。你自己可以决定让他哭多久合适，但要看着表，因为对你来说宝宝剧烈地哭3分钟就像是3个小时。我们可以让脾性好的婴儿哭1个小时，但不要让缠人或者易烦躁的婴儿哭超过1个小时，因为后者在没有帮助的情况下更难入睡。他们的父母通常一样极度紧张。然而我仍要指出，有些婴儿可能全力哭2分钟，呻吟呜咽3分钟后开始入睡并睡得极好！你可能因为不让宝宝哭1～2分钟而错失一次极长的小睡。像以前一样，当你觉得宝宝哭得足够了，把宝宝抱起来，然后第二天再尝试——或者你认为他将会入睡，就把他放回去。从这天起，尽力保证宝宝清醒的时间不超过2小时，尽一切能力让宝宝睡得最多，哭得最少。

可以让宝宝与你一起睡，以此替代把孩子放在婴儿床上小睡。这种方法对于第一次做母亲，没有其他孩子需要照顾的情况很有效。然而，随着婴儿的长大，他开始对自己在清醒时、快睡着时以及睡着时所处的环境有分辨能力。这时你可能需要把他的婴儿床放在你的大床旁边以免你的身体移动、咳嗽或者打鼾影响到他。

当你读下面这个故事的时候，请注意这样一些细节，如控制起床时间，小睡前非常短的清醒时间，更早就寝，以及从方法B到方法A的转换。

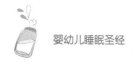

"午夜缠人"帕特里克乖顺记

儿子帕特里克只有几周大的时候我们就注意到他正在变成一只晚上不睡觉的猫头鹰。他的症状是缠人且一直哭闹，除非睡着，我们称之为"午夜缠人"。这种情况从晚上7:30～9:00开始，一直持续到午夜。他晚上总是睡得太迟，而且没人抱着就不能入睡。

我们的主要问题是他夜里的烦躁以及不能在正常时间入睡。维斯布朗医生建议我记录下帕特里克10天的时间表。我画了一个24小时的柱状图，用颜色标明帕特里克醒着、熟睡以及哭闹的时间段。

维斯布朗医生认为需要改变帕特里克的睡眠时间表。目标是使他晚上早一点睡并能在早上7:00起床。我们从不让他睡过早上7:00这一点开始。如果他自己在早上6:00～7:00醒来，那棒极了。如果没有，我会把他叫醒。之后我用1个小时给他换衣服，喂食，陪他玩。这段时间内我让他待在阳光明媚或者照明良好的房间里以形成早上清醒的习惯。在他清醒50分钟之后，我准备开始10分钟的"安静时间"。这段时间内我会用尽一切办法让他准备好进行小睡。然后我会把他放在婴儿床上单独留在房间里。如果帕特里克哭闹，我得到的指导是让他单独待5～15分钟，以看看他是否能自己入睡。

第1天我准时在7:00叫醒他。他进食的时候情绪非常好，然后我们在明亮的光线下玩耍。7:50时我调暗灯光，在摇椅里为他读书，唱着摇篮曲推着他在房间里走来走去。8:00我把他放在婴儿床里并且关上了他房间的门。当我刚离开的时候他就开始大声哭。我知道让自己听着哭声而不去抱他起来非常困难，就去洗了个澡，这是唯一能让我待在他房间外面的方法。14分钟以后他停止了哭闹，接着睡了1个小时！我真不能相信竟然这么容易。

下一步是在他清醒2小时后把他放下进行小睡。我又一次地抚慰10分钟，当我把醒着的帕特里克放进婴儿床时，不幸的是这次事情发展得很不好。帕特里克哭了15分钟，而且我把他抱起来后依然在哭。他在我的怀抱里哭得更大声，不同寻常，结果我也哭了。最终我让他平静了下来但不得不等他在我怀里睡熟后才把他放回婴儿床。我决定在开始其他时段小睡之前先实现早上的小睡。

我把帕特里克的睡眠习惯作图并交给维斯布朗医生。医生检查之后说过程很好，但现在需要集中注意力让他晚上睡得早一点。他建议让帕特里克早上7:00醒，早上9:00和下午1:00小睡，如果需要可在下午5:00进行第三次小睡，然后在晚上7:30左右就寝。

那天晚上我们8:30开始安静时间。尽管帕特里克之前很高兴地跟我们玩，他已经开始打呵欠了。他最终没有任何斗争就在我的怀抱里睡着，然后在婴儿床上睡了整晚，真轻松啊！

现在是时候在他醒着的时候就把他放下进行第二段小睡了。我采用了与第一段小睡相同的方法对他进行抚慰，只是没有了时间限制。

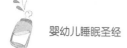

当这一天过去，我们为他拥有了在一天头两次小睡中顺利入睡的能力而高兴，我们尝试用同样的方法来处理他偶尔发生的第三次小睡以及晚上的睡眠。最后的结果就是我们拥有了一个乖宝宝，他能够很好地小睡，也能在晚上自行入睡，这是很愉快的事情。但是，我们仍然有其他的挑战。有些天，小帕特里克在他起床后不到2个小时就想小睡，有些天他会坚持更长一些时间不睡觉。如果他在睡床中哭闹超过15分钟，我们需要把他抱起来，稍后再试着把他放回去。我们最好在晚上7:30左右把他放回睡床，偶尔他会有短时间的哭闹，但更多时候我们整夜都不会听到他哭闹。想达到这样的结果需要花一些时间而且并不容易，但这的确是值得的。

（4）正午的清醒时间

在白天，一般2~3个小时的清醒后，宝宝会有一次小睡。一般来说，尽可能避免长时间的远足，这可能会导致在车上或公园的极少睡眠。尽管我们一再强调睡眠节奏，但同时我们也需要知道有清醒节奏——当生物钟自动调整到清醒模式的时候，就像它在夜晚及小睡时调整到睡眠模式是一样的。

如果你的宝宝没有在早上应该小睡的时候按时睡，请不要允许他在应该保持清醒的时候在车里或手推车里打盹。如果你的宝宝在应该保持清醒的时间小睡的话，那么一天接下来的时间里他的睡眠节奏就被打乱了。

清醒状态的开发是一个活跃的过程，并非仅仅是"关掉"睡眠模式那么简单。在清醒模式中，入睡和保持睡眠都是不容易的。如果在清醒模式中入睡，这种睡眠所带来的神智恢复，相比睡眠模式中的同样时间的睡眠所带来的恢复会少很多。

对于成人来说，早上6:00~9:00是一段有活力的清醒模式时间。即使你昏昏欲睡，在这段时间也是难以入睡的。每天早上睡意渐消逐渐觉醒的这个明显的时间区间被称为睡眠的"禁区"。这段时间已经被电视制作人所察觉，并被称作是"黄金时间"。这段时间是大多数成年人不能也不会入睡的时间。最近的研究表明，对于婴儿来说，也有同样的睡眠"禁区"。

睡眠小知识

不要让宝宝在生理清醒模式时入睡，这与帮助宝宝在生理睡眠模式时顺利入睡是同等重要的。

如果宝宝在应该小睡的时间里没有入睡，最好保持宝宝的清醒状态直至下一个睡眠时间，无论下一个睡眠时间是小睡还是整夜睡眠，或许紧接着的这个睡眠时间会因此而略有提前。总之要在不让宝宝过度疲劳和保持正常睡眠规律之间寻找一个平衡点。

（5）第二次小睡时间：午后

第二次小睡一般在中午到下午2:00之间，最可能的是在下午1:00左右，最迟不应该晚于下午3:00。这段时间的小睡应该持续1~2个小时，然后开始享受一段稍长时间的清醒时光。

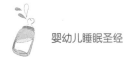

但是需要明白，这些只是一个合理的、健康的睡眠方案概要，并非一套严格的规则。为了描述睡眠方案，我们不得不借用时钟的时间以及睡眠小时数等量化的指标，但实际上更重要的是看着宝宝而不是时钟。在睡眠作息表上，关于是不是在下午1:00的时候一定要小睡以及其他的时间表并不是绝对的。你应该根据自己的生活方式及家庭安排做出合理的调整。如果你在大多数的情况下都让宝宝保持了规律的睡眠习惯，即使在一些特殊情况下宝宝没有得到他所需要的睡眠，他也能从想睡觉这种期望中快速地恢复。有些家庭的问题在于从来没有过规律的睡眠方案，所以宝宝经常会过度疲惫。

通常的问题是午后的第二次小睡与第一次小睡的间隔过长，这可能导致宝宝过度疲惫，宝宝在这种状态下会难于入睡或者难于保持睡眠状态。如果你使用方法A，请让宝宝独自待1个小时，看宝宝能否在这个过程中入睡。如果宝宝上午的小睡因哭闹推迟到了下午2:00～3:00，则放弃这次小睡，让宝宝下午迟些时候或傍晚再睡。如果是下午4:00入睡，则控制这次小睡的时间为1～1.5小时，这样能保证合理的较早的夜睡时间。如果是下午稍迟比如5:00，则让宝宝保持睡眠，因为这次"小睡"很容易持续至夜里，而且保持宝宝的较早的整夜睡眠是非常重要的。

睡眠小知识

午后的小睡通常会持续到宝宝3岁，此后开始减少。

（6）第三次小睡：后半下午，16%的宝宝会有第三次小睡

第三次小睡可有可无。如果有，开始的时间应在下午3:00～5:00不等，而且，这次小睡的持续时间长短不等，通常会比较短。这次小睡会在宝宝9个月大的时候不再继续。如果宝宝过了这个时期仍然保留第三次小睡的话，带来的问题是在傍晚的时候不容易进入整夜睡眠。那样一来，整夜睡眠的入睡时间推迟了，整夜睡眠前的"战争"可能会持续到宝宝12个月大。为了能使宝宝顺利入睡，应该及时地停止第三次小睡。尽早的整夜睡眠对于父母均在外工作的家庭来说是尤其困难的，但是如我们后面所要讨论到的一样，这关乎整个家庭的利益。

（7）下午的清醒时间

如果没有第三次小睡，那么这段时间可以去进行稍长时间的户外活动或者购物。参加锻炼课程或者去公园都是非常有趣的。许多父母会在这个时间给宝宝充分地喂食。

睡眠小知识

除非你需要保证睡眠方案的合理进行，否则不要把宝宝从睡眠中叫醒。

（8）小睡时间长度

问：宝宝每次小睡应该持续多长时间？

答：宝宝看上去疲惫吗？这是应该问自己的问题。

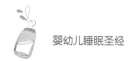

如果宝宝在后半下午或傍晚表现出疲惫，很有可能就是宝宝没有得到充足的小睡。可能的解决办法就是让宝宝在晚上尽可能早的时候上床睡觉。宝宝清醒太长时间会更疲惫乃至睡眠缺失，导致宝宝难以入睡。这的确是一个问题，尤其对于白天工作到家较晚的父母来说，他们会感觉跟家人在一起的时间太短了。之前已经提到过，对于6～9个月大的宝宝，不建议第三次小睡，在傍晚时很短时间的小睡只会让宝宝保持清醒到更晚。这将会导致偏离睡眠方案，结果是一样的睡眠缺失。

（9）整夜睡眠时间

请记住，你正在建立一个有序的家庭流程并确保一个规律的整夜睡眠时间，而并非强制你的宝宝睡觉。当宝宝看上去疲惫需要睡觉时，正是需要建立入睡流程的时候，无论宝宝喜欢或者不喜欢。这个入睡程序可以依你的习惯形成规律：洗浴、按摩、讲故事、唱催眠曲、摇晃或者其他的抚慰方式。每天晚上大致一样的流程能帮助宝宝建立每晚在同样时间入睡的信号。不过也不用过于严格地遵守这个时间规则，因为小睡时的不规律会让整夜睡眠时间略有变动。但对于大多数稍大的宝宝，整夜睡眠时间的过度变动是不健康的。

警惕

父母一方让宝宝清醒超过正常应该睡觉的时候，通常是在利用跟宝宝玩闹的时间来避免跟另一方不愉快地相处。这种情况应当避免。

一部分父母错误地在每天晚上7:00让宝宝入睡，在最初几个月里这种方法是可行的，但随着小睡变得不规律或者停止第三次小睡，父母应该适当调整让宝宝在晚上入睡的时间，尤其应该注意是不是应提前。

方法A及方法B只针对小睡。夜里的时间，采取任何你觉得舒适的方式即可。比如在小睡时，你希望在抚慰过宝宝后，在他清醒的时候把他放在床上，但在夜晚，你愿意和宝宝一起睡，这都是没有问题的。据说白天的睡眠和夜晚的睡眠是由大脑的不同部分负责的，所以抚慰宝宝白天小睡和夜晚入睡的方式不同并没有关系，但要保证每天的方式是连贯的。因为你是在不同时间"培训"大脑的不同部分。

如果你希望在夜里把已经过度疲惫的宝宝放在床上，那么他肯定会哭闹。在白天，把宝宝小睡前的哭闹限制在1个小时以内是合理的，因为这避免了过长时间的哭闹打乱整体的睡眠方案。但在夜晚的时间，这种哭闹可以不设定时间限制。如果你不理会宝宝的哭闹，最终他还是会入睡。他有可能在第二天晚上哭闹得更厉害，但接下来的夜晚将会越来越少。也就是说他在夜晚将能更早入睡，白天的小睡也能正常进行，整夜睡眠质量也能得到提高。

这可能是你对宝宝的抵抗的第一次忽略，但绝对不会是最后一次。在将来的某个时刻，你还要教他洗手、刷牙。当他学会走路后，你需要教他避开不合理的玩具及设施以保证他的安全。再后来，你需要教会他骑车时戴好头盔，以免伤到头部。在所有这些情况中，决不能因为宝宝的持续哭闹而放弃对宝宝的健康训练及教会他掌握安全规则。从小训练并坚持不懈是建立良好习惯的关键所在。

现在是时候让宝宝学会独自入睡，并在夜里醒来时独自恢复睡眠状态了。你一定要让他自己懂得在夜里醒来独自待着不是可怕、危险或者需要逃避的事情。当抚慰宝宝入睡时，要确保环境的宁静，避免任何有可能引起宝宝注意的声音及视觉刺激。爸爸需要参与这个过程，尤其是母乳喂养的宝宝的爸爸。因为宝宝知道爸爸不可能喂他，所以他的哭闹会变少，时间也会变短。

一旦宝宝躺在床上，你就应采用"消失法"，无论他哭闹多久，你都不应该出现，直到他入睡。临时换人带他在他4个月大以前是没有影响的，但持续这样做将会毁掉你之前的让宝宝好好睡觉的努力，原因是间隔的正向强化的示范作用非常巨大。请记住：

· 如果保证宝宝入睡前抗议性的哭闹是没有时间限制的，那么宝宝将学会独自入睡。

· 如果你设定了能接受的宝宝入睡前抗议性哭闹的时限，那

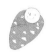

么你也教会了宝宝每天都要哭闹到那个时限为止。

睡眠小贴士

　　当宝宝在哭闹而并不饿时，你要告诉自己："宝宝哭闹是因为他太爱我了，他需要我的陪伴，但他实际上更需要睡觉。我知道高质量睡眠对宝宝的价值，所以我应该爱我的宝宝而让他入睡。"

（10）夜间喂食

　　宝宝在上次喂食之后4～6小时会在夜间醒来，需要下一次喂食。也有一些宝宝夜间不会醒来，但实际上那个时候他已经饿了，你需要及时地喂食。

　　你或许会说：宝宝小一些的时候，可以睡整个通宵。请记住，一个4个月大小的宝宝，晚上入睡越晚则最后一次进食就越晚。但现在宝宝入睡更早了，那么最后一次进食也相应地提前了，所以可能需要一次夜间进食。正常情况下，这样的夜间喂食，以及第二次夜间喂食，可能会持续到宝宝9个月大时。

　　如前所述，我们把轻度睡眠称为"觉醒"，这种情况在宝宝睡眠过程中每1～2个小时会出现一次。有些时候宝宝觉醒时会出声或哭泣，如果宝宝没有跟你睡同一张床，你在这个时候走向他会让他最终形成半夜起床或半夜喂食的习惯。因为这时抱起或喂宝宝会迫使宝宝更加警醒并享受你的陪伴。此后，他每次觉醒都会期待你的喂食与陪伴。

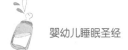

如果你和宝宝睡在一起并且是母乳喂养，当宝宝觉醒时你应该迅速地照顾他，或许在他还在深睡的时候就应该这么做，这样他的睡眠就没有出现真正的间断，半夜起床的习惯也不会形成。

父母不应该把自己的情绪或猜测强加到这种自然发生的觉醒现象上，不要自己猜测这是宝宝孤独，害怕黑暗，害怕被抛弃。

如果宝宝在半夜醒来并且表现出进食的需求，那么应该及时喂他。如果宝宝表现出想玩，则应该及时停止陪他玩的念头。这种情况下，应该问问自己："宝宝是需要我，还是想跟我玩？"

通常第二次夜醒发生在凌晨4～5点。一部分宝宝这个时间是不会醒的，但如果因为大小便或者饥饿导致宝宝在这个时间醒来，及时地回应是正确的。当你回应了宝宝的需求后，应该保持安静及黑暗以便宝宝可以及时恢复入睡。要提防一个经常的错误，就是安静地陪宝宝玩耍，这样会妨碍宝宝恢复入睡。因为，宝宝此时恢复睡眠是非常重要的，只有这样，宝宝才能在早晨醒来到第一次小睡之前保持良好的状态。很多宝宝不需要夜里喂两次，只需要在夜里2～3点时简单地喂一次，或者根本不需要。通常的错误是在午夜2点时喂一次，在4～5点时喂第二次。其实2点那次是不需要的，宝宝那时并不饿。

（11）小结

在这个时间段，很多宝宝能毫无困难地进入小睡或整夜睡眠。这些乖宝宝可能仍然会夜里醒来一两次。我认为这是正常的，自然也不需要改变——如果醒来只是需要简单喂食而不是拖延玩耍。

夜晚给宝宝喂食以及换尿布一两次是正确的。如果你对为何宝宝会在夜晚频繁地醒来或者哭出来仍然存有疑虑的话，请参考第二章我们关于"觉醒"的讨论。如果你有一个"宝宝监听器"让你能听到每一次宝宝的低声哭泣的话，请关掉它。如果整夜你都认真倾听宝宝的任何一次觉醒，那么你的睡眠也会受到影响。妈妈们的大脑即使在睡眠中，对于宝宝的无论多大声音的哭泣都非常警觉，大脑的"紧急呼叫"会把妈妈们唤醒。因此，你真的不需要放大宝宝所有细微的声音来破坏自己的睡眠。

大多数妈妈会把喂食和睡眠方案同步起来，大概的时间是早上起床时间，两次小睡之前或之后，整夜睡眠的入睡时间，以及夜里一到两次。也就是说，无论是母乳还是奶瓶喂食，都是每24小时喂四到五次，更频繁的喂食是不需要的。

在宝宝6~9个月大的时候，对于陌生人的紧张及不安开始显现，与此同时，一部分妈妈也注意到另一种不安情绪——当妈妈离开时产生的不安。但我并不认为这种不安会直接导致宝宝在没有陪伴的情况下更不容易入睡。因为经过观察，在入睡前离开和宝宝入睡后离开，宝宝的入睡速度是没有变化的。问题是一部分妈妈自己会因为离开宝宝而难受，从而没有给宝宝留足够的单独睡眠时间去培养健康的睡眠习惯。

在实施与年龄相适应的睡眠方案时最大的问题是不方便。许多父母会觉得改变自己的生活模式，每天待在家里照顾宝宝的两

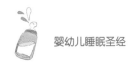

次小睡很不方便。但是如果父母最初完成了建立良好睡眠习惯的过程，从而使宝宝能得到很好的休息的话，那么偶尔的不规律只会暂时、轻微地影响到已经形成的睡眠习惯，这种影响很快会得到恢复。

坦率地说，如果父母不愿意调整自己的生活模式，由此导致宝宝的小睡规律没有得到很好的保持或者整夜睡眠的入睡时间总是推迟，那么宝宝迟早会为此付出代价。宝宝的情绪恢复、学习速度、外出或小病之后的恢复时间都会更长。这些父母经常试图用一些"有效提示"来帮助他们的宝宝更好地睡眠。我不确定某些或全部的这种"提示"能否替代一个规律的睡眠方案。在我的实践中，仅靠这些"提示"维持了宝宝良好睡眠方案的父母们很少，甚至是从来没有。下面就是所谓的"有效提示"：

· 心跳频率的声音
· 子宫的声音
· 持续的背景杂音
· 抬高婴儿床的床头
· 维持宝宝睡眠中的摇动
· 改变妈妈的饮食
· 只在睡眠时间喂固体食物

睡眠小贴士

如果你允许宝宝养成不健康的睡眠习惯，那么你正在伤害你的宝宝——睡眠不足与营养不足是一样不健康的。

这个年龄段的宝宝通常会很迅速地适应有规则的入睡方式，如果你学会从宝宝的抵抗中走出来并且不随意地对宝宝任何轻微的哭泣进行回应的话，宝宝会自行入睡。如同一位妈妈描述自己宝宝时说的那样，宝宝就像"烤炉上的黄油"一样安然入睡。

二、9个月时：傍晚的小睡逐渐消失，夜间喂食停止

坚强、独立、固执、不合作，这些词语听起来是不是很熟悉？这些都是父母经常用来形容他们的宝宝的。你也许会发现你的宝宝有点小小的不合作。心理学家用"不顺从"这一术语来形容这种缺乏合作的状态，但心理学家同时也指出这些行为与宝宝自觉性、独立感的正常、健康发展是息息相关的。所有的宝宝都可以比之前更努力地表达他们想要或不想要什么。你很难打断你的宝宝。这种逐渐增强的表达内心意向的行为能力可以被定义为坚持不懈、动力或决心。宝宝对自身喜好和不喜好的表达可被称为"自我代理"，它会随时间不断增强。

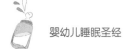

专家指出，一般情况下，父母最有可能遇到的困难或"反抗"行为出现在穿衣、吃饭、公众场合和睡眠时间，因为这些是自主（不顺从）"阶段"的开始。一些专家甚至宣称，宝宝的这种独立/固执导致在入睡或夜醒时的反抗是很正常的。我将在后面解释为什么我认为这种"阶段"理论是一种错误的解读。

这个年龄段的孩子经常会产生所谓社会犹豫感，表现为害羞、害怕陌生人等行为。当妈妈去了其他房间而将宝宝独自留在一个房间，或把宝宝留给保姆时，宝宝会哭或感到伤心。心理学家将这种行为称为对陌生人恐惧、谨慎感或孤独恐惧感。因此，若宝宝在夜晚入睡前出现越来越强的反抗，一些专家便将孤独恐惧感或害怕离开母亲解释为出现这种现象的原因。我认为这也是一种错误的解读。

9个月大的宝宝，其主要睡眠习惯的改变是由于缺少第三次小睡。如果宝宝在午后依旧小睡一会儿，就会导致夜晚入睡的时间延后。而且，非母乳喂养的宝宝出生9个月后也很有可能养成夜醒或夜间喂食的习惯。如果你的宝宝在夜间喂食后可以立即入睡，那么不要停止喂食。但如果他要和你玩或喂食后无法轻易、快速入睡，那么请停止夜间喂食。再次重申，如果是母乳喂养，宝宝一般不会形成夜醒的习惯。

三、10～12个月时：清晨小睡开始消失，但大多数宝宝仍需两次小睡

很小一部分（大约17%）的宝宝这个阶段通常只下午小睡一次。夜晚入睡时间通常会提前20～30分钟，因为他们一天下来会感到疲劳。有时候早上小睡时间过长，导致下午的小睡开始消失。这种情况下，应将夜晚入睡时间再提前一些，或者在宝宝清晨小睡1～1.5小时后将宝宝叫醒，以避免午后小睡。

1. 千万不要剥夺宝宝的小睡

当父母已尽力为宝宝制定一个符合孩子年龄的睡眠时间表，宝宝也睡得很好，只是偶尔由于生病、旅行、聚会或假期拜访而轻微扰乱了睡眠时，这样的宝宝仅需要一些小调整即可重新恢复正常的睡眠模式。但如果父母允许较差的睡眠模式出现并延续，严重的睡眠缺陷就会逐渐累积，哪怕很小的外界干扰都会给宝宝造成长时间的不安。

在这个年龄段，剥夺小睡似乎是养成健康睡眠习惯的罪魁祸首。但很自然，父母需要更多的外出或陪孩子一起做更多的事情，这时候的宝宝也具备了新的社会行为能力，更加可爱，会爬行甚至会蹒跚学步……为什么不和孩子一起外出享受公园或海滩的好天气呢？宝宝也会有同样的感受。"自我代理"可能会让孩子克制小睡，因为他更想玩耍。如果父母不让孩子小睡，他可能会感到疲惫。而为了适应疲惫最自然的方法就是产生更多的荷尔

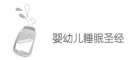
蒙来使自己保持清醒。然而这种逐渐增强的警惕状态会导致接下来更难进入小睡和夜间睡眠。这不仅会产生睡眠习惯的恶性循环，还有可能产生情绪波动或注意力集中时长缩短等负面效果。

随着小睡的消失，宝宝会出现明显的疲惫倾向。首先，通常只在午后晚些时候或傍晚，宝宝会出现些许暴躁、急躁，甚至很难取悦的状态。你也许会认为宝宝这个阶段易急躁甚至难取悦是正常现象。接着宝宝第一次出现晚上无任何理由的夜醒，且再次入睡很难——父母很想知道为什么夜晚入睡突然成了一个大问题。

当宝宝重新养成了健康、有规律的小睡习惯，夜晚入睡问题也被逐渐纠正（虽然不顺从的行为仍然存在，孤独恐惧感也没有改变）。我已经多次观察到这种现象，这也是我认为剥夺小睡而不是特殊的"阶段"是导致夜晚入睡问题的根本原因。

睡眠小知识

疲惫或许会被厌倦掩盖。如果宝宝表现得懒散，不愿意去任何地方，也许是他疲惫了。

2. 你的宝宝可能需要两次小睡

你也许会认为你的宝宝目前仅需要一次小睡，但大多数这个年龄段的宝宝仍然需要两次小睡。一些父母发现的一个线索是保姆可以让宝宝安稳地小睡两次，但父母自己只能让宝宝小睡一次。保姆离开后宝宝明显变得更会安睡，父母则很想知道保姆是怎么做到的。这个阶段的宝宝很会区别对待人和事物。他们知道，保姆是听从父母的命令的，没法反抗，也会按规律的时间表安抚他们入睡。但对父母，他们发现，足够多的抵抗也许会换来更多玩耍的时间。毕竟，有些时候这种方法是管用的。只要宝宝重新发现你可以把他带出安静、令人厌倦的卧室，他就会抵抗小睡。

在小宝宝入睡成熟期，有三个戏剧性的转折点：

（1）6周时，夜晚入睡开始变得有规律。

（2）4个月时，开始出现白天睡眠，夜晚睡眠在周期上开始像成年人。

（3）9个月时，第三次小睡开始消失，小睡时间变长，夜间无需喂食。

这些转折点非常可预测，且独立于父母的行为，因此我们知道这反映了宝宝大脑的成熟。预测这些改变并允许它们自然地出现将是一个新阶段，来阻止所有的普通睡眠干扰。

3. 安抚宝宝的常用方法

可以安抚宝宝的常用方法包括：摇晃、唱轻柔的催眠曲、抚摸、轻轻地拍打和拥抱。保持这些行为以便宝宝将在家中特定时间段出现的特定行为与一种叫作"入睡"的行为关联起来。

对安抚宝宝有帮助的提示：

·柔软的、丝绸质地的或毛织物的毯子，洋娃娃或塞满毛绒玩具的婴儿床

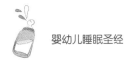

- 在宝宝额头上盖上小小的、轻柔的、如围巾般的毯子
- 暗淡的夜光
- 看护宝宝入睡

4. 学会看护宝宝入睡

当宝宝没有入睡问题时看护宝宝入睡是完全正确的。以我的观察，大多数妈妈都会这样做。但如果让你的宝宝在没有帮助的情况下入睡很困难，或者总会在喂食中入睡或受到睡眠干扰，那么看护宝宝入睡就成了睡眠问题的一部分。

大多数母亲会抚慰她们的宝宝入睡，宝宝在妈妈的怀中入睡或无法入睡。不管哪种情况，当他们需要睡觉时就会被放在婴儿床中。我认为，这种母亲与宝宝之间的亲情是美妙的，看护本身，并不会引起睡眠问题。

问：当宝宝夜醒时我需要将他放到适合他睡眠的位置吗？当他站起来摇晃着婴儿床的栏杆时，我要帮助他入睡吗？

答：不需要。我怀疑夜晚你喜欢和宝宝做这些游戏。想想当你在夜晚走近并翻动他以帮助他入睡时，你教给了他什么？如果他夜晚仅翻一次身或者卡在婴儿床的栏杆中时，再去帮助他重新入睡。

问：如果宝宝自己在婴儿床中摔倒，会伤到自己吗？他无法自己入睡。

答：不会，宝宝不会伤到自己。他也许会像一只笨拙的小狗一样入睡。

尝试着更加规律地观察4个月大或更小的宝宝清醒的时间间隔，观察4个月以上的宝宝和他的时间表。然而，尝试着不要陷入固定的或传统的睡眠时间表，基于小睡的持续时间，第二次小睡的结束时间，室内和室外的活动时间等，对睡眠时间进行微调。通常9～12个月的宝宝由于下午活动时间的增加和第三次小睡的出现，需要更早地入睡。记住，正如剥夺小睡一样，入睡太晚同样容易引起睡眠问题。

当宝宝入睡的时间有了一定规律时，良好的睡眠便指日可待了。但不要认为你必须以这种方式喂食或进行其他看护活动！当父母充满耐心，不失幽默且允许喂给宝宝除母乳外的健康食物时，喂食就会很顺利。应当尊重规律睡眠所需的生理基础，但你可根据你的看法来决定接受或拒绝某种喂食的习俗。

四、预防和解决睡眠问题

必须强调：5～12个月大的宝宝最常出现的睡眠问题往往是由于父母没有能力阻止坏的睡眠习惯的形成和加固。一些父母并没有将干预孩子，即学习如何安抚他们在没有帮助的情况下入睡看作一种重要的学习过程。孩子无法入睡或无法自己入睡是父母

297

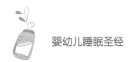

没有给孩子学习这些自我安抚技巧的机会的直接结果。换句话说，一些父母无法让自己的孩子独处太久，以让他们自己学会入睡。不要低估孩子早期的这种学习能力！

1. 宝宝睡不好，妈妈难安睡

近期，一项研究使用哭泣控制来帮助宝宝解决睡眠问题。其研究对象是156名4～12个月大，有睡眠问题的宝宝的母亲。这种干预改善了宝宝的睡眠问题，也减轻了母亲不安的症状。不幸的是，这种对宝宝和母亲的益处只延续了2个月。另一项研究针对的是738位母亲，其中46%的母亲报告她们6～12个月大的宝宝有睡眠问题。这项研究的结果显示了婴儿的睡眠问题与母亲的不安症状之间存在强关联性。通过观察所有可能对母亲不安产生影响的变量，研究人员发现，孩子睡眠越好，母亲的不安越少。他们得出结论：让妈妈了解宝宝如何睡眠应该可以减少，或者阻止母亲的不安。第三项研究是一项历时性的跟踪研究，研究对象是114位8～10个月大的婴儿的母亲。为了解这些睡眠问题对婴儿和母亲的长期影响，孩子3～4岁时，研究人员对这些母亲进行跟踪研究。研究结论是：婴儿的睡眠问题很可能会延续或在学龄前重新出现，并与孩子更多的行为问题和母亲的不安相关联。研究数据表明：母亲的不安症状是孩子睡眠问题的结果而不是原因。这么多研究结果趋于一致是很罕见的。

2. 早期经历的重要性：理论与事实

做一名"合格的父母"是什么意思？父母喂养并保护他们

的孩子，提供舒适的环境和生活指引。当孩子哭泣时，你走向他们。表面上，这看起来合情合理：孩子的哭声传递了某些信息，即喂我、改变我、扶起我、抱着我、亲亲我或摇摇我等。问题是，为什么当父母对这些讯息做了完全的回应后有些孩子依然哭泣？或者说，如果哭泣是一种必要的沟通方式，为什么许多父母还要在他们的孩子不哭的时候仍旧给予完全的爱和敏感的呵护？也许哭泣，作为一种信号系统，并不完美：一些宝宝甚至在不需要哭泣的时候仍然哭泣，原因是有人在照顾他们，而其他的孩子没有哭但仍然得到他们需要的照顾。这也许是一种本能：鸟会飞，宝宝会哭。对于婴儿来说，很可能哭泣已不再与生存休戚相关，但仍然作为远古时代行为的余迹出现了。一个重要的事实是：哭泣的含义随着时间的流逝而改变了。

婴儿哭泣也许是因为饿了，需要食物了；蹒跚学步的孩子哭泣也许是因为他们需要吃些正餐后的甜点了；小朋友哭泣或许是因为害怕了；青少年哭泣也许是感觉到没有希望了；成年人哭泣也许是感受到了婚礼上的幸福。不是所有的哭泣都代表着痛苦。可不幸的是，当父母谈论起哭泣时，就假设了哭泣等于痛苦。这就导致了父母有时候会有一些隐藏的想法：如果我的孩子哭了，那么我就不是一个合格的父亲/母亲。

想想母亲如何在早期与孩子建立并不断增强紧密关系便会带来两种流行的育儿理论：婴儿抚摸和黏着理论。这两种理论均只关注母亲并宣称早期经历会严重影响未来。

婴儿抚摸理论非常强调母婴之间的身体接触对于小孩子日后形成更强的适应力的重要性。好消息是这个理论使得生孩子的过程变得更加舒适少痛，有些产妇甚至是在宾馆一样的环境氛围中分娩的。相对于传统的冰冷、非人性化的产房，这对产妇和家庭成员来说都是很大的进步。坏消息则是，对于那些因生产并发症而不能体验无痛生产的孕妇，以及收养较大龄孩子的妈妈来说，会缺乏和孩子建立良好关系的基础。人们认为，双亲和婴儿形成亲密关系往往只在某一个特定的阶段，正如小鹅刚出生后会跟在任何比它们大的移动的物体后面，把它们当作妈妈。但是没有科学证据表明这个观点是正确的，同样也没有科学证据表明，在某一个时段没有建立起亲密关系会对婴儿或者母亲有什么后续的不良影响。

黏着理论不仅仅强调母子之间的互动，而且强调如果母子之间的黏着不够好的话，也会影响宝宝长大后与同事的关系、男女关系以及与长辈的关系。好消息是妈妈们被鼓励更加亲和，感知更加敏锐，更加热情而不担心会把宝宝宠坏。坏消息是妈妈们会认为全天候保持对婴儿的关注是最好的。

遗憾的是，年长一些的理论家并没有意识到健康睡眠的好处，以及不同的睡眠模式之间有多么大差异。少儿心理学家、少儿精神学家及儿科医师们也是最近才了解到健康睡眠的好处。儿童健康护理从业人员的受训水平进展缓慢。有人对居家儿童护理人员做了一个调查。调查发现，在从业人员接受的3年培训中，只有4.8个小时的课程是有关儿童睡眠以及睡眠紊乱的。这也说明为什么儿科医生对于孩子的睡眠问题无法提供有效的指导。

大众对依恋理论的曲解一般是这样的：认为全天候"在线"的家长，即在孩子哭闹的时候随时陪在孩子身边的家长，会让孩子更加依恋自己；而那些为了自己晚上睡得好放任孩子哭闹的"自私的"父母和孩子之间的关系就不会那么亲密。事实是，越来越多的科学数据表明，以上说法毫无道理。一项已发表的对7~27个月婴儿的研究表明，如果家长对孩子抗议性的哭闹置之不理，久而久之，孩子的安全感会得到提高，而母亲也不那么焦虑了。另有调查表明，打断孩子的睡眠，也不会影响孩子的安全感。一条简单而真实的道理是：当整个家庭睡眠时间延长时，每名家庭成员的感觉都会变好，即便某家庭成员的哭泣被忽略。

在讨论依恋理论时，著名的儿童心理学家米歇尔·里维斯强调说，儿童的社会能力以及处理同伴关系的能力更大程度上是由家庭成员培养的，而不是母亲或者家庭以外的其他人。而且这些能力会随着孩子的经历而发展，不会局限于旧有的经验中。

除去极端暴力、灾难性的事件外，在普通家庭中，经历的影响往往被夸大，而母亲的重要性却被忽略。那些强调日常琐事重要性的理论会让母亲下一个错误的结论：我是一个无能的母亲，因为发生的这些事情会对孩子的感情造成永久性的伤害。

当孩子还小的时候，他需要睡觉的时候就会睡觉。他控制你们之间的关系，也就是说，你把他的需要置于你的需要之上。当

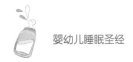

他饿了的时候你会去喂他，当他湿漉漉的时候你会把他弄干。他的行为决定你的行动。

但是从现在开始，你需要变被动为主动，掌握你们关系的控制权。例如，当孩子长大后，你不会仅仅因为孩子要吃垃圾食品就买给他吃。你也不会因为孩子想要爬树就任他置于危险之中。当他需要睡觉的时候，你也不会任他想怎么玩就怎么玩。那么，当孩子需要睡觉的时候却不想睡，我们想让他睡觉的时候他却不配合，我们该怎么办？

让孩子哭：常人都不认可的观点

大众杂志的作者们对晚上孩子睡觉时任其哭泣这一做法的效果有不同观点。1984年9月，麦考尔说："任孩子哭这一做法会导致孩子对于自己的基本需求没有信心，会让他觉得在周围的世界里没有安全感。"1983年11月出版的《家长》杂志说："这样会让孩子觉得，这个世界没人关心他。他或许会变得消极，没有效率，甚至怒气冲冲、充满敌意。"

可就是这份杂志的主编，在她的第三个孩子出生后，在1985年10月的那一期写道："在为人之母8年后，我忽然发现……孩子刚哭的时候并不意味着他需要大人抱。"

别等8年才知道专家早已知道的事情。

让孩子哭：专家都认可的观点

虽然大众媒体的作者会有相互矛盾的观点，但专家们对此的观点却很一致。来自所有儿科专家的证据都表明，睡眠时间孩子抗议性的哭泣并不会对孩子造成永久的情感或器质上的伤害，事实上，还对孩子有利。例如，英国儿科专家和儿童心理学家温尼科特说，独处的能力是儿童情感成熟度的一个重要指标。在他看来，父母可以通过让孩子独自待着帮助孩子培养独处的能力。这可不是遗弃，或者说，不要以这个为借口而忽视孩子。

著名儿童心理分析师马勒认为，儿童在4~5个月的时候，开始认识到与母亲之间的界限。在这个阶段，儿童或多或少要变得独立。

美国儿童心理治疗师亚历山大·托马斯和斯黛拉·切斯追踪调查了100多名婴儿，一直到他们成年。他们调查的一个指标就是这些孩子的不规律睡眠以及父母的应对措施。在调查结论中，他们这么写道："父母成功地指导孩子消除一种症状会对孩子的功能发展具有积极作用……一个基本的治疗措施就是父母改变一下行为。"

所以，孩子在晚上发出抗议性哭声的时候，不用害怕，因为他会因此学会如何入睡，而不会形成情感或心理上的伤害。如果你不给他这个机会，他就学不会。

以上观点有个前提条件，那就是它们针对的全都是4个月以上年龄的孩子，而且都是发生在正常的白天和晚上睡眠时间。在满足这个前提条件的情况下，如果孩子抗议性地哭泣，不用管他，这样不会对孩子造成情感上的问题。

托马斯博士和切斯博士还调查了婴儿不规律的睡眠模式。被

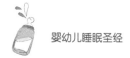

调查的孩子经常长时间地哭泣。当我问托马斯博士，这些爱哭的孩子晚上不睡，父母该怎么办时，托马斯博士回答说："关上门离开就行。"我又问这样会不会造成什么问题，托马斯博士说："一点都不会。"

孩子晚上一哭就去陪他，会干扰他自然的学习和成长过程。这样会打扰孩子睡眠，破坏孩子睡眠的连续性，并造成孩子失眠。

有人对孩子1岁时的哭泣行为进行了调查。这些孩子分为两类。一类是在6个月大后，无论白天晚上，只要一哭，父母就冲上来哄；一类是其父母受过了良好的训练，懂得对孩子6个月大后各种哭泣区分对待。研究人员对这两类孩子进行了比较。第一类孩子的哭泣行为比第二类孩子多。这也意味着，通过哭泣而寻求关注这一行为是可以在至少6个月的这个阶段习得的。

可能有人会觉得，这些放任孩子哭泣的母亲不爱自己的孩子，无法对孩子感同身受，对孩子的情绪不敏感，也不会对孩子的情感提供支持，对孩子缺少温暖和关爱。有些儿童心理学家据此认为父母不应当放任孩子哭泣，认为这样可能会造成一种冷淡的亲子关系。作为一名有着丰富实践经验的儿科大夫，我并不认同这一说法。因为我看到，绝大多数的父母都爱自己的孩子，对孩子的需求很敏感。这些父母大可放心让孩子晚上哭泣，因为我们是在帮助孩子学会如何入睡。

问：我需要让孩子哭闹多长时间？

答：为了使孩子形成打盹的习惯，每次不要让孩子哭超过1个小时。如果为了帮助孩子晚上睡得好，只要孩子没有生病、不饿，那么他们想哭多久就哭多久。如果非要设定一个时限，那就要训练孩子哭到满时限后就不要再哭了，乖乖地睡觉去。

问：为什么哭泣对孩子有利？为什么不等孩子更大点，懂事后再开始这样的训练？

答：哭并不是真正的问题所在。我们要做的是让孩子学会独自入睡。我们让孩子自己待着，不要让他觉得我们随时会抱他起来。我们任他哭，而不是使他哭，也就是说并不是伤害他。如果他长大了，仍旧难以入睡，这个问题纠正起来就难很多。另外，失眠对于孩子的身体是不利的，在他的饮食中应加少量的铁元素以及维生素。

问：哭泣会伤害孩子吗？

答：得看具体情况。事实上，有研究证明，哭泣会帮助孩子加快忘记某种习惯。所以，当孩子哭的时候，他会慢慢忘记自己会被父母抱起来这一事情。哭泣对孩子是有些好处的，因为它充当了健忘剂。

3. 帮助孩子把睡眠时间表调整正常

当上床时间和睡眠时段无法与其他的生理节奏同步，我们也

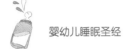

就不能从睡眠中获得充分的恢复精力的好处（请参考前文中不同年龄孩子适合的入睡和醒来时间）。

在任何年龄段，不正常的睡眠时间经常会导致孩子夜间醒来，对于大一点的孩子，还会导致夜惊。这种不正常经常表现为上床时间太晚：因为爸爸妈妈下班回家就已经比较晚了，要和孩子多玩一会儿；或者是因为父母故意让孩子晚睡，想让孩子第二天早上晚点起床。

把睡眠时间表调整到正常状态，就是要让睡眠时间与年龄相符合。早上6点或7点起床；上午9点左右一次小睡；下午的小睡通常在1点左右，不能超过3点；晚上早早上床，最好在6点～8点；睡一夜整觉，而不是断断续续的。按照这个时间表调整作息可以保证高质量的睡眠。记住，就睡眠来说，真正起作用的是质量，而不是数量。

睡眠小知识

父母不愿意让孩子早早睡觉的主要原因是怕孩子早上起得太早。而事实正好相反。上床时间较早反而可以让孩子在早上多睡会儿，就好像晚上睡觉太晚反而会使孩子起得太早。请记住，睡眠促进睡眠。这不符合逻辑，但是符合生理。

问：为什么你推荐晚上6点～8点为合适的上床时间？

答：我以前的调查数据显示，大多数4～12个月大的孩子在晚上7点～9点上床睡觉，我也曾经推荐过这个最具普遍性的时间段。然而，通过我过去30年里帮助很多家庭解决孩子睡眠问题的经历，我越来越明白，早睡的孩子从一开始就不容易出现睡眠问题。另外，这个年龄段的孩子，有了睡眠问题，都能够从上床时间的提前上面得到改善。我认为，我们不过是习惯了孩子在晚上临睡前的过度疲劳的状态，而且正是因为这个现象太普遍了，我们都想当然地把这个时段孩子的易怒和兴奋看作是正常的。请想一想，以前的"正常"的睡觉时间是什么时候？我指的是没有电灯、电视、广播、电影，不需要通勤上下班，父母也不外出工作的时代。

如果你的9~12个月大的孩子不能够在小睡时间立即入睡，你应该让他一个人待着，最多1个小时他自然会睡着。如果孩子已经养成了小睡的习惯，而你又想要执行一个健康的睡眠时间表，你应该把小睡时间限制在1~1.5个小时，这样才能保证下一次小睡和晚上的上床时间。如果你的孩子太累了，而你又允许他的小睡时间长达2~3个小时，那么，要想执行一个健康的24小时的时间表，即使不是不可能，也是非常困难的。

睡眠小贴士

你正在执行一个与年龄相适应的睡眠时间表。你的孩子一开始可能不肯配合，不愿马上入睡。但是，不要放弃。一旦你的孩子养成了自己按时睡眠的习惯，将受益终生。

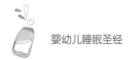
研究表明，睡眠障碍如果与不正常的睡眠时间表有关，控制醒来的时间可能对养成一个24小时的健康的睡眠节奏有效果。换句话说，请设定早上起床的闹钟。

下面是一位母亲的记录，她从我这儿离去的时候就决定当天晚上设置一下起床的闹钟，她都等不到第二天早上了。

他微笑着醒来了

我们的儿子不喜欢睡觉。实际上，如果说孩子生来就对某些特殊的东西反感的话，对于瑞安来说，睡觉就是这个东西。

从我们把瑞安从医院接回家那天起，他就表现出了他的夜猫子本色。每天晚上我们都要在他的房间里跑进跑出，一次次地给他喂奶，直到睡意把我们打倒，有时候都已经到了日出时分。当他4.5个月大的时候，一天只有一次小睡。他晚上睡不了整觉（本书中"整觉"指晚上中途不醒地连睡8小时或更多——作者注），直到他10个月大，只有一个晚上是睡好的。

我们不知道孩子的睡眠是可以更好的，因为瑞安是我们的第一个孩子，我以为大部分孩子都会有这样的表现，这是正常的。当其他妈妈说起她们的孩子3个月时就能在晚上睡整觉，白天要睡两次小觉，每次2个小时时，我认为这是她们在吹牛或者她们的孩子有神经障碍。但是，当瑞安8个月大检查身体时，医生说，半夜1点上床睡到早上10点是不正常的。我们这才意识到我们有麻烦了。

那天晚上，我们9点钟把瑞安抱上床。如我们所料，他开始哭。我们关上他的房门，躲进书房，还把宝宝房和书房之间的两道门也关上，这样可以挡住一部分他越来越大的哭喊声。半个小时过去了，哭声小了很多，但还在继续。我走向瑞安的房间，想去"安慰安慰他"。"现在别进去，"汤姆说，"如果让他看见你，他又会精神起来了。再等一会儿。"我明白这个道理，同意再等等。又过了半个小时，我打开门，还是能听到哭声，但是哭声中还混杂着其他的声音。瑞安在跟自己说话。在呜咽声中，他用一种痛苦的语调在咿咿呀呀地抱怨。我的心都碎了。"天啊，"我对汤姆说，"他会恨我们的。我必须过去。"汤姆让我再让孩子单独待一会儿。

接下来的15分钟就像15个小时，但是当我再一次打开门，却是一片寂静。我终于走向瑞安，全然没有意识到我们已经成功了。为了不惊醒他，我把灯调到最低亮度，然后打开。在这么暗的灯光下，我看见像是瑞安的毯子挂在婴儿床的一边护栏上。我过去想拿开它，却发现这不是毯子，这是我们的儿子，他站在那里睡着了！

第二天晚上，我们还是9点让他上床，而他还是站着睡着的。但是这一次他只哭了1个小时。第三天晚上，他哭了25分钟，然后躺下睡了。

这些天，除了少许例外，他在入睡前只会哭上几分钟。而且

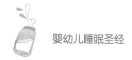

他经常是微笑着醒来的。这消除了我曾经有过的恐惧——怕他会恨我们，因为我们任由他哭。

如果一个孩子在昏昏欲睡的时候，被妈妈抱进婴儿床，他会立即醒来，并且站起来。妈妈解决这个问题的方法是，把他立着抱进去。现在这个孩子要想改变姿势，只有一条路——躺下。

4. 小睡缺失怎么办

小睡缺失是9～12个月大的孩子的常见现象。这个年龄的孩子无惧无畏，自信满满，而且非常具有探索欲。跟父母和兄弟姐妹一起玩具有无穷的乐趣。一些父母因无法肯定孩子什么时候开始只需要一次小睡，而在孩子还没准备好之前就让孩子只小睡一次。充实的、活动多多的下午有助于让孩子平稳地度过脾气暴虐的艰难时刻。无论如何，等到爸爸妈妈下班回来，傍晚时分就是个温馨的嬉戏时刻。

然而，小睡缺失引起的疲劳导致了日益增长的惊醒度和警戒度，从而使得入睡或保持沉睡变得困难。这种向睡眠障碍和行为障碍方向的变化是非常缓慢细微的，因此，一开始会让人觉得仅仅一次小睡也是可以的。睡眠缺乏的后果是长期积累的，最终，疲劳的孩子会出现异常表现。

我曾经诊治过两个孩子，一个5个月大，一个6个月大，其症状都是头部摇摆，晃动和颤动得厉害，脸部扭曲、抽搐。医院对这两个孩子的诊断是癫痫发作，但是所有的检查结果又都是正常的。最终，小睡缺失被证明是问题所在，两个孩子在经过更好的休息后，都彻底地康复了，虽然这个康复过程经历了一段短暂的过度疲劳的时期。

下面是一对父母的记录，是关于他们如何通过缩短孩子小睡前的清醒时间，而帮助他们的孩子睡得更好的。

丽贝卡睡了！

"我敢肯定，她的这个坏习惯会随着她的长大而改变的，我们的另外两个孩子就是这样的。"

1984年11月19日，我们的第三个女儿，丽贝卡，出生了。我们的另外两个女儿，9岁的劳伦，4岁的克伦，都在忙着学校的活动——希伯来语课，还有芭蕾。那个时候，我正为自己自豪，可以把刚出生的宝宝到处带来带去，而且她整天好好地睡着，在汽车里，或是在汽车外。

我们的日子被各种活动填得满满的，丽贝卡整天吃了睡，睡了吃。多么合作的宝宝啊，我曾经这样想。但是，到了傍晚，我就累得不行了，我发现，我要想得到休息，唯一的办法是跟她睡在一起，每隔1个小时左右就要醒来一次，把她搬到我身体的另一边，以便她能吃我另一边的奶。我知道跟她睡在一起并不是一个好主意，但是这的确是当时唯一能让我休息会儿的办法。

丽贝卡5个月大时，我把她放到了婴儿床上去睡，不再让她

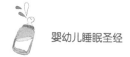

吃着我的奶睡了。

如我所料，每隔几个小时，她就开始哭，希望我能在她身边。我会迅速冲进她的房间，抚慰她，给她奶吃，使她重新入睡……直到下一次她再醒来。

我们的下一个模式就这样开始了。她会每隔几个小时醒来一次，而我会诚心诚意地冲进去让她重新入睡。我敢肯定，她的这个坏习惯会随着她的长大而改变的，我们的另外两个孩子就是这样的。

几个月过去了。现在丽贝卡已经断了母乳，吃奶瓶了。我坚信一切会变得更好。但是没有。实际上，变得更糟了。有很多个夜晚，丽贝卡每个小时醒来一次。我试过让她去哭，一次让她哭上15分钟，但是，对于我，还是进去给她一个奶瓶容易些。

当丽贝卡1岁的时候，这种不断醒来的状况依然继续。如果偶尔有个晚上我们要外出，把她留给保姆照看就太困难了。我知道在我们离开后1个小时她就会哭着要我。离开她，我真切地感觉到心烦意乱。

当丽贝卡13个月大的时候，我们去拜访维斯布朗医生。在他面前，丽贝卡是可爱的。难道就是这个快乐的孩子带来了这么多的麻烦？我问自己。

我们的约谈进展顺利。听完了我们的故事，维斯布朗医生给我们解释了需要什么样的步骤来改变丽贝卡的睡眠模式。他引用各种调查研究的事例，给我们画图表……这应该会管用！当我们离开他的办公室，我感觉已经准备好战斗了——装备了我所需的改变丽贝卡的睡眠的精神弹药。第二天我们开始执行"计划"。

计划仅执行1个星期，丽贝卡的变化就是巨大的！她一直都是个快乐的宝宝，而当她的睡眠更好了之后，她变得更加放松，更加亲昵，跟她在一起，也有更多快乐了。

她的睡眠的改善对家里的每一个人都产生了影响。我不再没有耐心地对两个大孩子大喊大叫，因为我休息得好了。令人啼笑皆非的是，在我们实行"训练计划"的头几个晚上，我每隔2个小时还要起来一次，等着她的哭声。现在我又可以一睡一晚上了，我觉得我的身体和精神都好得太多了。

在执行整个计划过程中，特别是刚开始丽贝卡哭得厉害的时候，我也有感觉后悔的时候。我只不过想要安慰一下我的可怜的、哭个不停的孩子！我和我的丈夫一直都在提醒自己我们是在教丽贝卡如何睡觉，我们必须坚持，不能破坏这个计划。（也许我们应该隔几天就去维斯布朗医生那儿报个到，可以坚定我们的信心。）

这是我们成为父母以来最有成就感的一次经历。我们为丽贝卡骄傲，也为自己成功完成了一个任务而雀跃。

嘘！丽贝卡睡了！

治疗方案包括：（1）把一天中的第一次小睡提前，下午的小睡安排在中午开始，并且不要让这两次小睡之间的清醒时间太

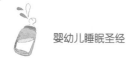

长；（2）保证下午的小睡不要开始得太晚，以确保一个合理的晚上上床时间；（3）小睡的准备程序要一贯。

如果需要下午的小睡，然而这个时候又是孩子最抗拒睡觉的时候，那么请考虑把这个下午的小睡提前。也许你让孩子清醒的时间太长了，他已经过度疲劳，过度警醒了。

孩子晚上睡得好，小睡不好，这不奇怪，尤其是下午。晚上天黑了，每个人都累了，父母也希望有规律的上床时间，因为他们也要睡觉。白天的时候，天是亮的，所有人都比较警醒，父母也更加没有规律，因为他们有事要做，或者要进行娱乐活动。

所以，在一个训练周期，晚上的睡眠最容易训练，而规律的上午的小睡也要比下午的小睡来得容易。不要希望在所有的时间段都会有相同的进展。还有，最好有一个24小时的睡眠训练计划，因为如果你只着重于一个方面，例如晚上的上床时间，而忽略了白天的小睡，成功的可能性就会变小。

总的来说，我推荐一个24小时的睡眠计划来培养孩子的健康睡眠习惯。这里有一个例外。一个单身妈妈抚慰孩子的手段有限，已经是筋疲力尽。这个孩子白天晚上都睡得不好。妈妈想要继续让孩子吃着自己的奶睡觉，但又想把孩子转到婴儿床上去睡。第一步好像只能是在妈妈的床上开始一个特别早的晚上睡眠，以便让孩子得到更多的休息。其他一切都一样。就是竭尽所能让孩子在白天睡得更多，哭得更少。当这个孩子的休息好了一点之后，第二步是把他挪到婴儿床上去。孩子可能会哭，但是由于孩子和妈妈都有了更好的休息，孩子哭得可能不那么厉害，妈妈也更容易对付。第三步是针对小睡。现在这个就比较容易了，因为两个人都得到了休息。如果这个妈妈有强大的后援支持她，她完全可以同时进行这三个步骤，她的孩子也能更快地得到更好的睡眠。而这个妈妈在实行改变计划时承受的巨大压力也可以让家人分担一些了。

有些家庭发现训练孩子的小睡习惯比较困难，这是因为他们的卧室在白天光线太亮，噪声太多。我认识的一家人很幸运，他们有一个可以走进去的大壁橱，他们把它布置成一个小卧室，只在小睡时用。有些家庭只有一个卧室，当一个孩子跟父母分享一个卧室的时候，每个人都不容易睡好。这样的家庭，父母有时候会在客厅睡，把卧室完全让给孩子，这样就能让全家人都休息好了。因此，对于与孩子同睡一床的父母来说，应该想到孩子在你们的房间里不容易睡好，应该有个在全家人累坏了之前分床的计划。

睡眠小贴士

只要你的孩子存着希望，他就不会好好地睡觉，而是哭闹着想方设法让你在小睡时间陪他玩。如果你给他的感觉是，你拗不过他，他就不会放弃反抗。

5. 提前20分钟上床解决夜间醒来的麻烦

如果你的孩子有着明显正常的睡眠时间表，小睡也不错，你肯定认为他有足够的睡眠。毕竟，他看上去不累。但是，如果

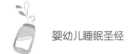
他在10个月、11个月或12个月大的时候，开始在夜间醒来又如何呢？发生了什么事？通常，孩子从大约9个月大开始，身体活动和思想活动开始增加，到处爬，到处探索，更加活跃和独立。

如果惯常的上床时间是晚上8点或9点，那么，把这个时间提前一点，夜间醒来的问题通常会豁然解决。很多家庭发现，如果他们把孩子的上床时间以20分钟为单位逐渐往前提，就会到达一个夜间醒来的现象逐渐消失的时间点。通常这样的变化孩子是容易接受的，下班较晚的父母有时候就不容易接受了。但是，睡眠模式的小改变经常能带来睡眠质量的大改变。即使是提前20分钟上床这样的微小变化也能导致孩子白天行为的大变化。

6. 早早醒来

5～12个月大的孩子，很多都是晚上6点～8点上床睡觉，早上6点～7点醒来。有些孩子在半夜会醒一次，吃一回奶。这种模式非常普遍，但是很多父母不喜欢这么早就开始新的一天！在这个年龄段，我们大脑的唤醒功能就像是一台神经闹钟。

对于休息得很好的孩子来说，这个神经闹钟非常有规律，我不认为我们做父母的可以无视孩子在早上6点的哭闹，仅仅是因为我们自己不愿这么早起床。由于孩子休息得好，睡了一整夜，似乎没有理由期待孩子会毫无反应地再睡个回笼觉。我建议应该立即给孩子一个简短的抚慰，这样也许父母和孩子都还能再睡一觉。如果在早上6点以前对孩子做出反应，对孩子将是刺激多于抚慰，我建议在早上6点以前不要理他。理由是，如果孩子在早上太早的时候得到了太多的关注，就会为了父母享受陪伴的快乐而抗拒睡眠以便更早地起床。长此以往，很难让孩子坚持到上午9点的小睡时间，从而使整个一天的平衡被打破。有时候过度疲劳的孩子会发展出一种新的睡眠模式——早上4点就醒来，即使父母立即给予抚慰，他们也不会再睡了。这些孩子是真的想起床去玩，虽然他们通常没有休息好。如果父母让这些孩子晚上早睡觉，他们将睡得更多，醒得更晚，这是因为他们休息得好了，睡眠也好了。虽然这有点跟我们的直觉常识相悖，但这是事实。

如果你的孩子睡眠不好，而且早上醒得太晚，你可以控制他的时间表，早一点叫醒他，这样可以让小睡时间和晚上的上床时间更早一点。如果你的孩子睡眠不好，而且早上醒得太早，那就把小睡时间提前，同时也把晚上上床时间提前。当你的孩子休息得很好，睡眠没有干扰时，早起床也许不是很方便，但是没有改变的必要。

警惕

通常对防止早起床没有用的方法：

推迟晚上上床时间，当你要去睡觉时把孩子叫醒给他喂奶，半夜给孩子喂固体食物。

当你的孩子接近1周岁的时候，你该开始考虑孩子更大一点后的睡眠问题了。

7. 不同的睡眠模式

就像孩子的本性各异，家庭的规模、父母的生活方式各不相

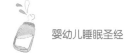

同，孩子的睡眠模式也是变化万千。有一个5个月大的孩子，总是在早上6点短暂醒来，然后接着睡，一直睡到10点；中午要睡一个长长的午觉到下午3点；到了下午5点，还要睡一小觉，睡到5点45分；晚上7点半~8点，这个孩子又睡了，直到第二天早上6点。这个孩子休息得非常好，中午的小睡刚好跟他哥哥的午睡时间重合。目前来说，这个模式符合两个孩子的需要。到了6个多月的时候，这个孩子的睡觉模式就变得比较普通了：上午的中间时段一次小睡，下午开始时段一次小睡。

而其他孩子这个时候已经开始积累睡眠"赤字"了。这个"赤字"是随着时间的推移缓慢增长的。最终，孩子白天会产生情绪和行为问题，就像夜间的睡眠障碍一样。

睡眠小贴士

睡眠时间表、小睡模式、睡眠数量等的暂时性轻微改变可能还不足以让你大动干戈。但是，如果长期或严重的睡眠问题导致孩子过于疲劳，那你就需要帮助孩子得到更多的休息。关注孩子的表现，而不是一成不变的时间表。

8. 导致宝宝夜间醒来的原因

在这个年龄段，夜间醒来指典型的从睡眠中彻底清醒。与此相关的原因有小儿疝气宝宝的睡眠干扰（参见第四章），睡眠时的部分呼吸道阻塞（参见第十章），因为长期疲劳而引起的睡眠不规律（参见第二章），还有就是父母对这种醒来的强化。

下面是一项对比研究，研究对象为两组年龄为4～8个月的婴儿，他们都有严重的夜间醒来问题。

一个较大的小组——大约有20%的孩子——包括那些更小的时候患过小儿疝气的孩子，这些孩子不光更经常地在夜间醒来，他们的整体睡眠时间也更少。虽然在这个小组中，男孩和女孩的醒来次数是一样的，他们的父母却更倾向于说他们的儿子有夜间醒来的问题。事实上，当男孩子夜间醒来时，对待他们的方式要比对待女孩子不规律得多。这是通过在孩子卧室里暗中录像得到的结果。即使在最初的几个月，孩子的绞痛已经用药物成功治疗，4个月左右的孩子还是经常在夜间醒来。

我的结论是，婴儿的一些生理失调能够引起过度惊醒并伴有哭闹的问题，特别是在下午的晚些时候或晚上的早些时候。这个现象一般叫作疝气。过去，绞痛引起的哭闹被认为是主要问题。但是在孩子大约3～4个月大的时候，在这种傍晚的哭闹减弱了之后，不睡、清醒的状态可能会延续，而且可能更严重，长期危害可能更大。

这是因为父母们有这样的印象，一贯而规律性的养育对于疝气并没有太多的作用，然后，他们很不幸地放弃了努力。他们不知道，对于大于4个月的婴儿，培养他们上床和小睡时间的健康模式能帮助他们睡得更好。如果父母没有帮助这些疝气愈后的孩子发展和保持一个健康的睡眠模式，孩子就会因长期疲劳而产生脾气暴躁等更为持久、严重的问题（第四章对此已作了详细的讨

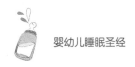
论）。

第二组经常夜间醒来的4～8个月大的孩子中，有10%的孩子在睡觉时打鼾或者用嘴呼吸。这种睡眠时的呼吸困难可能是过敏引起的。这些孩子夜间醒来的次数与那些疝气愈后的孩子一样频繁，但是他们的父母不认为这是个问题。也许这些父母对此不担心是因为他们的孩子没有因为疝气而受罪。但打鼾的孩子相对于其他孩子，熟睡时间确实更短些。影响睡眠健康的因素很多，当一种因素被干扰时，其他因素也会被干扰。（我会在第十章阐述为什么打鼾不仅仅是一种吵人的噪声。）

在这个年龄段，引起孩子夜间醒来的第三个因素有时候跟不正常的睡眠时间表有关系。太晚睡觉和太晚起床都能导致经常的夜间醒来。不按生物节律睡眠，会使孩子过度劳累和过分惊醒。我曾经遇到过一个孩子，她在入睡前需要2～2.5个小时的抚慰、摇晃，被抱在大人的怀里，而且每天晚上通常要醒三四次，有时候甚至达到十次。这种让孩子入睡的长时间段也是对父母的时间的一种浪费，因为孩子在父母的怀里，在父母的走动、摇晃中的迷迷糊糊的睡眠状态其实就说明了高质量睡眠的缺失。

睡眠小知识

疲劳导致惊醒的增加。因此，你的孩子越累，让他入睡的难度越大，让他保持睡眠的难度也越大。

惊醒次数增加的一个后果就是，被干扰的睡眠引起了孩子更多的清醒、易怒和主动的行为。另外，这些孩子在睡觉时也会有更多的身体活动。虽然所有的孩子在睡觉时都会有包括整个身体的大幅度运动以及只有手臂或腿参与的小运动，这些运动的持续时间可能只有1秒钟或更少。但是长期疲劳的孩子因为过分清醒，他们的运动更多地处于一种蠕动的、惊悚的、休息得不好的状态。就好像他们的发动机永远在高速运转，无论是醒着还是睡着了。下面我们来看看，你如何才能确认你的孩子得到了需要的睡眠。

哪些因素干扰睡眠？

· 不正常的睡眠时间表（上床太晚，起床太迟，在错误的时间小睡）

· 睡眠时间段太短（总的睡眠时间不足）

· 断续睡眠（过分频繁地醒来）

· 小睡缺失（没有小睡或小睡时间太短）

· 长时间等待入睡（需要一个很长的睡前抚慰才能入睡）

· 过分活跃的睡眠状态（太多的辗转不安）

· 睡眠时呼吸困难

夜间醒来并不是由以下因素引起的：

· 食物中糖太多

· 夜间低血糖

· 锌缺乏症

· 蛲虫

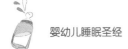

·胃食管反流

出牙，和普遍的认识相反，并不会导致夜间醒来。如果你问爸爸妈妈在出牙的时候会发生什么，回答是：什么事都会发生！如果碰巧在一颗牙刚冒出来的时候发烧了，得了中耳炎了，这时候得的所有的疾病都会怪罪到出牙身上。纵观整个医疗史，医生们用"出牙问题"作为掩盖他们的无知的烟雾。事实上，20世纪初，在英国，有5%的婴儿死亡被归罪于出牙。

在芬兰，人们曾经对由出牙而引起的问题做过一个调查。通过对233名年龄在4个月～13个月的孩子每天跟踪访问和检查，结论是出牙不会引起发烧、白细胞数量增加，不会引起炎症。当然，也不会引起夜间醒来。

6～18个月大的孩子夜间醒来更大的可能是小睡缺失、过度刺激，或不正常的睡眠时间表而致——而不是出牙。

睡眠小贴士

> 把你的孩子放在床上，允许他拿着一瓶牛奶或果汁喝，或者把奶瓶放在枕头上，这可能导致孩子的牙上长洞。因而请保护孩子的牙齿。当你给他喝奶瓶的时候，把他抱在你的怀里。

生长痛也不会引起夜间醒来。一项针对2178名6～19岁的孩子的调查发现，16%的孩子抱怨说在手臂和腿部深处有严重的痛感。通常这种痛在大腿的深处、膝盖后面，或是小腿上。通常，这种痛在下午晚些时候或是傍晚的时候发生。

但是，与那些没有感觉到疼痛的孩子比较，有痛感的孩子的生长速度没有任何差异。换句话说，生长痛并不是发生在快速生长的阶段。把夜间醒来归因于生长痛是个很方便的借口。而抚摸、按摩、使用热水瓶，或者是父母在夜间给予的其他形式的安抚都真正地满足了父母和孩子的精神需要，却并没有减少器质性的疼痛。

下列原因可导致夜间醒来：

· 发烧

· 中耳炎引起的疼痛

· 特应性皮炎，湿疹

睡眠小贴士

在你有把握之前，不要试图纠正孩子的不健康睡眠习惯。不要相信大多数的亲戚或保姆能够在纠正孩子的不健康睡眠问题上跟你自己做得一样好。还有，如果你的孩子经过一段时间的训练，睡眠改善了，但是突然又变糟了，有生病的迹象，那么，让儿科医生给他做个检查，看看有没有可能是耳朵或嗓子发炎了。

让我们设想有这样一个孩子：小睡很好，睡眠时间表合理，没有过度劳累的表现，只是在晚上醒来的次数太频繁，并且（或者）在半夜里保持清醒的时间太长。我们要帮助这个孩子学会在他醒来后如何自我抚慰，在没有别人帮助的情况下重新入睡。这个技巧也能够帮助他在上床时间到了后很快地入睡。对此有两种

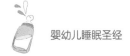
可以用到的策略（也能够用于孩子抗拒上床）。第一种叫作"递减法"，是一个渐进的过程。第二种叫"休克法"，是一种突然的、"冷火鸡"式的方法。让我们看看这两种方法应用起来都有什么样的优缺点。

9. 用递减法帮助孩子入睡

逐渐减少孩子夜间醒来的次数，直到孩子可以独立地重新入睡，这就叫"递减法"。经过一段时间，你逐渐减少夜间给予孩子的关注，以便让孩子自己顶替你的角色，靠自己的努力入睡或重新入睡。这就像教一个大孩子骑自行车。你首先给孩子支持和平衡，然后在孩子获得信心和技巧的同时慢慢放手。下面是递减法常用的系列程序：

- 立即做出反应，需要多少时间就花多少时间
- 爸爸给孩子拿奶瓶或者妈妈不出现
- 把牛奶换成果汁
- 把果汁稀释，最后只有水
- 不再给奶瓶
- 不再把孩子抱起来
- 不唱歌，不说话，没有语言交流
- 最少的接触，拍拍孩子或拉拉手
- 没有眼神接触；冷静，没有表情的脸
- 没有身体接触，坐在孩子旁边
- 把椅子从婴儿床边向门的方向挪开，慢慢地在几天内越挪

越远

· 减少与孩子在一起的时间

· 反应延迟

这是对付稍大孩子的所谓"椅子方法",你渐渐地远离你的孩子,直到你到了门外。

逐渐让孩子减少对长时间的、复杂接触的依赖,其明显的优势就是它的温和。其缺点就是需要好几天甚至几个星期,而在此期间可能会发生多次的短暂哭闹。这种方法通常只会部分成功,有可能完全失败,其主要原因在于:(1)真实生活中的不可预测的事件干扰了父母的计划和时间表;(2)父母不懂得珍惜这种间歇式的积极强化的巨大力量来保持一种行为("我就安抚他这一次");(3)父母的疲劳和不耐烦。

下面是一位妈妈的记录,她尝试采用这种递减法。

爱哭闹的劳伦学会了自己入睡

当我终于从医生那里得到帮助的时候,劳伦已经8个月大了,她的睡眠时间表只能用无法忍受来形容。

在她出生后,我们把她从医院接回家,从晚上8点到半夜1点,她有一个非常长的清醒时间。我们不认为她有绞痛,因为她在此期间的大部分时间非常快乐。一星期大约只有一次,她哭的时间会比较长,而且很难哄。

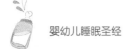

　　大约在她7个月的时候，我们决定把她放到她自己的床上。那真正是麻烦的开始！劳伦每过几个小时就会醒来一次，并且需要1.5～2个小时才能再次入睡。现在她已经能够站起来了，我想更难让她安静地待在床上了。

　　另外，劳伦在晚上9点很容易入睡，但是半个小时后就会醒来。（在经过了安抚、摇晃等之后）她还是会精神起来，而且非常快乐地玩上2～4个小时。就在这个时期，小睡完全没有规律，根本不可预测。通常她只会小睡20分钟，但是有时候却是2个小时。

　　当我见到医生的时候，我跟他说我不是那种可以任由孩子哭而让她自己入睡的妈妈。医生推荐了一个行动计划，其中就包括递减法，需要7～10天的时间。

　　我把劳伦放到婴儿床上，吻她，跟她说晚安，走出房间，关上门。她哭喊了45分钟，最后睡着了。这是我一生中最长的45分钟——比分娩的时候还要漫长！但是，起作用了！

　　几天之后，我们决定当她在9点半醒来时，把她一个人留在房间里。好嘛，她又整整哭了35分钟。第二天晚上，劳伦在9点上床睡觉，直到早上7点半才起床！我一直在想，对于一个孩子，一个除了哭没有其他交流方式的孩子，被独自留在房间里，一定是件非常可怕的事情。让我一直坚持下去的是（虽然非常非常累），我意识到只要我待在劳伦的房间，她就会哭闹个不停。抱着她走来走去，摇晃她，唱歌给她听——这些都不能使她安静下来。唯一能让她安静的办法就是不断地、没完没了地给她吃奶！最终我得出一个结论：既然劳伦无论怎样都会哭得很惨，她也有可能从中学会点积极的东西——学会入睡。即使到了现在，如果在我把她放上床之后，我还待在她屋里，她就会站起来，哭。但是只要我吻她，说晚安，走出去，关上门，她就会躺下来睡觉。

10. 用"休克法"减少夜间醒来次数

当父母停止了促使孩子夜间醒来的行为，孩子的这个习惯会很快消失。事实上，心理学家认为，如果父母在孩子出生后的最初几个月，对孩子夜间醒来有促进作用的行为越多，越有连贯性和规律性，那么仅仅是简单地停止这种行为，孩子夜间醒来的状况迅速减少的可能性也就越大。改掉夜间总是忍不住被孩子召唤过去的习惯的好处在于，这个方法简单且容易记住，整个过程通常只需要几天时间。而明显的缺点就是几个晚上孩子的长时间的哭喊对于许多父母来说是难以忍受的。这个方法被很多人认为是太严厉，太突然，太残酷。尽管个人的价值观各有不同，但是请记住，这个办法是有效的。

这就是"休克法"，可供选择的有"分级休克"和"检查和安慰"（前面讨论过）。另外还有一个方法可供尝试——"有计划地叫醒"。父母记住了孩子晚上醒来的时间，在这个时间以前，把孩子叫醒。孩子的本身规律因此而改变，重新放松下来入

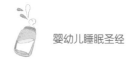

睡。研究表明，休克法比"有计划地叫醒"起作用快得多，但是"有计划地叫醒"的确也有效果。

下面是一位妈妈决定用休克法减少孩子夜间醒来次数的记录。

"我做过的最艰难的事情"

史蒂文6个月大的时候，是个强壮、快乐、健康的孩子——除了一个方面，睡得不好。白天他所有的小睡都是在汽车上，在小推车上，或者在我们的怀里。如果我们把他放到床上，他会立即醒来，哭，直到我们把他抱起来。他晚上的睡觉模式不太一样，但同样折磨人。晚上8点，他躺在他的婴儿床上，马上就睡着了，但是，通常在1个小时内，他会醒一次，要求一个短暂的抚慰。然后，在11点~5点，要醒两三次，要吃奶。

这个程序的代价高昂。我几乎跟史蒂文刚出生时一样累，根本没有情绪处理日常的事情。我对家人态度很不好，如果我的丈夫下班回家晚了10分钟，我都会跟他生气。我需要改变，去看医生。

医生给我们详细指导如何安排上午和下午的小睡，还有晚上的睡眠如何连贯。我豁然开朗。接下来就是周末，我的丈夫可以在一边给予支持，所以我们决定当天晚上就开始。

我们8点钟把孩子放上床，他第一次醒来是在9点半。我们没有进去看他，他哭了20分钟，又睡着了。他在2点和4点左右又醒了两次，每次都哭了20分钟。当他在早上6点哭的时候，我冲进他的房间，急忙把他抱起，肯定他还是那个昨晚我放到床上的同样健康、快乐的宝宝。

几天之后，我们惊奇地看到他这么快就适应了我们给他制定的时间表。每次他会哭10~15分钟，再也没有哭1个小时的时候了。现在他小睡很有规律，整夜都睡得很好，偶尔哭上1~2分钟，就又睡了。

任由我的宝宝哭是我做过的最艰难的事情。现在一切已经过去了，我毫不怀疑我们的做法是正确的。这个经历给了我更多的自信来应对为人父母的艰难问题。

睡眠小贴士

小小的抚慰习惯，例如亲亲额头、整整毯子、轻轻地拍拍，这些对于父母来说再普通不过，却能严重影响孩子学习无帮助入睡。

一位父亲告诉我，对于他和他妻子，承认他们所做的事情是错的，是不利于孩子的，这是痛苦的。他们都做什么了？在孩子几个月大的时候，大约每隔2个小时，孩子刚一哭，他们就冲进去。他说，指责别人容易，怪罪自己难——指责像我这样认为太多的关注不利于孩子的人容易，意识到自己就是要对孩子持续的夜间醒来和不规律的白天小睡负责的人难。还有一个妈妈说，有些父母对我的建议有强烈的抵触，其原因很简单：做父母的内疚

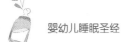

感。由于父母都要工作，他们很少有时间与孩子在一起，他们感觉内疚，因此尽量在下班后多与孩子玩一会儿。他们没有考虑太晚睡觉对孩子健康不利，所以他们认为我的早睡觉的建议是不正确的。

睡眠小贴士

在孩子的小屁股上涂上厚厚的氧化锌软膏，这样，如果你在晚上不进孩子的房间，不给他换尿布，也不会发疹子。清理起来也很简单，普通的矿物油就可以轻松地去除软膏。

下面是一些常见的问答。

问：我听说如果我让宝宝吃着奶入睡，就会引起夜间醒来的问题。是这样的吗？

答：问题不在于吃着奶入睡是好是坏，而在于是否太过频繁地喂奶或者喂奶是否是夜间醒来的问题的一部分。请把喂奶作为白天小睡或晚上睡觉前的程序之一，但是当你喂完了奶，就亲亲他的脸，说晚安，走开，关灯，关门。

问：我听说她已经把我的乳房跟睡觉联系在一起了，如果晚上她醒来接触不到我的乳房，就无法重新入睡。这种说法对吗？

答：无稽之谈！在我的实践中，几乎所有的妈妈都给孩子喂奶让他们睡觉，到了夜间，当孩子饿了，或者是妈妈自己喂，或

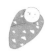

者是爸爸用奶瓶喂。我认为让孩子吃着奶睡觉是很自然的，这个行为本身不会引起睡眠干扰。大一点的孩子会非常具有鉴别力，他们会学会期待着晚餐后的甜点，如果这是家庭的习惯，而不会是在早餐后。我认为婴儿也会变得很有鉴别力，他们会在饿了的时候期待吃奶，而不会在不饿的时候有此期待。

问：一旦我让孩子哭得时间长了，他就会吐。我是不是在解决一个问题的同时，引出另一个问题？

答：请考虑其他的可以让孩子少哭的睡觉策略。但是，如果呕吐经常发生，我认为你应该立即进去清理，然后还是离开。如果呕吐是不规律的、偶尔的，那么你应该等到他睡沉了，再迅速进行清理。

问：是不是我的孩子长大了就不会有这个习惯了？

答：不管你信不信，18岁的大学新生睡眠不好，可能就是因为他们在婴儿期就有睡眠问题，这是他们的妈妈说的，出自一份研究报告。如果孩子早期没有机会练习自我入睡，他们似乎永远都不会容易地学会了。

问：即便是这个习惯不能随着长大而消失，我在晚上去看她又有什么错呢？

答：请考虑你的感受。耶鲁大学的研究表明，所有的妈妈都

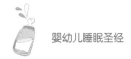

会变得焦虑，对她们的孩子产生气恼的情绪，对孩子一直保持不好的睡眠习惯感到内疚。这种感觉可能会存在数年之久。是的，让你的孩子哭得惊天动地也会使你感到内疚，但是这种内疚只会延续几天而已。

下面是一个妈妈的记录。

"我感到残忍、麻木和内疚"

当我的女儿阿曼达从医院回到家里后，严重的绞痛发作了。我几次带她去看儿科医生，仅仅被告知："什么问题也没有，放心。"我还得到了几个关于喂奶和拍背的建议。这些建议让我生气，我感觉我被视为一个焦虑的新手妈妈。

阿曼达哭闹了12周，有两位婴儿成长专家对她的情况作了评估。我决定我们应该跟一位专家合作，直到女儿不再哭闹。我们还去看了一位心理学家，他推荐药物疗法并且建议我们继续照着婴儿成长专家的指导去做。在此期间，我们的生活成了一场噩梦。阿曼达白天大部分时间在哭，傍晚总是在尖叫。更可怕的是，夜间也是如此。

到了她5个月大时，我们向维斯布朗医生求助，我们希望这是睡眠障碍。我说"希望"，因为当时我们已经去看了一个儿科精神病学家，并且给孩子做了脑电图。我已经怕了自己的女儿，我和丈夫都已经筋疲力尽了。我热切盼望着会诊的结果。女儿明确地是受到了绞痛的伤害。因为对绞痛的治疗——不停地摇晃、移动，导致了睡眠障碍。

阿曼达现在已经足够大了，可以试试"极限哭闹法"了。这是我作为一个新妈妈不得不做的一件最困难的事。

头一天晚上，阿曼达尖叫，哭得喘不上气，啜泣，整整32分钟。我记得我感觉胃在抽搐。

头两个晚上不算太可怕。然而，第三和第四个晚上几乎无法忍受。阿曼达在整个小睡时间段一直哭。然后我要把她弄起来以适应维斯布朗医生制定的时间表。只有经过同样严峻考验的妈妈们才能了解阿曼达此时的脾气有多大！当她在小睡时间和傍晚的时候哭喊超过1个小时的时候，我感到残忍、麻木和内疚。

三个因素支撑着我走下去：我丈夫的支持；维斯布朗医生的关心、鼓励和同情；还有就是我知道我必须这么做——阿曼达必须学会睡觉。

阿曼达花了1周的时间理解我们对她的要求。她的眼袋逐渐消失，尖叫停止了，脾性也正常了——休息得好就是个可爱宝宝；如果错过了小睡或者延误了睡觉时间，就是头怒熊。

我要向那些同样不得不采取这个方法来教会孩子睡觉的爸爸妈妈提供如下的建议：

你们，作为父母，必须从理智上理解和相信这是件正确的事情。不然的话，内疚的感觉会打倒你，你会投降。你必须得到配偶的支持，因为这不是你可以独自承受的。

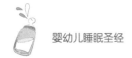

你做的一切都是为孩子好。作为一个有爱心的妈妈，让孩子哭看上去残忍和不可接受，但是这就是养育的事实——今后还有许许多多的事会招致眼泪和反抗。

只要你觉得有需要，就尽量争取一个有同情心的朋友的支持。我发现一个亲密的电话联系会有很大的帮助。有些父母可能不需要这种密切的联系，但是很多人需要。

作为父母，教会孩子睡觉可能是你必须完成的第一个困难任务。你应该有一种特别的成就感，因为这是一项非常艰难的任务！那些孩子经历过睡眠障碍的父母知道其中的痛苦。孩子也同样知道，因为他们总是筋疲力尽，脾气暴躁。一旦睡眠模式和习惯建立起来，每个人都会受益，生活会重新现出希望。

一切都会好起来的！

下面是一些常见的问答。

问：我不相信这种非自然的人为设计。

答：请想想长期的睡眠片段化在你的孩子身上产生的"非自然"后果。

问：当我的孩子晚上哭着要我的时候，我想我不可能什么都不做。

答：任由你的孩子哭，并非什么都不做。你在积极地鼓励他独立成长，给他提供学习独自睡觉的机会，对他改变自己行为的能力表示了尊重。

如果，在阅读了以上章节之后，你想试试让你的孩子学会通过自我努力而入睡，而你还是觉得你听不得他的哭喊，那么，请考虑下面的问题：

为什么我无法任由我的宝宝哭？

（1）不愉快的童年记忆。这些记忆可能会浮现出来，让你重温那种孤独或者被遗弃的感觉。

（2）上班族妈妈的内疚感。你可能对远离你的宝宝感到内疚。

（3）我们已经尽力了，但是没有用。也许孩子还太小；也许你用你的行动来教他，但是当他哭闹的时间超过了一个特定量，你又过去看他了；也许你不自觉地在有些时候关注了他，没有做到彻底。

（4）我太享受与孩子在一起的晚上了。有可能你自己也是一个睡眠不好的人。

（5）如果晚上我不给孩子喂奶，他会瘦的。这不对。

（6）如果我的宝宝一直哭而我不能抚慰，我觉得我是个坏妈妈。如果你在帮助你的宝宝培养健康的睡眠习惯，你不是个坏妈妈。

（7）我怕任由孩子哭会导致永久的精神伤害。没有任何证据表明，当孩子学习如何睡得更好时，他的反抗性哭闹会导致日后

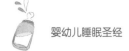

的任何精神问题。

（8）我们的压力很大。在乔·道格拉斯和内奥米·里克曼所写的《我的孩子不睡觉》一书中，这样写道：

如果你感到有压力，你的孩子可能会以睡得不好来反应。如果这个压力与你们夫妇之间的问题有关，你可能认为你的小宝宝不会注意到，但这是有可能的。他在夜间醒来，到你们的床上来，是他的一种方式，来阻止你们之间的谈话，解决你们的问题；而且他的存在，其作用堪比避孕药。

虽然这段引用的文章适用于大一点的孩子，但是，即使你的孩子还小，也存在这样的可能性，即，孩子的夜间醒来或让孩子跟父母一起睡，对避免产生婚姻问题有作用。

睡眠小贴士

当你的过度劳累的孩子在经过一段时间的训练后，第一次睡得好了的时候，一开始，他可能表现出比以前更累的样子。以前掩藏在一个疯狂的、多动的表象下面的疲劳状态被你发现了。

11. 小结

婴儿的睡眠模式在4个月大时开始与大人趋同。可以把睡眠看作两个相关的部分。一是睡着/醒来的结构，就是说睡着的阶段有多长，什么时候开始这个睡着的阶段。二是睡眠质量，在这儿就是指睡眠是连贯的还是断断续续的，以及各个片段的延续时间。

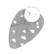

12. 对5～12个月大孩子的睡眠建议

下面是针对5～12个月大的孩子的一些建议，可以防止和解决他们的睡眠问题。

（1）控制醒来的时间。

（2）把孩子第一次小睡之前的清醒的时间缩短（绞痛后的孩子要尤其短）。

（3）上午9点左右的小睡要采用一贯的抚慰—睡觉法（方法A或者B）。

（4）限制小睡时间以保证下一次小睡。

（5）如果上午的小睡没有睡，那么不要让孩子在这个时间段打瞌睡。

（6）下午1点左右的小睡要采用一贯的抚慰—睡觉法（方法A或者B）。

（7）限制小睡时间以保证晚上的睡觉时间。

（8）第三次小睡可以灵活处理，你来判断（但是宝宝9个月大之后就不需要了）。

（9）晚上早睡觉（具体时间根据孩子的表现、小睡的质量和过去的经验来安排），常规的抚慰程序。

（10）9个月大以前，夜间喂奶不超过两次（例外：一家人睡在一起的无限制母乳喂养）。

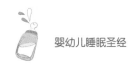

第七章 13～36个月宝宝的睡眠问题

当你的孩子开始蹒跚学步，咿呀学语，开始表现出更多的个性，你会很自然地开始把他当作一个正常的"人"来对待，而慢慢地不再把他当作一个婴儿。当睡觉时间到了时，请尽量避免过多的解释、谈判，或者是威胁。少费口舌，让你的行动代替语言。

一、13～15个月时：每天保证孩子有一到两次小睡

在12个月大的时候，82%的孩子会有两次小睡，而17%的孩子只在下午睡一小觉。到了15个月大时，只有43%的孩子还需要两次小睡，而有56%的孩子只需在下午补上一觉。这是一个在很短时期内发生的一个戏剧性变化。这个变化过程可能不会很顺利，可能会有比较艰难的几个月时间，小睡一次不太够，而小睡两次又做不到。下面的建议可以使这个变化过程过渡得更容易一点。

把晚上的睡觉时间提前。首先自然消失的总是上午的一小觉。我们不知道为什么。如果把晚上的睡觉时间略微提前一点，很多父母会注意到孩子上午睡觉的时间短了，或者根本不睡，只是静静地玩。这样的孩子大部分不会有很累的表现。

338

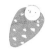

有些孩子在上午睡眠过多，从而极为抗拒下午的这一觉，或是根本睡不着。许多父母由于自己的孩子以前睡下午觉的时间很短，忽略了孩子现在不睡了的事实。其结果就是孩子在下午接近傍晚的时候就已经很累，而到了晚上的睡觉时间，他已经累过头了。一个解决方法就是把晚上的睡觉时间提前，这样你的孩子会在早上醒来的时候精力充沛，上午的小睡时间也会缩短。另外，你也可以强行缩短孩子上午睡觉的时间，你可以在孩子睡了1~1.5个小时后就把他叫醒，这样他就会在午后该睡觉的时候感到有些累了。或者，试着在孩子刚睡醒上午觉的时候就带他到户外去，让他玩得兴奋，然后在快到中午的时候，慢慢地减弱这种刺激。还有，在午睡的时候给孩子长时间、更放松的睡前抚慰。也可以考虑把午睡时间推迟一点，等待你的孩子玩得更累一点。如果你的孩子还是继续上午小睡，无法顺利午睡，那么，这儿还有一个办法：把上午开始睡觉的时间往后拖延10~20分钟。也许这需要更长时间的睡前抚慰。慢慢地，经过好多天或若干个星期，继续延迟上午开始睡觉的时间，直到接近中午。在这个过程中，晚上睡觉时间可能要提前很多，因为你的孩子也许在下午的时候已经筋疲力尽了。这样的孩子有些会在下午很累的时候表现出对卧室的厌恶，并且当你抱着他去卧室的时候会哭闹。有一个母亲只好在起居室把所有的睡前抚慰都做完，然后迅速把他抱进卧室。

晚上提前睡觉就意味着工作的父母下班回家时无法跟孩子玩

了。这样的父母，早起可以在上班前有较长时间与孩子玩耍。还有一个办法，就是灵活安排，有些天可以安排两次小睡，而有些天就安排一次，这需要根据孩子早晨起床的时间、上午小睡的长短、集体活动的计划以及你准备让孩子晚上几点睡觉等细节来灵活掌握。尽量根据孩子的需要来安排晚上睡觉的时间和白天的小睡。对晚上提前睡觉的必要性要敏感。

下面是一位母亲讲述晚上提前睡觉是如何对她的孩子起到帮助作用的。

到了该小睡的时间，索菲的表现总是反复无常，有些天她睡半个小时，有时候她根本不睡，偶尔睡上1个钟头就是我的大幸了。我想是时候寻求帮助了，不然情况会更糟。

我遇见维斯布朗医生的时候，索菲刚13个月大。那时候她只在上午睡半个小时，而下午睡不睡就不一定了。到了晚上，让她去睡觉就更是一件令人沮丧的事。索菲曾经在晚上睡得很好，但是，突然之间，她变得一晚上要醒好几回。不仅她的精神状态不佳，就连她的身体状况看上去也不太好。而我这个当妈妈的也感觉快疯了。有那么几天我甚至想到我会失去她。对于她睡觉不好，我只能责怪自己，虽然我已经做对了一切——提前让她上床；每天小睡的时间保持一致；把她放到她自己的小床上去睡，而不是任由她在小推车上睡。

看过了索菲的睡觉情况的记录，维斯布朗医生给了我几个建议：试一试更早的睡觉时间（下午5点）；在她醒着的时候，给她更多的刺激使她更兴奋；晚上给她长时间的抚慰。

我和我丈夫开始按计划行动。他支持让她更早上床睡觉的建议，即便他和女儿嬉戏的时间本来就不多。但是，很不幸，索菲的睡眠状况并没有得到改善。她依然是上午睡个30～35分钟的小觉，然后就不再睡午觉了。我和她都筋疲力尽了，而我的挫折感也达到了一个空前的高度。

我再一次与维斯布朗医生商讨对策，他问我是否考虑过不让索菲在上午睡那一觉。他认为要坚持更早的上床时间（下午5点）。令人惊奇的是，索菲对早点睡觉并不抗拒。虽然我对阻止索菲上午小睡有点犹豫，但还是下了决心，我要我的快乐小孩回来。

我开始了新的计划。最开始的几天，索菲到上午10点半就困得不行了，而我成功地让她支撑到11点。后面几天我又让她支撑到11点半。但她还是只睡半个小时。我给维斯布朗医生打电话，他提醒我说，索菲正在试着适应这个睡眠节奏，过几天她会多睡一会儿的。4天后，索菲一直坚持到12点半然后睡了1个小时。而且她整晚睡得香——不再是一晚上要醒好几回了。1个星期后，她从12点半开始午睡，2点醒来。她很快乐，我也很快乐。

索菲偶尔还会有半个小时的午睡，但她已经完全适应了午睡的时间。她不再哭闹，相反，她入睡很快。对我来说，我感到了自信。我的睡眠也好多了。我跟她在一起不再感到疲累和沮

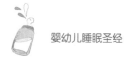

衷，更多的是享受。

很明显，如何协调父母的时间和孩子的睡眠需要，能够决定孩子的小睡状态。如果你自己也是一个需要白天小睡的人，你在安排孩子的午睡时间上就会和那些不习惯睡午觉的父母有差异。

问：我的孩子应该午睡多长时间？

答：你的孩子是否表现出很好的精神状态？你是最有资格的判断者。所有人都会有休息不好的时候，但是如果你的孩子不断表现出急躁、易怒、爱发脾气的倾向，那么他可能需要更长时间的午睡。

二、16～21个月时：上午的小睡消失了

上午的小睡开始一去不回了。18个月的时候，77%的孩子不再睡上午觉；21个月的时候，88%的孩子只睡下午觉了。但是还有一些孩子只在上午小睡，而我们上述讨论的解决方案对这些孩子不起作用，这是因为晚上早睡觉的建议起了反作用。对于这些孩子来说，早睡觉就意味着更早起床，从而使得他们在上午的时候感到更累，更需要多睡一会儿。在这种情况下，父母需要临时性地把孩子晚上上床睡觉的时间稍微推迟一点，以使孩子早上能晚点醒来，但是也不能推迟得太多，如果让孩子太晚睡觉，他

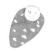

反而会难以入睡或是一晚上要醒好几回。所以这需要耐心，需要试验，允许犯错。还有就是，如果他在早上7点钟还在睡的话，把他叫醒，然后按上述建议让他睡午觉。

问：我的孩子健康，但是夜啼，而只要我把他抱起来，他就不哭了。我该怎么办？

答：问问你自己是否能做些什么使得孩子的整个睡眠状况得以变得规律。例如，在更合适的时间让孩子午睡，或者把晚上睡觉的时间提前。近来是否有什么原因干扰了他的生活规律，使得他过于疲劳？他睡觉的时候打呼噜吗？用嘴呼吸吗？是病了吗？要关注得更广泛一点，不要只是注意到他的夜啼。一般来说，你不要过分关注孩子晚上的哭闹，因为要给孩子一个连续的睡眠。如果你去抱他、哄他，反而会使他的睡眠断断续续，而这是低质量的睡眠。如果你的理智告诉你不要理会他，而你的感情又让你情不自禁要去哄他，你可以试试以下的一些建议。

一位母亲把自己的踝关节与丈夫的踝关节用丝带绑在一起，以此来阻止自己晚上在孩子哭闹时下意识地去哄他。另外一个母亲则要等丈夫出差几天的时候才能实施不理会孩子哭闹的计划，因为这时候没有了孩子父亲的反对。你可以试试在睡觉时离孩子远一点，塞上耳塞，戴上耳机，或者把脑袋埋在枕头里；去洗个澡。做一切对孩子有利的事，但也不要折磨你自己。

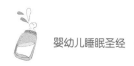

三、22～36个月时：重新安排孩子的午睡

在24个月大的时候，只有5%的孩子还需要两次小睡，95%的孩子只需要睡个午觉就行了。到了36个月大的时候，再没有孩子需要在白天睡两觉了。其中，91%的孩子要睡午觉，9%的孩子白天根本就不睡觉。这时候往往会有一个普遍的问题，就是不肯睡午觉的孩子表现出疲累的状态，似乎很需要睡午觉。孩子越是接近3岁，父母就越是应该试着重新安排孩子的午睡时间，因为这很可能就是孩子所需要的。但是当孩子就快3岁的时候，你很可能不能成功地做到这一点，因为孩子可能已经成长得不再有此需要了。

这里有两个重新安排孩子午睡时间的方案。第一个，考虑一下，你的孩子的晚上睡觉时间是否已经很早；或者，你观察一下，当你把孩子的睡觉时间提前以后，孩子早上起床的时间是否也提前了。试着把睡觉时间慢慢地每天往后拖20分钟到半个小时，看看是否可以让孩子晚点入睡，而醒来时是精神百倍的，这样的话更容易让孩子午睡。第二个，如果孩子的睡觉时间已经很晚了，那么把上床时间每天提前20～30分钟，看看孩子第二天早上能否很有精神。任何一个方案都要在早上给孩子强烈的刺激，然后慢慢地让这种刺激减弱，然后是一个长时间的睡前安抚，让孩子在已经累了但还没有太累的情况下午睡。父母要考虑临时跟孩子一起躺在床上，来重新建立孩子的午睡流程。这样过个5～7

天，再重新判断适合孩子的晚上睡觉时间和午睡的时间。

从22个月到36个月，大部分孩子还是需要午睡的。36个月大的孩子的平均午睡时间是2个小时。但是也有很多个体的差异，从1 ~ 3.5个小时不等。如果你的孩子的午睡时间不在这个区间内，那就要看看他是否一直都表现得很有精神。

2 ~ 3岁的孩子大多数（80%）的午睡时间在1.5 ~ 2.5个小时，而这80%的孩子的午睡时间大多数为2个小时左右。而2 ~ 6岁孩子的标准午睡时间是2个小时。为什么不同的年龄段有着相对稳定的2个小时午睡时间是另外一个话题，但是这不意味着你的孩子就一定需要2小时的午睡。稍长些或稍短些，都是正常的。

问：什么时候用大床来代替婴儿床？

答：当他快3岁的时候，让孩子自己要求一张大床。如果你过早地给他换床，他会不愿意待在他的新床上的，因为他会感到奇怪，想要看看屋子里还有什么变化。

1. 孩子害怕怎么办

噩梦、怪物、害怕独处、怕黑、对死亡的恐惧、害怕被遗弃……在这个年龄，害怕和恐惧会干扰睡眠吗？很多专家告诉我们，在夜晚产生恐惧是2 ~ 4岁孩子的普遍现象。闪电雷鸣、狗吠、大卡车的轰鸣，还有好多我们无法控制的事情的确会吓到孩子。如果你的孩子一直到现在都睡眠很好，那你就只需祈祷那些因为外在事物影响而引起的睡眠障碍会很快消失。有些育儿专家认为严重的睡眠障碍是由黑夜恐惧引起的。虽然有些有着严重睡眠问题的孩子很久以前就睡不好觉，但是他们的问题却被经常误解为是随着年龄增长而产生的焦虑引起的。

不管是何种原因的害怕，多多地抚慰，时不时过去看看，把门开着，打开夜灯，进行更长时间的睡前安抚程序，这些都能帮助你的孩子克服恐惧。我的建议是额外多花点时间给你的孩子做睡前抚慰，但是最好能用闹钟控制抚慰的时间不要过长。设置好你想要的时间，把闹钟放在枕头或垫子下面以便遮住噪声。告诉你的孩子，当闹铃响起的时候，你就会吻他并离开。孩子会学会把闹铃的声音与你的离开联系起来，意识到这个信号意味着结束——你的拥抱、抚摸和摇篮曲。这就是所谓的"刺激控制"，我们会在第九章对此作进一步的讨论。就像最后一次谢幕完毕，你知道这出戏真正结束了；或者说当绿灯变为黄灯时，你知道要减速——你的孩子会慢慢学会把闹钟的声音与你的抚慰的结束联系起来。如果哭闹无法让你回到他的身边，哭闹也就停止了。

如果你的孩子一直都不能好好睡觉，现在白天还表现出受了惊吓，害怕新环境，害羞，胆小，那么，对于这样的孩子，父母就很难在晚上不多给他关注，即使我们的目标是要改善他的睡眠。对于这种情况，幼儿心理学家可以给你帮助和建议，教你如何在保护孩子和鼓励他克服恐惧之间找到平衡。

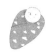

2. 早点睡觉会更好

我在研究中发现，虽然大多数2~3岁的孩子在晚上7~9点入睡，在早上6点半~8点醒来，但是我认为早点睡觉会更好。90%的孩子只在白天睡一觉，时间在1~3小时。要试着把睡觉时间和午睡时间合理地规律化，同时要保持这一规律。但是，规律不是绝对的、死板的，因为每一天都是不一样的。合理的规律性和一贯性也包含着合理的灵活性。要知道大人的生活方式也会影响孩子的睡眠状态，而且随着家庭内部关系的变化，孩子的睡眠状况也会有所改变。

当你正在进行早就计划好的活动时，你的孩子要睡午觉了，怎么办？如果你的孩子每周有两三天就不睡午觉，而又能在晚上格外早睡，那么就不会有什么问题，只要他平时的睡眠状况不错就行。而如果你的孩子平时睡得就不好，那么，不论是什么原因，错过一次午觉会惹出大麻烦。还有，孩子们一起玩的时候可能互相传染一些小疾病，而由此导致的身体不适也会干扰孩子的睡眠，使他陷入一种过度疲劳状态。跟你的孩子开心地玩吧，但是偶尔要过一过我妻子所说的"自己宣布的假期"，时不时地主动缺席一次游泳课、体操课，或是任何一种学前活动，因为你的孩子累了，需要小睡一会儿。或者你接到他后迅速离开，因为别的孩子看上去像是生病了。

3. 不要着急给孩子换大床

给孩子换一张大床是一个变化，但不要急着让孩子睡大床。

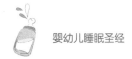
只要婴儿床还足够大，你就没必要让你的孩子睡普通的床。很多父母在孩子快2岁或3岁的时候做这件事。可能有点早，最好是等你的孩子自己要求一个大床。一位母亲就曾经说过，她给儿子换床换得太早了，相对于婴儿床，那张大床就像是大海，她儿子总是蜷缩着睡在角落里——当他睡着的时候。给他换回婴儿床，他就睡得好多了。在换回婴儿床的时候，这个母亲也疑惑，这对于她儿子来说会不会是一种倒退。这不是。但这又是一种必然的结果。

如果换大床是因为新添了个小弟弟或小妹妹，那么最好考虑在新生儿4个月左右的时候。这个时候，新生儿已经有了一般的睡眠习惯。过早的话，新生儿还处于不规则的自然的睡眠状态，而家庭活动计划就会随之而经常性地改变。这样就会引起大孩子的困惑和不安全感，因为他不知道什么时候爸爸妈妈可以来陪他，不明白为什么自己想出去玩却必须先等着。到了新生儿4个月大的时候，他的睡眠状况已经稳定，家里的活动安排也就可以有条不紊了。现在，大孩子就成了家庭调整的参与者了。他可以自豪地从婴儿床上"毕业"了，升级进入一张大床，婴儿床则留给了他的小弟弟或小妹妹。他不会感觉到被取代。在新生儿被正式从摇篮转移到婴儿床之前，尽管可以让婴儿床空一段时间，但是要有思想准备，大孩子可能会从他的大床上下来，回到他的婴儿床上去。

过早换大床在新生儿出生之前，会引发一个问题：一个新生命的到来所带来的那种激动混乱的氛围，会使大孩子感到困惑和不安全，他可能会在晚上哭闹。更糟糕的情况是，他可能在晚上起来去找爸爸妈妈。

如果因为换床引起了经常性的夜间活动——寻找爸爸妈妈，哭喊着要人帮忙去厕所，嚷嚷着要水喝，等等，你就要三思而后行。一个习惯的养成可能是个缓慢的过程，这其中你的孩子会要求你花更多的时间陪他、哄他、安抚他。试想，如果一个保姆每天给你的2岁大的孩子吃糖代替午饭，你会怎么办？一旦你发现了这个情况，你会毫不犹豫地停掉这个糖果午餐。你的孩子会哭、会闹，但是你会妥协而让他继续吃糖吗？不，你肯定不会。如果你在晚上花太多时间陪伴你的孩子，而这时候他本应进入梦乡，想一想，你所扮演的角色不就跟给孩子吃糖果的保姆一样吗？当你改变你的行为时，要下定决心，对可预见的孩子的抵触要有思想准备。

四、预防和解决睡眠问题

一项针对1~2岁孩子的研究显示，有20%的孩子每星期睡觉时会醒来五次以上。而对3岁孩子的调查显示，26%的孩子每星期要醒三次以上。不幸的是，你无法预测你的孩子什么时候才会毫无困难地、无需帮助地重新入睡。没有外力帮助，只靠自己努力重新入睡，是一个需要锻炼的、技巧性的活，你必须有足够的思

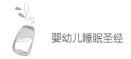

想准备，坚持让你的孩子学会如何在没有你的帮助下，自己平静下来，重新入睡。

这项研究还显示，那些经常在夜间醒来的孩子可能是受伤了，比如说骨折，或是身上有需要医疗护理的伤口——17%的睡得香的孩子身上带伤，而40%睡得不好的孩子是有伤的！（第十一章会进一步讨论受伤与睡眠不好之间的关系。）

大部分1～5岁的孩子从上床到入睡的时间不到30分钟。这个年龄段中岁数较大的孩子一星期有一次在夜间醒来，只有少数孩子会多于一次。如果你的孩子处于1～5岁的年龄段，但是情况却大不相同，那就要考虑他是否属于20%的睡眠困难的群组。如果是，那么你以后就要注意他是否有白天睡眠过多的情况，因为在5～14岁的孩子中，有5%～10%的孩子是这种情况。

2～3岁的孩子个性开始发展，自我意识增强，这期间孩子可能会出现反抗、不合作、争取独立时间的倾向。而孩子1～3岁的睡眠问题通常与这种正常的、不断增长的倔强和任性密切相关。处于这阶段的孩子想要自己做事。例如，他们会在晚上爬下他们的床，白天不睡午觉，早晨起得太早就为了要玩，当然，还有就是拒绝睡觉以及在夜间醒来。晚上迟迟不肯睡觉而且经常醒来，是孩子在1周岁之前就可能发生的问题，而且会在1～2岁的时候发展成根深蒂固的习惯。下面我们依次讨论这些问题。

睡眠小知识

不要混淆下列概念：需要相对于想要，因为不舒服而哭闹相对于因为反抗而哭闹，被遗弃相对于孤独。

1. 孩子总爬下自己的床怎么办

2～3岁的孩子爬下床来，看看爸爸妈妈在干什么有趣的事情，这是非常自然的。或者他们只是想吃点什么。当然，他们最想干的是跟爸妈在一起，爬上爸妈的床。这不但影响了父母的睡眠，而且对孩子本身也是有害的。

当一个孩子在半夜迷迷糊糊、半梦半醒的时候，他不是放松自己让自己重新入睡，而是努力迫使自己完全清醒，然后爬下他的床，其结果就是不光孩子，还有父母都是断断续续地睡眠。下面是一个让孩子不做"玩具跳偶"的办法，分为五个步骤。

（1）记录关键的睡眠信息：什么时候睡着，什么时候醒，下床的次数，哭闹的持续时间。这会让你更好地观察孩子以及自己的行为。记录能让你确定你的策略是否有效，能提醒你遵循时间规律，让你的行为保持一致。

（2）注意观察，你的孩子是否在傍晚时分就已经表现得很累了。如果回答是，那么就要考虑午睡时间不足或者晚上睡觉太晚的可能性。要在你应对一个"玩具跳偶"的同时来应对这些问题。如果需要，请记录关于孩子午睡的信息。例如：什么时候睡着；睡了多长时间；让他午睡的时候，如果他表现抗拒，哭闹了多长时间；从他午睡醒来到晚上上床，间隔时间是多少。

还有，看看你的孩子是否在晚上睡觉时打呼噜或者是用嘴呼吸，如果这种情况比较严重，请参考本书第十章关于打呼噜的内容。

（3）向孩子宣布家里的一项新规定：睡觉就是睡觉——早上起床前不能下床。告诉他你非常非常爱他，但是你需要睡觉，而且他也需要靠自己的努力重新入睡；随便下床是不允许的。告诉他如果再爬下床来，那么你会马上把他放回床上去，而且你不会跟他说话，不会看他的脸。我们把这个叫作"安静地重新入睡"，当你把孩子放回床上去的时候，沉默是非常重要的，因为无论你是微笑着还是严肃地向他解释为什么每个人都需要睡觉，语言的关注会使得孩子还想下床以获得更多的语言关注。关注一个问题，会使得这个问题更经常地发生。很多父母不知道，埋怨、生气虽是一种消极的关注——但也还是关注，同样会鼓励你的孩子继续他的行为。

由于孩子年龄的差异，他可能理解你说的话，也可能不理解。但是他肯定能够感觉到今晚会发生一些不一样的事情。

睡眠小贴士

在帮助孩子学习自我入睡时，应尽可能做到保持沉默，不动感情；表现得机械而不感兴趣。没有夜间娱乐。

（4）睡在你能轻易听到他下床的地方。在他的房门上拴个

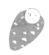

铃铛，当他离开自己的房间时就会发出声音。信号声会让他意识到自己在做什么，也能帮助你坚持原则。

每当你发现他下了床或是到了你的床上，轻轻地把他放回去，保持安静。头一天晚上要做好一夜不睡的准备，因为他可能会尝试很多次，试图找回旧有的睡眠方式。父母可能会想轮流守夜，两人都能睡会儿。但是，同一个晚上，不要轮换，因为孩子会以为换了一个人，对待他的态度也许会有变化。只有你们让孩子知道，下床没有任何好处时，他才能学会整晚待在床上睡觉。

（5）每天早上，给予你的孩子大量的赞美和温情，作为他对新规定的遵守的奖赏。也可以给他一种他很喜欢但以前没有得到过的食品，或者带他到一个特别的地方玩。孩子有一点小小的配合，就要给他一点小小的奖励；孩子配合得越好，奖励就要越大。

在你的孩子配合时，要表扬和奖励；但是当他不合作的时候，你就要考虑改变一些方法了。例如，在孩子15～18个月大的时候，你可以在孩子每次下床的时候，采取一种渐进式的关门方法。在门上贴上三到四个标签，他每下一次床，就把门关上一点，等到他重复了三到四次，门就完全关上了。如果他好好地在床上待着，门就在第一个标签的位置开着。调节夜灯的亮度也是相似的办法。

如果你希望这个办法能在短短几天内（3～4天），戏剧性地减少或消除孩子睡觉时下床的行为，你就必须改变所有以前在夜间哄孩子的语言关注（无论愉快还是不愉快），把这种改变当作

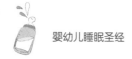

针对孩子夜间起床的一个强制性措施。

简言之，每次你的孩子爬下床来，都会遇上沉默、没有表情的父母，安静地把他抱起，轻轻地放回他的床。

下面是一些常见的关于这个办法的问答。

问：我的孩子爬下床的时候，会不会掉下来受伤？

答：这是一个很普遍的担心，也是一个关注孩子的借口，有些父母或许会因此而去买一个大的婴儿床。事实是，当孩子试图往下爬时摔到地板上，很少会受什么严重的伤害。

问：这个办法会失败吗？

答：会的。当父母双方不是都赞成或投入的时候，一方会主动或被动地破坏这个计划。在我的实践中，有个父亲会偷偷地给孩子拿瓶奶过去，一晚上一次到两次。这使得孩子夜尿过多，得了严重的尿布疹。只是在治疗孩子的尿布疹的过程中，这个父亲才停止了这种行为。如果孩子太晚睡觉或者没有午睡而过于疲劳，这个办法也会失败。

问：他待在自己的床上，但是一直哭，怎么办？

答：让他哭吧，这不同于他受了伤害的哭，是因为他抗拒睡觉，不愿待在床上。让他一个人待着（自然停止），或者试试循序渐进的安慰法，逐渐地不去哄他（分阶段自然停止）。

有一个家庭在女儿尼科尔26个月大的时候用这个五步骤计划来改善女儿的睡眠问题。她经常很难入睡，而且很难保持长时间的熟睡。她总是想爬下她的床，然后爬上父母的床，她也是经常这么做的。当她的小弟弟丹尼尔出生后，爸爸妈妈认为必须改变这种状况了。

记录显示：

第一夜：8:13~9:45——上床下床69次。睡到早上8:30，2:15醒了一次，时间不长。

第二夜：8:20~10:30——上床下床145次。睡到早上7:20，2:15醒了一次，时间不长。

第三夜：从9:14（睡觉时间）开始，一次也没有下床！睡到早上7:40，在3:20的时候醒了一次。

睡眠小贴士

在你努力改变孩子睡觉时间不老实在床上待着的习惯时，千万不要低估某些固有行为的巨大能量，这会破坏你的努力。如果你的孩子正在爬下床来，你却没能对他保持沉默，跟他商量起来，那么你的这种行为对他其实是一种鼓励。

就这样！

有一点很重要，尼科尔床上床下地折腾，几乎都发生在当天夜里的前1~2个小时之内。很多孩子的情况都可以归为这种类型，所以不必担心你会整晚没有睡觉的机会。

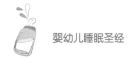

训练开始的第三个晚上之后，尼科尔到了睡觉时间就不再折腾了。而且，她的妈妈现在只需在午睡时给她念上15~20分钟的童书后就可以离开了，以前可是得一直等到她睡着才行。尼科尔的爸爸妈妈说她在很多方面都变了：穿衣服时不是很抗拒了，不再好争辩了，更可爱了，更能适应独处了。

2. 用帐篷式婴儿床解决入睡问题

当孩子爬下婴儿床的时候，有些父母知道自己不能也不愿采取沉默着把他抱回床去的办法。对于少数孩子，给他们换一张普通的大床就能解决问题——他们喜欢睡在大床上。而对于其他的孩子，换上普通的床仅仅意味着他们能更容易地去找爸爸妈妈。

一个帐篷式婴儿床可以防止你的孩子爬下床去，也可以使你能够在他哭闹的时候放心地走开，而不用担心孩子会掉下来受伤。有时候还需要用胶带把拉链包住，因为你的孩子有可能会发现如何逃出去。帐篷式婴儿床会不会导致孩子依恋婴儿床而无法给他换床？对于这种假想的失败，你无须担心。有些父母感觉帐篷式婴儿床"像动物园圈养动物一样把孩子关在婴儿床上"，他们更喜欢把门锁上。更多的父母发现帐篷式婴儿床更能让人接受也更有效。如果你无法接受帐篷式婴儿床，那下面我们谈谈锁门的问题。

对于我来说，这绝对是一个绝望的家庭最后的办法。由于这个办法听上去很极端，我愿意跟你们分享我观察到的一些细节。

事实是，并非所有的姻缘都是天注定的，并非所有的工作都允许父母亲能花很多的时间跟孩子在一起，并非所有人都能早早地开始睡眠训练而避免睡眠问题，而且，说实话，坚持执行那些睡眠训练的步骤是有一定困难的。环境和条件是不受父母控制的，例如：双胞胎在一个卧室里；家里有病人需要你的照顾，或者是孩子有病痛，比如耳朵发炎。那么，当所有的努力都失败了，整个家庭都被缺乏睡眠所困扰，我们该怎么做呢？

把孩子的卧室门锁上，以避免父母和孩子在夜间相互影响，以免影响睡眠，这个问题我们在第八章会进行进一步的讨论。但是对于2岁左右的孩子，有些父母发现，如果他们把自己的（而不是孩子的）卧室门锁上，一切都会开始变好。当然，要确保孩子的周围没有不安全的因素。你接下来要做的，首先是塞上耳塞，对梆梆的打门声、哭声、尖叫声听而不闻。然后，等到孩子睡着之后，把他放回他的床上去。最后，当孩子最终能待在自己的房间睡觉后，要不吝赞美和表扬。

3. 适时执行睡眠的纪律

帐篷式婴儿床可能更适合1岁左右的孩子，而锁上父母卧室的门则更适合2岁左右的孩子。当孩子快要3岁的时候，就要考虑执行睡眠的纪律了。无论是午睡还是夜晚的睡眠，睡眠的纪律必须得到执行，这样就会有一贯性。父母可以精心制作一张海报，要做得有装饰性和戏剧效果，把它贴在孩子的卧室里。越是做得色彩斑斓，引人注目，就越有激励性。海报可以像这样：

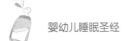

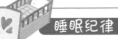 睡眠纪律

睡觉的时间到了，我们必须：

（1）待在床上。

（2）闭上眼睛。

（3）保持安静。

（4）开始睡觉。

把孩子的名字加在标题的前面，比如"约翰"，这样，每当"约翰"被抱上床去准备睡觉的时候，他会认真地听着爸爸妈妈念叨着"约翰的睡觉纪律"。你只需简简单单地说："约翰，记住你的睡觉纪律。一、待在床上；二、闭上你的眼睛；三、安静，不要说话；四、你就睡着了。"

奖励是这个计划中一个重要的部分。巧妙运用奖励可以帮助孩子更快、更自觉地遵守纪律。

有一对父母在海报旁贴上了"睡觉时间星图"，妈妈给念睡觉纪律，如果孩子遵守纪律，她就会在第二天早晨给星图加上一颗星，而这颗星就意味着他能够挑选他喜欢的美味。没有星，就没有好吃的。他很快就明白了遵守纪律和得到美味之间的关系。

总的说来，即使孩子的午睡表现很好，为了保持一致性，也要在午睡后给他一颗星和一点奖励。通常，一个装满了好吃的的大玻璃碗放在冰箱的顶上，孩子能看见，会增加动力。不管奖励的是好吃的，还是可以兑换好吃的的替代品，都要在孩子醒后马上兑现。慢慢地，这些好吃的可以放在一个"奖励"碗里，使得孩子的喜悦得以延长；再往后，孩子会以不断增长的自尊心的满足来代替美味的奖励。有一个警告：如果奖励的东西没有足够的吸引力，那这个办法肯定不会成功。

让我们花点时间来仔细看看奖励和贿赂之间的区别。有人认为给孩子什么东西以此要求他干什么是错误的——就像贿赂。对此，我很不认同。当我们的孩子有了好的表现时，我们对他微笑、抱他、表扬他。这就是为什么孩子会学着与别人分享玩具，学会礼貌，形成好的习惯。但是我们普遍实行的奖励，其诱惑力并没有强大到足以改变那些2~3岁的意志坚强的孩子的行为，他们正在顽强作战，不愿意因为大人的意愿而睡觉。

实际上，物品奖励只是奖励的一种形式，想想你的孩子在家喜欢做什么。包括创造性的活动，比如看书、画画、搭积木。再想一些被动性的活动，比如看录像、DVD、电视、电脑。还可以选择他最喜欢的玩具娃娃和汽车等作为最高奖励。想好给孩子的"特别待遇"后，你就可以要求你的孩子好好睡觉了。记得向他宣布睡觉的纪律，并告诉他"约翰，记住要遵守睡觉纪律，等你醒来，你就可以吃好吃的，还可以玩你的卡车"。你需要将所有的玩具车装在一个盒子里收起来。如果他遵守纪律，在他醒来后，你说"谢谢你遵守睡觉纪律。挑一个好吃的吧。这是你想玩的卡车"。如果他违反了纪律，你说"你没有遵守睡觉纪律，所

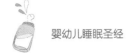

以没有好吃的，也不能玩卡车，直到你遵守了纪律为止"。如果约翰对他的卡车并不在意，那么，下一次在卡车以外再选一个活动作为"特别待遇"。

如果孩子不愿遵守睡觉的纪律，那么你就要采取"沉默——抱回床上"的策略。在他房间的门把手上装一个铃铛，这样当他离开房间的时候你会知道。有一个非常聪明可爱的小女孩，在学会遵守睡觉纪律前，撕碎了三张写着睡觉纪律事项的海报。而后她非常自豪地告诉小伙伴们，她现在按照纪律睡觉了。

上面这些办法其实很简单，就是鼓励有助于睡觉的行为（睡觉纪律），阻止妨碍睡觉的行为（如唱歌、喊叫、跑来跑去）。如果在你开始采取实行睡觉纪律的办法，或者是沉默抱他回床的办法后，你的孩子在短时间里表现得比以前更加糟糕，你用不着奇怪，这就是孩子在为他的老习惯做最后的抵抗。

睡眠小知识

在训练阶段，在一切向好的方向转变以前，问题可能变得更加严重。

从很多研究中我们可以了解到，当你认为你最终解决了一个问题时，这个问题迟早还会重新出现。这就是所谓的"反应爆发"，或是因为你的孩子正在试图搞明白纪律是否还适用，或是因为你忽视了对纪律的坚持和对健康的睡眠方式的保持。不要气馁。坚持正确的做法，问题通常会消失的。

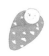

4. 孩子拒绝睡午觉，怎么办

在公园玩耍或是和父母一起到商场购物，这是多么有趣的事啊，谁愿意到小黑屋子里去睡觉呢？请问问你自己，午睡的问题是出在孩子身上还是你自己身上。有些父母认为为了让孩子睡觉而困在家里，非常不方便。但是，请想一想，当你在购物时，抱着一个疲惫的孩子转来转去，这又是一种怎样的不方便。如果你还是认为白天的小睡不是那么重要，请复习一下本书的第一章。

关于小睡，要考虑两个普遍存在的问题：

（1）拒绝某个时间的小睡

这种情况一般出现在一个特殊的事件后，例如假期、聚会、旅游。既然昨天有那么多有趣的、令人兴奋的事情，孩子们自然不想在今天错过了。有时候由于睡觉时间不正常，晚上睡眠时间短，睡眠片段化，引起孩子的长期疲劳，从而使得这种现象越来越明显。那么就需要你好好对待孩子的晚上睡眠了。

要解决拒绝小睡的问题，关键是要判断你的孩子什么时候已经累了，但是还没有过累。这个时间通常是在起床后的3～4个小时。如果间隔时间过短，孩子可能还不怎么累；而间隔时间过长，他又可能会因为太累而难以入睡。

你可以选择记录睡眠图表、睡眠日志或睡眠日记。选择一个你认为合适的时间段，把你的孩子放进婴儿床。由你决定小睡前的抚慰时间（10～30分钟）——拥抱他、亲吻他、轻摇他，然后，让他独自睡上1个小时以上。

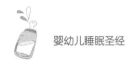

　　如果你的孩子一直到现在都休息得很好，他的哭闹会比较短暂。而如果你的孩子有长期疲劳的历史，那你可要有思想准备，他可能会哭上一个多钟头。下面是一位母亲对她14个月大的女儿的表现的记录。

　　"她在早晨醒来，微笑着……我们又能感受到她是爱我们的"

　　我的女儿14个月了，不好好吃饭，不好好睡觉，白天不肯睡，每天晚上要醒两到三次，还要我们摇晃着她，才能接着睡，总是很累的样子。我和丈夫精疲力竭，生气，易怒，互相指责。

　　对于专家建议的让孩子去哭、不要理他的做法，我们一直很矛盾，害怕，担心，将信将疑。我们想，如果没有人去关注她，她会感觉没有人爱她的。

　　狠心执行专家的建议后，我们发现，女儿哭闹一会儿后，就能靠自己的努力入睡。听着她的哭声而不能做什么是件很艰难的事，但是当她在早晨醒来，微笑，亲吻着我们表示早上好的时候，我们又能感受到她是爱我们的。现在她白天的小睡很规律，晚上一觉到天亮，吃饭好多了，玩得也更欢了，而且能够在开始睡觉前在婴儿床上玩耍。

　　孩子休息得越好，你就能越快看到进步。一个非常疲惫的孩子可能需要数天的训练才能重新进入正常的小睡轨道。

你的目标是为孩子建立一个与他年龄相适应的小睡程序，这样，孩子就会将在特定的地方接受熟悉的抚慰，与感到疲惫、想小睡联系起来。你要让孩子懂得：此时此地，不能玩耍，不能游戏，只能睡觉。如果孩子还很小，那么每天上午9点和下午1点，父母应该让孩子睡一觉。如果孩子大一点了，那么就睡下午那一觉。我把这称作"小睡构造"，我们用自然的睡眠节奏来帮助孩子睡好。如果过了1个小时，孩子还不能入睡，那么我们就等到下一个睡眠的时段，不过要早一点。父母如果任由孩子在婴儿车里蜷缩着睡，或者把孩子放在摇篮里睡，是对孩子健康睡眠的伤害。这种短暂、不规律的浅睡，没有足够的恢复作用，不能使孩子的精力和注意力恢复到最佳水平。

（2）从来不在白天睡觉

针对这种问题，如果你的孩子还不到2岁，你可以按照"偶尔一次拒绝小睡"中给出的方法来建立一种模式，然后坚持，特别是当这种不睡觉的阶段比较短暂的情况。但是，如果你的孩子已经2岁多了，白天不睡觉已经很长时间了，由于不健康的睡眠习惯而感觉很累，那么，请试试本书前面已经说过的如何让大一点的孩子睡午觉的办法。

问：我的问题是，我的孩子并不是不在白天小睡或抗拒小睡，而是她的小睡时间丝毫没有规律。哪里出了问题呢？

答：如果你的孩子休息得很好，那么这可能是因为你对孩子

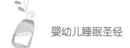

的小睡非常敏感，而且在她确实需要睡觉的时候把她安置在了有利于睡眠的环境。每天的活动不同，使得孩子清醒的时间间隔也不同，小睡的持续时间也不同。也许你有不切实际的期望，想让小睡的时间精确到分秒。如果你的孩子已经非常累了，那么她很可能在小睡时间还没到时就撑不住了。还有一个经常出现的原因，就是晚上太晚睡觉。对此，提前晚上睡觉的时间能使白天的小睡规律化并延长小睡时间。

问：我的问题是我的孩子白天睡觉时间太长，我们都没有很多时间在一起玩。这是个问题吗？

答：如果你的孩子在熟睡时打呼噜或是用嘴呼吸，这可能是个问题。这是呼吸道过敏或者扁桃体和扁桃腺肥大的症候（请参阅第十章）。另外一个可能性是孩子晚上睡得太晚，白天睡得长是为了补觉。但是，长远看来，这种补偿是不够的，因为晚上睡得太晚会使得睡眠缺失逐渐积累。

5. 早上起得太早怎么办

起得太早是幼儿身上另一个常见的问题。那么，多早算是太早？如果你的孩子在5点～6点起床，而且休息得很好，那么，这个习惯无须改变。用不透明的窗帘把屋子变暗些，可以使孩子醒得更晚一点。在孩子醒来的时候，让家里所有的人都躺到一张床上也许能让大家都多睡一会儿。有些家庭有个习惯，在孩子早早醒来的时候，给他一个奶瓶，这样能让他在喝完后再睡一会儿。

奶瓶能让早起的孩子重新入睡。但是请注意，如果让孩子喝着牛奶、果汁入睡，会损害他的牙齿。如果奶瓶里只有水，就没有关系了。但是不幸的是，很多父母在早上四五点钟，会拿给孩子一瓶牛奶，让他边喝边睡。

对于休息得很好而又有一大早叼奶瓶习惯的孩子，对付的方法首先应该是给他喝果汁，然后，渐渐地，用一个多星期的时间，把果汁冲得越来越淡，直到完全是水。一旦孩子可以只喝水了，可以在晚上睡觉的时候把一瓶水放在婴儿床的床头，并且指给孩子看。

有一个妈妈曾经让孩子一醒来就看录像，这样她自己就有时间干自己的事。她的孩子一天比一天起得早，就为了能看录像。停止让孩子在早上看录像，是解决问题的一部分。

如果你的孩子起得太早，而且没有休息好，那么就需要费力气来建立一个健康的睡眠习惯。要点就是：不要去关注他，直到该起床的时间。

睡眠小知识

起得太早可能会导致睡得太晚。而早睡通常能使夜间的睡眠延长，防止太早起床。

对于3岁的孩子，我们可以试试用"刺激控制"来改变一下

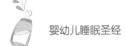

醒来的时间。以前我们用闹钟作为上床睡觉的信号，现在我们要用一个有数字的钟。放一个有数字的钟在他的房间，把闹钟调到6点或7点，要比他自然醒来的时间晚一点。画一张钟的正面图，着重注明6点或7点——与闹钟响起的时间一致。在这个时间以前，你不要理睬孩子的哭闹。当你设定的时间到了以后，你马上进入他的房间，给他解释钟是如何走到跟图画一致的地方的。抚爱他，拉开窗帘，打开灯，把他抱上你的床，或者给他洗个澡。要表情夸张地、兴高采烈地走到他的面前。把钟上的数字和图上的数字指给他看，告诉他说："哦，看，这是新的一天的开始！"孩子会知道一天的活动是从这个时间开始的。数字钟就是一个提示，就像绿灯告诉你可以前进了一样。在起床时间之前，孩子可以有装着水的奶瓶，但是不能有父母的关注。

6. 晚上抗拒睡觉以及夜间醒来怎么办

最后一个主要问题是晚上上床时间和夜间醒来。时间提示也可以作为刺激控制来确定一个睡觉时间。你可以指着一个数字钟说："看，现在是7点了，你该洗澡了。"洗了澡，拥抱，亲吻，讲个故事，然后说："现在7点半了，该睡觉了。"然后关灯，关门，不要回来，也不要偷看。孩子明白到了一个特定的时间，没有人会来跟他一起玩，所以他睡觉了，一直睡到早上。他会自得其乐地玩着玩具直到起床的时间。

如果你的孩子已经有很长的时间晚上抗拒睡觉，或者会在夜间醒来，那么就请参阅本书前面的章节，行动起来，给孩子培养一个健康的睡眠习惯。在这个培养过程中，你要对孩子长时间的频繁哭闹有所准备。如果你的孩子长期以来睡眠不好，身体处于疲劳状态，那么，渐进式的培养过程也许不一定管用。下面是一个采用猛烈的断然措施的例子，对象是一个21个月大的男孩，这个例子表明这种方法是有效的，没有副作用。这个例子刊登在一份专业的心理学杂志上，所以请原谅它的枯燥的写作风格。

案例报告：动怒行为的消除

卡尔·D. 威廉姆斯

这个报告是关于对一个男孩的暴君式动怒行为采用强化移除的办法成功戒除的案例。这个男孩21个月大。在他生命中的前18个月，他得过一次大病。后来他的健康得到了明显改善，体重和精力都增加了。这个孩子现在还要求得到他生病时的特殊护理和关照。他用大量的动怒行为来控制父母的行动，以此来实现他的一些愿望，特别是在该睡觉的时候。

爸爸妈妈和一个保姆在下午和晚上要轮流把他抱上床去睡觉。如果爸爸妈妈把他放上床后离开，他会歇斯底里地尖叫直到父母返回为止。这样的结果就是他的父母无法在他睡着以前离开。而如果父母在陪他的同时看会儿书，这孩子会一直哭，直到父母把书放下。他的爸爸妈妈感觉儿子是在享受对他们的控制并且在竭尽全力对抗睡眠，能坚持多久不睡就坚持多久。每一次到

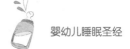
了该睡觉的时候，爸爸或妈妈都要花1.5～2个小时陪着儿子，直到他睡着为止。

在得到医生保证孩子的身体状况没有问题之后，家长做出了强行消除孩子这种暴君式动怒行为的决定。按照已知的规律，一般来说，非根深蒂固的行为习惯是比较容易改变的。爸爸妈妈或者保姆可以以一种悠闲放松的方式把孩子抱上床，在说过晚安之类的套话后，离开卧室关上门。孩子叫喊、发脾气，但是父母不加理睬。哭闹的时间长短是从卧室门关上开始计算的。

这个男孩第一次被放到床上后，哭闹了45分钟。等到第二次被放到床上，他一点也没哭。也许是因为他哭得太累了。

到了第十次，他不再啜泣，不再发脾气，不再哭了。相反，当父母离开时，他笑了。爸爸妈妈感觉到，他在发出快乐的声音，直到他进入梦乡。

大约1星期以后，男孩在保姆把他放上床后，又开始了哭闹，也许这是自然的反复。有必要进行第二次断然行动了。

其后2年时间，没有关于这个男孩还有动怒行为的报告。

必须强调的是，此案例中所采取的措施没有惩罚的意思。所做的一切都是为了改变。当然，成功了。

没有观察到有什么副作用和后遗症。2年后，这个孩子成了一个友好、开朗、有表现力的孩子。

问：是不是说当我的宝宝睡着后，我就不能再去看看他，再去抚慰他？

答：不。只有当你在给他培养一种新的睡眠习惯时，不理睬才是重要的。当孩子的睡眠状况好转以后，夜间去看看他并没什么不可以。

问：我把他的哥哥们移出了卧室，免得他的哭声打扰他们。他们什么时候可以回到自己的卧室睡觉？

答：几天或2个星期之后。小宝宝休息得越好，就越具有灵活性和适应性。哥哥们的回归也就越不容易成为干扰。

问：我的2岁半的儿子能理解我说的话，为什么我无法跟他讨论这些问题？

答：当问题正在发生的时候，你不要就此进行说教，因为你的话语会引起孩子对这个问题的注意而因此强化了这个问题。应该选择他正在平静地玩耍的时候告诉他，他在这个问题上缺少合作。但是，只要孩子有了进步，必须对此进行表扬："谢谢你待在床上。""谢谢你要睡觉了。"不要笼统地表扬孩子（"谢谢你，你是个好孩子"），因为你没能告诉他什么是你想让他做的。

问：我的孩子15个月大，白天表现出分离焦虑的症状；到了晚上，她需要我抱着她坐在沙发上，直到她睡着。当她表现得非

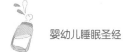

常焦虑的时候，我怎样才能把她单独放在床上？

答：分离焦虑，固执，或者仅仅是在一个黑暗而乏味的房间里表现出对父母陪伴的偏爱，这些都能导致你的孩子这样的表现。请理解，孩子们有些焦虑是正常的，要学着对付焦虑，但是不能矫枉过正，要有一个健康的学习过程。孩子在睡觉时间的不合作是自然的，是我们自己在应对孩子的不情愿时有了问题，我们不能用分离焦虑这个词作为借口。

在对付孩子晚上睡觉的问题上，如果父母不能够采取一致措施，那么只能加重孩子分离焦虑的状况。同样地，当孩子到了4岁左右，怕黑、怕死、怕怪物等都是很自然的，我们必须理解所有的孩子都要经历这些，而且都能够在父母冷静、始终一贯的处理方法的帮助下，在晚上独自睡觉时不被这些害怕吓倒。睡觉时候的一套例行公事可以让孩子认识到一个有秩序的系列：该睡觉了，夜晚会过去的，太阳会重新升起，爸爸妈妈会在那里微笑地看着他的。

有些孩子晚上入睡要晚于我所推荐的时间，而早上起床也晚。这可能刚好符合父母的生活规律，因而父母没有意识到对于孩子，这是不健康的。最近有一项研究，调查的是孩子18个月大时的情况以及他们3岁时候的情况。研究表明，那些晚睡的孩子，不光是早上起得晚，而且白天小睡的时间也比那些早睡的孩子要长。然而，不论是晚起还是更多时间的小睡，都不能补偿他们晚睡所缺失的睡眠。换句话说，晚睡就会少睡。另外，如果睡眠状况与你的自然节奏不协调，就像三班倒的工人或者穿越时区的行人易患时差综合征一样，是不健康的。

警惕

不要总是找借口，借口永远找得到。有些父母用一个接一个的借口来解释为什么孩子会在晚上醒来，而又很难凭自己的努力重新入睡：极端易怒（出生到6个月），长牙（6～12个月），分离焦虑（12～24个月），"可怕的2岁"（24～36个月），害怕和恐惧（36～48个月）。

7. 小结

前面我们介绍了睡眠结构（入睡的时间和睡眠持续时间）和睡眠质量（整体睡眠或断续睡眠以及不同阶段的睡眠持续时间）。现在我们还要增加两个名词。一个是时间控制，意思是要制定一个与年龄相适应的睡眠时间表。换句话说，你安排孩子睡觉的时间要符合自然的睡眠的生理节律。另一个是刺激控制，意思是你要尽量避免干扰睡眠的行为或是与睡觉不相符合的行为，要加强那些有利于睡眠的行为。

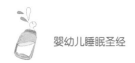

第八章 学龄前儿童的睡眠问题

　　根据我的调查，大多数3～6岁的孩子仍在晚上7～9点上床睡觉，在早上6点半～8点醒来。如以前讨论过的，我认为这个时间对许多孩子来说太晚了。上床太晚会导致睡前与家长的矛盾、夜里醒来或是过早醒来，或是有可能打乱小睡的时间表。有一位母亲曾说她的儿子一到下午4点钟就变成一个"小怪兽"，因为他睡觉太晚，起床时还很疲倦，上午睡一小觉，下午就睡不成，因而到下午晚些时候就很需要睡眠了。还有一位母亲把她的孩子提前了的睡眠时间形容为"一个重回旧有的正确轨道的拯救行动"。

一、3～6岁时：小睡消失后的睡眠调整

　　刚3岁的孩子，大部分（91%）还需要小睡。到4岁的时候，大约50%的孩子每星期有5天需要小睡。而到了5岁的时候，大约25%的孩子每星期有4天需要小睡。通常在6岁的时候，孩子就不再需要小睡了，除非这个家有在周末小睡的习惯。在日本，孩子在幼儿园要午睡，一项针对441名3～6岁的孩子的调查显示，午睡使得孩子晚上睡觉延迟了。从3岁到4岁，孩子的小睡时间在

1～3个小时，而从5到6岁，这个时间是1～2个小时。通常，小睡时间逐渐缩短。有些父母想把孩子的小睡取消，以便能让孩子参加一些组织性的活动。这会不会有问题，取决于孩子的睡眠需要和晚上的睡眠时间表。举个例子，有些孩子看上去像是需要一个小睡，但是这个小睡却使得孩子到了晚上睡觉的时间很难入睡，即使孩子已经很累了。如果父母把小睡取消，而孩子在晚上睡得特别早，或者早上起得特别晚，那么应该没有什么问题。这种灵活性主要出现在那些以前睡觉比较好的孩子身上，这些孩子一般不会有严重的睡眠问题。

当父母太早让孩子参加太多的幼儿园、学前或是其他有时间计划的活动，问题就出现了。孩子的时间被安排得太满了，孩子还没有做好准备，小睡就取消了。

有些父母会让孩子早些上床，来弥补他们因为不断增长的心理和生理上的刺激而减少的睡眠。有职业的父母可能不会接受这样的解决方法，因为这样就减少了他们陪孩子玩耍的时间。如果你计划让孩子参加一些活动或课程，另一个弥补孩子缺少的睡眠的办法就是让他"休假"，一周一到两次让孩子待在家里睡小觉，或者安排一些宽泛、轻松、安静的活动。

睡眠小知识

孩子错过了的小睡是永远无法弥补的。

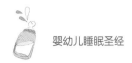

1. 睡眠方式会影响孩子的性格

我曾对60个孩子分别在他们4个月大和3岁大的时候做过研究。在这两个年龄段，性格更易塑造的孩子睡眠时间更长。这样的孩子的性情较稳定、易接近、温和、乐观。然而哪一个是因哪一个是果，是性格特征还是睡眠？

我并不认为睡眠与性格、哭闹之间是毫无关联的，我相信它们彼此之间是相互影响的。然而，我们用以衡量和区分睡眠、性格等的方式与我们评价玫瑰花的方式是一样的：颜色，香味，或是质地。但是玫瑰还是玫瑰，孩子依然是孩子；即使我们区分了不同的类型，他们仍不可能独立于整体而存在。

在我看来，孩子4个月大以后，抚养方式能够调节或者影响孩子的性格，比如孩子夜间醒来时的爱心关注，睡觉时间鼓励孩子有高质量的好睡眠。举个例子，性格稳定的孩子一整天（一天一夜）总共要睡12.4小时（白天和晚上睡眠的相加）；但是，如果那些性格稳定的孩子变得不稳定了，他们的睡眠也减少到了11.8小时。所以，要帮助孩子在从婴儿期到幼儿期的时候保持性格的稳定，要保护他们的睡眠。

那些性格不稳定的孩子又怎样呢？一部分依然如故，每天只睡11.4小时；但是有一部分变得性格稳定了，睡眠达到了12小时。为什么这些性格不稳定的孩子会在3岁时变得成熟，我认为部分原因在于他们养成了更规律、更有组织的生活习惯，学会了更多的社会规则，休息得更好。

针对3岁以上孩子的研究显示，唯一保持稳定不变的特征是适应性，这是孩子适应新环境的关键因素。但是，这并不是说，一个易怒的孩子就会永远都是易怒的性格。性格特征并不像指纹那样完全基于生理，永远无法改变，独一无二。性格特征更像头发，我们的头发是与生俱来的，但是也是可以变化的：手感、长度、卷曲、颜色等可以自然地改变，也可以随我们的意志而改变。我们对头发的关心程度影响它的健康和外观。我们如何关心我们的孩子，包括关心他们的睡眠，会影响他们的性格。

如果你的孩子3个月大时有疝气，那么你就不要奇怪他在4个月大时的坏脾气。但不能以此来推断以后的任何事情，即使是预测孩子5个月大时的情况。如果父母对此处理不当，则会引起孩子往后的睡眠缺失，使孩子形成易怒的性格。不过，当孩子养成了健康的睡眠习惯后，这个状况可以改善。你无法改变你的孩子的基本性格，但是你可以进行调节。

在我对小睡的研究中，有证据表明社会学习、性格和睡眠习惯是共同发生作用的。在我研究的孩子中，有三个年龄在2~3岁的孩子，在父母关系不和或监护人出现问题的时候，不再小睡了。而当他们不再小睡以后，他们就像是经历了一场性格"移植"。疲惫使得本来温和的他们戴上了"面具"。但是，当冲突和问题都得以解决之后，这三个孩子都重新开始了小睡，而且还保持了好几年。而这失而复得的小睡也使得他们恢复了原有的、"天然的"性格。

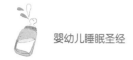

关于重新养成小睡习惯的问题我们以后再探讨。但是值得注意的是，研究表明，一些可能打乱家庭原有秩序的重大事件并不会引起绝太多数孩子的小睡问题。例如，父亲或母亲的死亡、父母的离婚、搬家、弟弟妹妹的出生，或是兄弟姐妹的死亡。只要父母或监护人坚持让孩子小睡的惯例，孩子就会继续保持小睡的习惯，即便有重大的干扰事件发生。

在我的关于睡眠类型和性格的关系的研究发表之后——有关婴儿的在1981年，有关幼儿的在1984年——许多其他关于学龄前儿童的研究确认了我的发现。对于成人来说，缺乏睡眠更多地影响情绪，而不是影响认知和运动能力：我们累了的时候会脾气暴躁一点，但是我们依然能够足够好地学习和表现。对于孩子来说，就不是这么回事了，因为孩子发育中的大脑对于睡眠的缺乏可能要比成熟的大脑更敏感。此论断的证据来自对动物的研究。换一种说法，发育中的大脑会比成熟的大脑因为缺乏睡眠而受到更大的不利影响。

问：提高睡眠质量会不会太晚了？

答：不晚。帮助健康的孩子更好地睡觉是永远不会晚的。另外，更好的休息可以让一些有神经损伤的孩子更少发病。不过，最新研究显示，从婴儿期开始就被虐待、忽视或遭受严重伤害的孩子可能不会像健康孩子那样对正常的睡眠训练做出反应。

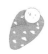

2. 小心睡眠问题引起的行为问题

很多研究显示，学龄前儿童在白天有行为问题的，大多睡眠不好。特别是"外向型"问题，例如侵略性、不服从、挑衅、对抗、发泄、活动过度等都与睡眠不好相关。如果父母把他们的孩子的行为问题列个单子，明显地，孩子的睡眠越少，单子就越长。（睡眠与"内向型"问题没有联系，比如焦虑和抑郁。）

所以，睡眠长短明显是一个与行为问题有关的因素。不过，目前我们尚没有绝对的科学证据证明：（1）睡眠缺乏直接导致行为问题；（2）教育方式或生理因素导致白天的行为问题和晚上的睡眠问题；（3）白天的问题导致了晚上的问题。然而，最近，约翰·贝茨博士的一份针对202个4～5岁孩子的研究表明，睡眠的确对白天的行为产生直接的影响。我的看法是，如果父母在满足孩子的睡眠需求和帮助他们学习社会规则方面，能够更有规律性、持续性和结构性，就能使孩子更少出现行为问题。相反，如果父母因下班时间晚而让孩子也很晚睡觉，以便能和孩子多玩一会儿，就会使孩子过分疲劳，行为问题也就更加普遍。

另外一项针对学龄前儿童的研究指出，那些睡眠较差、有着更多行为问题的孩子，问题关健不在于他们夜间醒来的次数比那些睡眠较好的孩子多，而在于他们无法靠自己的努力重新入睡。他们总是要打扰爸爸妈妈的睡眠。我认为依靠自己的努力重新入睡的能力是一种可以学习的行为能力，这种能力可以避免断断续续的睡眠（也可以避免打扰父母）。所以，除了长时间的睡眠，

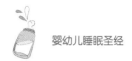
连续的睡眠也有助于减少行为问题。

规律的上床时间也是非常重要的，即使整体的睡眠时间不是十分充足。有一项研究显示，如果父母一直给孩子保持着规律的上床时间，孩子的学校适应问题会很少。虽然好的育儿实践有可能在保持规律的上床时间的同时带来较好的学校适应性，但是研究人员还是发现，在睡眠类型和学校适应性之间有着更多的直接联系。再一次，我们得出结论：好的睡眠质量减少白天的行为问题。（对于上床时间的规律性后面会有更多的阐述。）

一项新的针对日本和德国的5~6岁孩子的研究发现了睡眠少和肥胖之间的关系。在日本人的研究中，睡得越晚，肥胖的风险就越大。而两国的研究都显示，睡得越少，孩子就越可能肥胖。研究者还列举了许多其他的原因：父母肥胖、身体活动少、长时间看电视等。其原因可能是，过于疲劳的孩子感觉到压力而用吃来减压。我们知道美国社会正变得越来越超重，其原因同样是我们的现代生活方式让我们变得过度疲劳。

二、预防和解决睡眠问题的方法

3岁大的孩子可能不再有突然发脾气的行为，但是他们会多次大声回应父母，并且清楚地表达他们对于父母的爱或者对于黑暗的恐惧。

下面是帮助你的孩子解决白天小睡和夜间睡眠问题的几个简

单的办法。它们适合学龄前儿童。请从这个清单中选择一种最适合你的孩子的方法，并且在所有的睡眠时间段都使用它。

- 逐渐安静下来的活动
- 亲密的身体接触

    按摩或温和的伸展运动

    坐在椅子上，让孩子依偎着你

    让孩子舒舒服服地躺在床上依偎着你

- 安静的声音

    想象一件有趣的事

    讲一个故事，讲讲家里的事

    读一本书

    哼唱一首歌

    聊聊白天的事

    对屋里的每一个人和每一件东西说晚安

    放一段最喜欢的录音，可以是爷爷奶奶的歌声或是说晚安，或是大自然的声音

- 舒适的房间

    家人和宠物的照片

    最喜欢的毛绒玩具

    夜灯

    类似守护睡梦的天使像之类

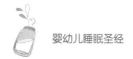

对于4岁的孩子，下面的办法可能会对他有帮助：

做一个时间表，把它贴在孩子的房间里。时间表主要包括：洗澡的时间、睡前抚慰的时间、关灯的时间。（规律性很有用，但是这个时间应该是一个时间段，因为每天发生的事情是不一样的。）

跟孩子一起合作做点事情，比如，一起唱歌，一起大声地念书，或者一起做手工。

你也许只要求在白天有1个小时的安静睡眠就够了。不要以为睡得晚，起得晚，小睡规律就万事大吉了。近来一项针对1105名日本3岁孩子的研究表明，有一半的孩子在晚上10点入睡，或更晚。任何孩子，睡得越晚，起得越晚，小睡时间也越长。然而，与那些早睡的孩子相比，晚睡的孩子整体睡眠时间要少。晚起和长时间小睡并不能补偿晚睡的损失。让我们来看看一些与睡眠习惯有关的问题，然后再看看如何应对。

1. 用"渐进法"帮助孩子晚上睡眠

下面是一个母亲的记录，你可以看出要在晚上对她3岁女儿的各种要求不加理睬是多么困难。

"妈妈，我需要一个拥抱和亲吻祝我晚安"

我的女儿切尔西快到3岁了。让她上床就是痛苦的煎熬。从18个月大开始，她就每个晚上爬出婴儿床，而且爬出的次数从75

次到100次不等。一个大床的到来似乎解决了这个问题，现在她已经能完整地睡一个晚上了。但是，让她老实待在床上直到入睡，还是一个令人头痛的问题。

我喊过，叫过。我在她的房门上加过插销和锁来把她关在屋里。我用过奖励等刺激方法来强化她的符合我们愿望的行为。但不幸的是，最后唯一成为惯例的，是我的矛盾行为。

切尔西知道如果她离开了自己的房间，即使只有一次，我就会在她的房门上加个插销，所以，她乖乖地待在屋子里。但是，有圈套！她最终会向我的矛盾行为挑战的。有一天晚上，她出现在起居室，说："妈妈，我需要一个拥抱和亲吻祝我晚安。"作为父母，你会拒绝孩子这样一个温馨的要求而把她锁进屋里吗？所以，我给了她拥抱和亲吻，把她送回床上。第二天晚上，她要喝水，然后过了没多久，她就下床来要拥抱，要亲吻，要水，要创可贴，发出可怕的噪声——只要是你能想到的。1个星期，从说晚安到入睡要花上1个小时或更多。所以我们不得不从头开始。

韦伯斯特的《简明英语词典》把"始终如一"这个词定义为"不自相矛盾；协调一致"，我渴望有一天我能与切尔西协调一致。

如同这个母亲所说，"但不幸的是，最后唯一成为惯例的，是我的矛盾行为"。换句话说，当某种行为方式在较大孩子面前以失败告终，一般都不是方法本身的失败，而是父母执行这个方

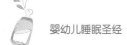

法的决心的失败。

　　在一项对英国3岁孩子的研究中，心理医生检查了那些很难入睡或晚上经常醒来的孩子。父母们被要求记录1个星期的睡眠日志，并且给孩子制定一个目标，包括睡在他自己的床上，整个晚上都在床上待着，并且不打搅父母。找出所有引起孩子睡眠问题的因素，然后逐渐地消除这些因素，或者暂时性地用另外的刺激较小的因素来代替。这是一种"渐进"的措施。

　　可以参考下面的渐进措施：（1）爸爸给躺在床上的孩子讲15分钟的故事；（2）爸爸在孩子的屋里看报纸直到孩子睡着；（3）在把孩子重新放回床上时尽可能少地交流；（4）爸爸渐渐地在孩子睡着之前就从孩子的房间出去。

　　另外一套渐进措施：（1）父母轮换；（2）如果孩子哭闹，父母不要给他喝什么，只是抱着他，安慰他，直到哭闹停止；（3）父母只是坐在床边直到孩子入睡；（4）在睡觉时间父母减少跟孩子的身体接触。

睡眠小贴士

　　在减少父母关注的任何一个阶段，在看到效果之前，要有问题会更严重的思想准备，因为孩子会竭力保持他旧有的习惯。

　　在英国人的研究中，84%的孩子的问题得到了改善。这不奇怪，与成功最密切相关的两个因素均来自父母方面：夫妻和谐，

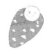

没有争吵；父母都参与了讨论。而且，当一个问题（如拒绝上床）解决了或者缓解了，其他问题（如晚上醒来）就会迅速消失。虽然在这个研究中，有一半的母亲有着普遍的精神问题需要解决，但这并没有使事情更糟糕。

我认为这项研究指出了与专业人员合作的重要性，专业人员能够提供指导，方向直指改变孩子的行为，而没有爸爸妈妈所固有的心理/情绪上的问题。当然，例外就是当这些问题与父母不和直接相关，或是父母在执行行为管理程序的能力不足时。

另外一个来自英国的研究包括了那些至少要花1个小时上床的孩子，一晚上至少要醒三次的孩子，每次清醒的时间多于20分钟的孩子，或是走到父母卧室去的孩子。第一个措施是父母把孩子现在的睡眠状况记录下来。医生和父母一起制定一个治疗方案，基本内容为逐渐减少父母的关注，对于好的行为增加积极的强化措施，把上床时间提前，养成一个睡觉前的固定程序。有了目标，就能针对每一个孩子制定治疗方案。另外，妈妈们也要做精神问题的评估。表现出精神问题的妈妈们很可能会终止对孩子的治疗，而这也反过来说明了这种治疗的压力有多大。但是那些完成了4～5个治疗阶段的家庭，90%都有进展。研究报告的作者总结道：证据表明，孩子可以在令人惊讶的短短时间内彻底地改变夜间表现，而父母在白天保持对孩子行为的反应非常重要……如果孩子表现焦虑或者由于缺乏父母关注而产生睡眠困难，那么，通过减少父母关注而迅速改进孩子的睡眠状况就有难度……

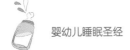

父母需要帮助，把目标行为分解为阶段步骤，以便于获得成功。一旦某个阶段的目标得以实现，他们的信心和士气就会高涨，就会加强决心，从而坚持下去。

睡眠小知识

减少父母关注带来的孩子睡眠状况的迅速改善告诉我们，不管是缺少父母关注，还是孩子的焦虑，都不是导致睡眠困难的真正原因。

我曾一次又一次地看到这种情况：只要你看见了一点点的进步，你就会收获信心，在你强硬地面对你的孩子时，你不再感到内疚。经常还会有这样的情况：让你的孩子也在医生办公室听听治疗方案，因为他们经常会在那个晚上睡得更好，就好像他们知道有些事情会变得不一样了。我想这是他们对父母冷静、坚定但是温柔的态度的回应，这个态度告诉他们，事情即将变得不一样了。

另一个比较适合3岁以上孩子的睡眠解决方案叫作"晚上的睡眠问题白天来纠正"。因为到了晚上，每个人都累了，再花大半夜时间对付宝宝上床时的战斗或者是晚上不断醒来的压力，都有点力不从心，所以要首先解决白天的行为问题。下面的一段指导具体解释了这个方案。在第三项"放松"里，作者如是说："在白天，要教会你的孩子自我冷静最简单的办法可能就是，允许他在遭受自然发生的挫折时自我冷静。"在我和爱德华·克里

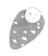

斯托弗博士——一个著名的儿童心理学家的谈话中，他阐明了这个观点，并且解释说，当孩子遇上难题或者正在努力完成什么任务时，你不必急着去帮助他。当孩子被什么东西小小地困扰时，有时候更好的办法是让他学会一个人去面对。克里斯托弗博士认为有些母亲需要学会对孩子所面临的小小的困境视而不见。他的意思并不是说当你的孩子放学哭着回家你不去理他，或者他经受了非常可怕的经历你也不安慰他。有一项研究显示，如果孩子学会了在白天如何应付挫折，他们会在晚上的睡觉时间更好地调整自己，包括夜间醒来的时候。

2. 能让孩子晚上安然入睡的三种方法

有三个重要条件使得一个孩子到了晚上能够安然入睡。这个孩子必须是：

（1）累了；

（2）安静；

（3）放松。

当这三个条件适宜的时候，有"自我冷静技能"的孩子会很容易入睡。这也是能让孩子晚上安然入睡的三种方法。

（1）累了。要让你的孩子到了睡觉时间就感到累，最简单的方式就是让他每天同一时间起床，并且让他在一天中保持合适的运动量——精力充沛地运动需要消耗大量的体能。一个婴儿可以有几段较长的时间趴在地板上看着你做事，而且他必须是抬着头才能看到更多。一般说来，孩子每天小睡过后进行20分钟的运

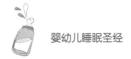

动是比较合适的。

（2）安静。你可以选择让整个家安静下来还是只让孩子的房间安静下来。关上孩子的房门可能是最容易做的——你可能需要在最初几天打开空调的风扇作为一种噪声遮掩。

（3）放松。孩子只能在学会了自我冷静之后才能放松下来。自我冷静技能是指孩子在不高兴、生气或者沮丧的时候，在没有大人的帮助下，能够使自己冷静下来的能力。不光是大孩子（至少6岁）能够学会自我放松的程序，婴幼儿也需要练习自我冷静的技能从而知晓什么是对他们有用的。也许教孩子掌握自我冷静技能最简单的方法就是允许他在遭受自然发生的挫折时自我冷静。

自我冷静行为。孩子在父母的抚慰、轻摇或怀抱中入睡不算自我冷静入睡，因为他需要一个大人在场才能入睡。而独自抱着毛绒玩具，裹着最喜欢的毯子，或者吮着大拇指入睡的孩子才真正学到了自我冷静的技能，这个技能在之后的很多年都是用得上的。

他们如何感觉。入睡容易且整个晚上睡眠不被打断的孩子会在白天感觉更好。教会孩子独自入睡的技能可能要花上几个晚上或是一个星期，但是这个技能可以陪伴孩子一生。

以上三个条件的好处就是可以在白天进行训练，这也可以使那些害怕在晚上面对行为问题的父母减轻不少顾虑。即使是那些和孩子睡在一起的父母也可以让孩子自己入睡，而父母则可以按自己的惯常时间就寝。这样一来，孩子既获得了与父母同睡的感知的好处，又获得了学习自我冷静技能的学知的好处。

问：规律的上床时间有多重要？

答：一般来说，上床时间要根据孩子的需要而定。随着小睡次数和时间的减少，身体活动的增加，孩子晚上的睡眠时间就要延长。因此，上床时间通常要提前，而不能仅仅因为他一天天长大了就推迟。保持日常生活的规律，如吃饭和洗澡，还有睡觉时间（最好能保持在一个较窄的范围内）。

约翰·贝茨博士对204个4～5岁的孩子进行调查研究，考察了家庭环境、幼儿园行为、睡眠类型等大量细节。他发现，上床时间变化大，以及睡觉时间太晚，会使孩子很难适应幼儿园。这个研究表明，睡眠问题直接引起孩子在幼儿园的行为问题。其他的研究显示，大一点的孩子在过度劳累之后，不再缠着父母，而是缠着老师。

调整睡着/醒来的程序同样被证明可减少白天的睡眠，促进休息良好的年轻人在机敏和活力方面获得持久的进步。看起来，睡眠控制可以在很大程度上提高睡眠质量，进而消除白天的困意。但是，有些孩子一天结束时过于兴奋，以至于无论他们是否过度疲惫都没有办法放松下来。热气腾腾的薰衣草泡泡浴（见下章）可能帮助他们完成向入睡的转变。

有一些孩子曾经睡得很好，但是现在晚上容易醒来。这样的孩子只需一些温和的提示就能重新入睡。我妻子曾经和我们的儿子玩过"海豚的游戏"。她给儿子讲故事,讲海豚在深水中游泳,但是有时候不得不浮上水面来呼吸,然后再回到深水里。她告诉儿子,他可以在晚上扮演一只海豚,从熟睡中醒来是完全正常的,但是他必须靠自己的努力重新入睡。这个方法很有效。

有些孩子一直休息不好,晚上的睡眠调整也不奏效,家里把什么办法都用尽了。对于这类孩子就需要一些极端的措施了。

问:我需要把孩子锁在他的屋子里吗?

答:假设你已经试过了其他解决睡眠问题的措施——耐心地讲道理、威胁、批评,甚至打屁股都没有用,那么还有什么能做的?这时候,也许一个门钩能帮你解决问题。门钩的作用就是让门保持在只开一条缝的状态,既不关死也不开大。门缝要小,不能挤着孩子的手指。之所以不建议完全关门上锁,是因为这让你和孩子都有被隔离的感觉。

你这样做是向孩子传递一个明确的信息——在特定时间之后离开房间是不可接受的,孩子认识到你是认真的。通常的结果是,在1~2个晚上后,孩子妥协了,他会待在床上,即使你并没有关上门。另外,这样做你也避免了长时间的压力和煎熬,因为你不用在孩子紧紧依偎着你时强行把他拉开,也不用跟孩子各拉着门把手的一边,你要关,他要开。

带上孩子一起去商店买门锁,并让他看着你安装。通常,仅

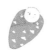

仅是这种观察就能使孩子的行为发生变化。实际上，对于许多家庭，一旦孩子休息好了，他们根本就用不着锁了，因为孩子在头一个晚上就知道，一个新的规则要开始实施了。

如果你的孩子睡觉太晚，或起床太晚，没有在需要的时候小睡；或者下午太晚的时候睡了一觉，上床时间很不规律；或者隔着关上的门跟你说话——仅仅是锁门解决不了任何问题。没有什么速效的方法，一扇锁着的门甚至是药物都无法让一个睡眠不好的孩子有所改进。

前面章节中提到的睡觉纪律，一般都会有作用。奖励通常是用来鼓励孩子配合的。奖励必须是孩子真正想要的东西。一位妈妈的奖励是在孩子入睡后，把一块糖果放在一个特殊的玩具娃娃下面，其部分原因就是当孩子第二天早上寻找她的奖励并找到时会很兴奋。在表格上贴纸星星也可以，但是仅此还不够。有一个非常管用的方法，就是把孩子最喜欢的食物（当然是有益健康的）作为对孩子的奖励，而在平时则拒绝提供。奖励还可以是小玩具，出乎孩子预料的旅行，或者是无害健康的零食。你还可以用额外的游戏、故事、电视节目等作为奖励，当然时间要掌握好。当新的行为模式成了习惯，对特殊奖励的期待通常会消失，而孩子的自尊心似乎替代了得到奖励的快感。

睡眠纪律（续）

（5）无论听到什么声音，不要离开你的房间。（前四条纪律见第七章）

现在，让我们看看适用于大孩子的第五条睡觉纪律。这条纪律是针对大一点的孩子的——那些喜欢太早起床，然后离开房间去打扰兄弟姐妹或是父母的孩子。把音响或者是闹钟设置成定时自动开启——可放在枕头下面以掩盖过大的声响——闹钟响之前不允许孩子离开房间。有些刚过3岁且一直睡眠不好的孩子可能完全无视所有的五条睡觉纪律，在房间里瞎折腾，或者是开着灯在屋里玩就是不睡觉。对于这样的孩子，可能只有把他们放在帐篷式婴儿床里一会儿；或者只能把灯泡摘了，让孩子无法开灯。

问：为什么我不能让孩子晚点睡觉，看看他是否会在早上多睡会儿？

答：如果你的孩子直到现在都是睡觉很好，可以慢慢地试着把上床时间往后延。如果你让孩子太晚睡觉，他可能会过度劳累而难以入睡而且在早上过早醒来。如果你的孩子一直是有睡眠问题的，那么，晚睡只会使情况更糟。

问：我的孩子在夜晚会感到害怕，而我不想让她一个人待着。

答：多花点时间安抚她入睡，买一个美梦守望者或者守护天使来保护她，或者绕着屋子走一遍把所有的怪物都抓起来放到一个袋子里拿出房间。也可以给她一个铃铛，让她在晚上害怕的时候摇一摇，这样你就可以马上出现在她面前给她安抚。这可以成为第六条睡觉纪律，告诉孩子：如果你感到害怕，可以摇铃，妈妈听到后马上会来，但是只会来一次。告诉她不要浪费这一次摇铃的机会。多次摇铃是违反睡觉纪律的。

> **睡眠小贴士**
>
> 对于孩子睡眠的表现，即使是部分合作也要给予奖励：小小的奖励给予小小的努力，大大的奖励给予大大的合作。奖励的最好时机是在早晨醒来以后或是小睡以后。

3. 如何让孩子白天小睡

如果你的孩子白天不睡觉，你也许会觉得生活简直是没法过了。但是，要让孩子在白天小睡，同样也是件非常困难的事。你已经调整了睡眠时间表，已经针对孩子晚上醒来和抗拒睡觉做了很多工作，情况也已开始好转，但是他真的还是需要小睡的。不必睡很长时间，但是一点都不睡是不好的。

一些父母成功地把小睡重新安排进了孩子的日常活动中，即使孩子已经有几个月没在白天睡觉了或者只是偶尔睡一觉。办法包括跟你的孩子一起小睡（至少最初阶段）：把他带到你们自己的床上，给自己换上睡衣，然后一起睡。要把小睡作为一件非常温馨、舒服的事情来做。小睡的时间要有规律。用一个数字的大钟

391

作为提示。饼干和一杯热牛奶要作为固定的程序坚持下来，或者是读一本喜欢的书也可以。你自己也要睡着。

告诉孩子你希望他怎么表现。如果他跟你一起睡着了，那么A就会发生；如果他睡不着，但是静静地躺在你的身边，那么B就会发生。你来决定对于A和B的奖励都是什么。如果他一点都不配合，在床上蹦啊跳啊，或者在屋里乱跑，那么你就要限制或取消一些他喜欢的活动或待遇。如果你成功地使孩子跟你一起小睡了，那么你的最终目标就是让他到自己的房间去睡一小觉。这个目标的实现应该是以渐进和阶段式的方式来进行的。进一步的目标是孩子在他的床上睡，你在自己的床上休息。到了这一步，孩子只有做到才能得到奖励。这种逐步接近理想的目标行为的强化过程叫作"塑造"。

对于学龄前儿童来说，即使小时候睡眠很好，这时也可能出现问题，因为太多的活动会干扰到白天的小睡，或者，就像第十章要讨论的，过敏反应会干扰晚上的睡眠。意识到这些就会有相应的解决方法。另一方面，那些小时候就睡眠不好的学龄前儿童可能有着根深蒂固的习惯，很难改变。父母如果认为孩子的睡眠问题太严重会影响学校生活，应该认真考虑与专家合作。

最近一项针对499名4～15岁孩子的研究显示，孩子4岁大的时候，如果有睡眠问题，就预示着其后的行为和情绪可能会出问题。例如，青春期的抑郁和焦虑。所以，如果你的孩子还是休息不好，虽然他不像小时候那样来麻烦你，但这并不意味着问题已经解决了。

4. 没有万能的解决办法

孩子大了，父母会有更多的事情要做，而且很可能会有更多的孩子要照顾。如果爸爸或妈妈是个三班倒的工人，或者在面包房或餐馆工作，或者需要经常出差，或者像有些医生一样没有固定的工作时间，那该怎么办？他们很难在孩子参加一个重要的学校活动或是运动会时出现在现场。我曾经遇见过一些全身心奉献给孩子的爸爸妈妈，他们竭尽全力地在照顾孩子和自己的工作之间寻找平衡。通常，父母双方轮流在晚上陪伴孩子直到睡觉。但是，如果爸爸妈妈都有工作要做，而不能在孩子该上床的时候回家怎么办？更头疼的是，光是爸爸或者妈妈，一个人是很难应付两三个孩子不同的睡觉时间的。更糟的是，如果父母被对孩子的爱蒙住了双眼，没有意识到孩子在傍晚时的疲惫、头痛，或是在学校愈演愈烈的行为问题都与他们一直以来的睡眠不足有关，又该怎么办？对于有些父母来说，改变他们的工作日程以便让孩子有一个合理的、较早的上床时间是不太可能的。当孩子还小的时候（婴幼儿时期），早晨可以作为一个家庭欢愉的时间，但是现在，早晨已经变成了一个忙乱的世界：忙着准备外出工作、学习。所以，晚上是家庭唯一享有的安静和放松的时间。这些因素造成了上床睡觉的时间过晚。解决办法很简单，但是很不容易。

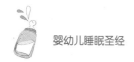

第九章 学生时期和青春期的睡眠问题

需要为大孩子操心的事有很多：学习任务、有组织的课外活动、个别辅导、聚会、家庭作业、约会、开车、毒品，还有酒精。对于父母来说，相对于孩子的学习能力、社交能力、运动能力和艺术能力，健康有益的习惯已显得不那么重要了。但是，你会看到，健康的睡眠习惯对于孩子的作用并不会随着年龄的增长而减少。

一、7～12岁时：越来越晚睡怎么办

上学以后的孩子睡得越来越少，上床时间也逐渐地越来越晚。大部分12岁的孩子在晚上9点左右上床睡觉，时间波动大致是从7点半到10点。大部分12岁的孩子的睡眠时间在9～12个小时。这些数据来自一个我参与的针对中产阶级家庭的大型调查，结果与斯坦福大学正在进行的一项调查的数据非常接近。研究人员发现，青春期以前的10岁以上的孩子，每天需9.5～10个小时的睡眠才能保持白天的最佳体力和精神状态。如果孩子此时尚没有形成健康的睡眠习惯或是小时的睡眠习惯没有保持下来，那么，结果就是在白天会感觉很困很困。

1. 入睡困难

在一个针对1000个平均年龄7～8岁的孩子的调查中，大约30%的孩子每星期至少有3天晚上不愿睡觉。这也是父母们最抱怨的事情之一。有大约10%的孩子只要上了床就睡不着觉。许多孩子每星期至少有3个晚上需要一个多小时才能入睡。有些孩子不但抗拒睡觉而且入睡困难，此外，这些孩子还可能有许多其他问题：害怕、焦虑、夜间醒来、需要安慰、离不开父母、经不起劳累，并且不能自我放松。

睡眠小贴士

青春期前的孩子需要更多的睡眠而不是更少，他需要保持最佳的身体状态。

如果你的孩子抗拒睡觉但是入睡并不困难，那么，把睡觉时间提前或者固定的措施应该管用，你也可以参考前面章节中已提过的其他策略和方法。如果你的孩子同时还有入睡困难的问题，一直以来都睡得不好，甚至有长期、轻微的焦虑症状，那么，咨询一下儿童心理学家或是其他精神健康专家就显得有必要了。

这项研究还确认了婴幼儿时期的夜间醒来问题有一直延续下去的倾向。现在，睡眠问题的顽固性已成为许多报告中的主题，只有在某些专业人士的建议中才被忽视，他们总是告诉家长："别担心，长大了就会好的。"

另两项针对大约1000名青春期前儿童的睡眠调查有了额外的

发现，这两项调查一个来自比利时，一个来自中国台湾。相对于睡眠好的学生，那些有睡眠问题的孩子学习不好的比例更大。那些走在升学道路上的孩子，学习压力越大，睡得就越少。所以，这是个全球性的问题：有睡眠问题的小孩子变成了有学习问题的大孩子。但是，学习好的孩子也不敢冒险尽情地睡觉。

2. 找不到病因的疼痛

许多这个年龄段的孩子总是说这儿疼那儿痛，而又找不到医学原因：腹痛、四肢痛、头疼、胸痛。被这些疼痛折磨的孩子经常有着明显的睡眠障碍。压抑的精神状态可能会引起这些现象：真实的或是想象的与父母的分离；不敢表达不满，怕招致惩罚；社交或学习的压力；害怕辜负了父母的期望。

这些是我们的孩子真实的痛楚，就像成人因为工作太累睡得太少而引起紧张性头痛一样真实。紧张性头痛发作时，所有的检查和测试都查不出问题。同样，孩子有了类似的肉体痛楚，医学检查也发现不了什么。除非有明显的临床症状表明是器质性疾病，否则应该阻止用医学检查来排除模糊不清的疾病可能，因为采血会疼，辐射有风险，检查要费用，还有最重要的，就是孩子可能也会认为自己病了。另外，一个略微有点异常的检查结果可能会带来一个又一个的后续检查，而所有这些检查，其结果到最后很可能都是正常的。

二、青春期：睡眠不足（尤其是早上）怎么办

针对13岁以上青少年的睡眠习惯的调查显示，13～14岁的孩子，总体睡眠时间下降的趋势开始走平。实际上，现在有很多14～16岁的孩子需要更多的睡眠。研究显示，大部分青少年如果能在早上多睡一会儿，他们会得到好得多的休息。早上过早开始上学或是运动，经常会导致青少年到了下午不得不打个盹，睡一小觉，而这会影响到晚上在合理的时间上床睡觉。

在一项针对上万名日本中学生的调查中，50%的孩子每周至少有1天会在放学后睡上一觉。这种太晚的小睡使得晚上的睡觉时间推迟，也就缩短了晚上的睡眠，引起总体睡眠的减少。我的意见是，最好不要在白天小睡，晚上尽量早点睡，这样可以在早上较早起床来做没有完成的作业。我认为小睡一觉然后做作业做到很晚，不如早上早早起来，因为这时经过了长时间的睡眠，更有效率。

睡眠小贴士

15岁以上的青少年需要比以前更多的睡眠来保持白天的最佳活动量。

过度疲倦，白天犯困，或者在白天身体的反应敏捷度下降，很多青春期的孩子都会出现这种现象——白天的时间不够，事情怎么也做不完。而学习、体育运动、社交活动，都需要大量的

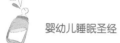
时间。

睡眠小贴士

社会压力和过早上学是睡眠时间减少的原因，也导致了长期的睡眠不足。

在斯坦福大学的一项包括600名高中生的调查显示，有13%的高中生存在长期睡眠不足的问题。这些人将他们的睡眠问题归因于担忧、紧张，以及个人的、家庭的和社会的问题。这些学生表现出轻微的抑郁。当然，我们不知道，睡眠不好和情绪变化，哪个是因，哪个是果。也许二者都是在青春期自然发生的激素的变化而致。健康的生活方式，包括合理的睡眠类型，能防止或减轻青春期孩子的抑郁症状。下面是斯坦福大学的睡眠研究人员对青春期出现的长期、严重的睡眠问题的界定（满足其中任一条件即可）：

· 每星期有3个或超过3个晚上需要45分钟以上的时间才能入睡

· 每星期有3个或超过3个晚上会醒来一次以上，且清醒时间在30分钟以上

· 每星期有3个或超过3个晚上会醒来三次以上

如果你的孩子是这样的睡眠类型，别以为这是成长中的"正常"现象。

在新西兰，跟加利福尼亚一样，大约10%的青少年有睡眠问题。他们表现出焦虑、抑郁和漫不经心，而且比那些没有睡眠问题的孩子更易出现品行障碍。在意大利，焦虑和抑郁也是睡眠不

好的青少年的普遍症状，那里有17%的孩子有睡眠问题。

在过去的20年中，学生们的睡眠时间减少了1个小时。证据是很清楚的，无论是比利时、泰国、中国、南非、新西兰，或者意大利，学生们都越来越累。

针对10～14岁的孩子，曾有过两项关于睡眠限制的研究。一项研究把睡眠时间限制在7个小时，持续3个晚上。一项则只持续1个晚上，但睡眠时间缩减到5个小时。这两项研究表明，在这种情况下，虽然孩子们能够保持一般的常规表现，但是像语言创造力和抽象思维等认知能力会大大降低。如此也就凸显了一个重要观点：我们的孩子即使有一些轻微的睡眠不足，也可以表现得很好，只要别让他们去做太富有挑战性和需要创造力的事情。

因而，轻微的睡眠不足经常不被重视甚至被忽视，因为很多的死记硬背的功课和体育活动是不受影响的。

另外一项关于睡眠不足的研究针对的是11～12岁的孩子。研究分为两组进行对比，一组连续6个晚上睡10个小时，一组连续6个晚上只睡6.5个小时。结果表明，睡眠缺失引起了一定程度的注意力迟钝、易怒、不服从以及学习障碍。还有一项针对3136名11～17岁的青少年的调查显示，17%的被调查者有睡眠问题，这个数据与意大利的调查数据相同。

在以色列，专家对10～12岁的孩子进行了关于上学时间的研究。一组学生每星期最少有2天早上7点10分就开始上课，而另一组则一直在8点开始上课。研究结果表明，相对于8点上课的那个

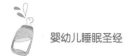

组，上课时间早的那组学生，总体的睡眠时间减少了，白天的疲劳和困倦增加了，对注意力难以集中的抱怨也多了。玛丽·卡斯卡登博士——一位青少年睡眠研究的先锋指出，上学时间越来越早正在形成一种趋势，其对孩子睡眠不足的影响刚刚开始得到重视。

卡斯卡登博士还指出，不光睡眠时间少是个问题，晚上睡觉时间的不规律也是一个严重的问题。她的研究显示，睡觉时间越是不规律，对成绩的负面影响就越大，受到与酒精和毒品有关的伤害也越大，而且逃学的次数也越多。以前的针对学龄前儿童的调查研究也揭示了规律的睡觉时间对于行为调整的重要性。

关于孩子睡觉：有权利就有责任

作为五个8～15岁的孩子的父母，我和丈夫多年前就开始在家里制定了睡眠程序，并一直从维斯布朗博士的智慧中吸取营养。

我们开始学习制定睡觉程序始于15年前，针对的是我们的大女儿特丽莎。维斯布朗医生教我们如何观察她是否累了，并且在她过度疲劳之前让她睡觉。当她的妹妹茉莉亚出生后，我们想小女儿应该也能够适应我们替大女儿制定的睡觉程序。但是，我们错了。程序虽然有区别，但是方法是相同的。到我们的第五个孩子出生的时候，我们已经得心应手了。

我和丈夫注意到，每个孩子，到了学走路的时候，会有一个

"信号"提示该小睡了或者是该到晚上的上床时间了：一个儿子会用手指撸头发，另一个儿子会揉眼睛，还有一个儿子会爬到爸爸或妈妈的腿上去。在这个年龄段，行动比语言更说明问题。

学习从来就没有停止过。当孩子们到了儿童期，我们开始对他们的睡眠习惯进行调整。我们坚持认为过度疲劳的孩子是不快乐的，没有创造性的。这个事实已在青少年身上得到了确认。有时候，晚睡的权利会给他们的生活方式带来负面影响。一个过度疲劳的、脾气暴躁的孩子在运动时，或是考试时，表现得不会太好。让孩子们得到充分的休息，因为他们正在成长的身体要面对每日的挑战。作为父母，我们想要表达这样一种理念，就是有权利就有责任。孩子们需要学会对自己负责（包括健康的饮食和睡眠习惯）。虽然我们在特殊的时候和学校放假的时候也允许孩子们灵活掌握睡觉时间，但是我们会很自然地把一切调整回原来的轨道。

维斯布朗医生有一次告诉我，当一个孩子说他很烦，通常他是累了。如果我的孩子说他们觉得无聊、烦人，我就建议他们去打个盹。

在我们的家里，睡觉、健康的饮食、规律的运动，和好的道德品行一样重要。

除了入睡困难和不肯睡觉外，孩子在青春期之前或进入青春期之后，还会有其他的一些睡眠问题和不正常的睡眠模式。

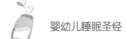

1. 晚睡综合征

你有没有注意到你的十几岁的孩子晚上睡得越来越晚？最后他可能认为自己就是一个夜猫子。你应该知道猫头鹰和云雀，而如果你认为自己是只猫头鹰，那么你会觉得你的十几岁的女儿睡得越来越晚的倾向是正常的。可是发展下去的话，她将很难在适合的时间睡着觉，这个适合是指适合于生理的，也是适合于社会的。另外，青春期的生理发育也会导致晚睡觉的转变。如果是这样，晚点睡觉就不是什么问题；如果不是，就是上学时间太早了。

有晚睡综合征的孩子，入睡和保持熟睡都没有困难，但是开始睡觉的时间很晚，可能要到半夜1点，2点，甚至是3点。当他试图早点睡觉的时候，却发现怎么也睡不着。在周末和假期，他可以睡到很晚起床，这样他的整体睡眠时间是正常的。但是在上学的日子，让他起床去上那些早早开始的课，会很艰难。

晚睡综合征的结果往往是孩子的学习受影响，情绪大起大落——这都是上学的日子睡得太少，长期的睡眠不规律造成的。

2. 克莱因-莱文综合征

这是种罕见的病症，很容易被误诊为其他的精神疾病或神经疾病。其主要特征包括嗜睡、贪吃、性抑制缺失。病因目前还不清楚，但是如果你注意到孩子在睡觉、吃饭和其他行为方面的明显异常，不要简单地认为这是成长的"阶段"。包括异常睡眠在内的其他不常见症状可能与口渴、心情或气温变化有关。

3. 纤维肌痛综合征

这是种不常见的病症，大多数见于青春期前或青春期的女孩，有时候她们的妈妈也有这种病症。有此病症的女孩子会感到疲劳和扩散性疼痛——"她们永远觉得累"或"她们哪儿都疼"。这种疼痛是全身性的。除了这种扩散性疼痛外，她们还有特殊的痛点，只要一按，就产生强烈的痛楚。

有此病症的女孩子睡眠都不好。她们的父母应该注意到她们在睡觉时老是翻过来掉过去的。这种休息不好的状态也叫"运动神经兴奋"。床单和毯子总是被折腾得不像样，是纤维肌痛综合征的一种典型的表现。另外，她们通常在早上醒来后感觉没有休息好，还是累，就像晚上没睡似的。这种没有恢复作用的睡眠也是纤维肌痛综合征的一个典型表现。有些孩子还有夜间易醒的情况。其他症状包括晨起身体僵硬、疲劳、头痛、乏力、白天困倦、情绪低落、抑郁等。这些孩子在一定程度上算是残疾的，因为长期的疼痛，使她们无法参与大多数青少年所热衷的活动。

有趣的是，患此病症的女孩子自身无法意识到患病。在她们和她们的父母看来，这些并不是什么问题，因为她们一直以来都是这么睡的。这些孩子不会抱怨说没有睡好，她们只会抱怨疼痛和疲倦。而医生的判断往往会揭示出睡眠不好的真相。

疲倦和疼痛可能导致孩子不上学，不参加社交活动，不做运动。这样就有可能导致一个自卑和虚弱的身体，而这与抑郁症的表面症状是类似的。记住，患有纤维肌痛综合征的孩子大多数是

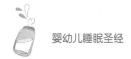

青春期前和青春期的女孩子，其很多症状很可能会被误认为是青春期的生理变化。

由于纤维肌痛综合征的原因现在还不清楚，因而也没有特殊的疗法和药物。但是也有好消息，就是随着时间的推移，治疗会有进展。现在，儿科中心的风湿病学家正潜心研究锻炼疗法，有时候他们也开一些抗抑郁的药物。这能帮助孩子们克服一些干扰他们睡眠的困难，比如期末考试。很多孩子在经过大约2年的治疗后情况有了改善。

很奇怪，该病情的好转有一系列可预测的表现。首先，睡眠得到了改善。其次，数周后，骨骼肌疼痛开始减轻。如果睡眠状况没有得到改善，其他症状减轻的可能性很小。睡眠的好转必须先于疲倦和疼痛的减轻，这个现象揭示了低质量的睡眠可能就是其他症状的元凶。还有，患有此类疾病的成人，睡眠越糟，疼痛越甚。这又证明了睡眠不好与纤维肌痛综合征存在着某种因果联系。

4. 慢性单核细胞增多症

传染性单核细胞增多症是由病毒引起的。病人在遭受到急性感染后，会有慢性症状，表现为致残性白日嗜睡，患者最小年龄14岁。由于嗜睡，孩子的学习成绩自然很差。有时候，这些孩子的病症被误诊为抑郁症，这不奇怪。只有验血之后才能确认是否病毒感染，从而得出正确的诊断。

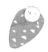

三、预防和解决睡眠问题

睡觉晚和睡眠时间表不健康是这个年龄段的孩子的两个主要睡眠问题。对待这些睡眠问题，我们要打破这样一个恶性循环：睡得不好引起精神和生理的高度紧张，对疼痛的耐受性降低，然后反过来又影响睡眠质量。

1. 帮助孩子掌握入睡技巧

孩子们可以在专家的帮助下，通过放松技巧训练提高睡眠质量。这些训练与成人应用的相同。其目的是减少清醒的程度，允许睡眠处于浅睡状态。下面是一些技巧和方法：

（1）逐步放松。就是绷紧单个的骨骼肌群，然后放松，注意这种放松的感觉。

（2）生物反馈。在各个骨骼肌群变化紧张度，集中注意力感受这种刺激。逐步放松和生物反馈的技巧都是帮助我们减少肌肉的紧张，使我们更易入睡。

（3）自我暗示。反复暗示你的胳膊和大腿感到了沉重和温暖，一次制造一种放松感。

（4）反向意图。越是想要自然入睡，就越是睡不着，反向意图就是要打破这个怪圈——想着要清醒，不要睡着。

（5）冥想放松。方法各异，但是仅仅简单地注意呼吸好像就能帮助有些人入睡。

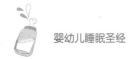
2. 刺激控制法和时间控制法

刺激控制疗法就是把卧室的环境布置得当，给人一种睡觉的暗示。在床上花好多时间看电视，读书，或是吃东西，都是与睡觉背道而驰的，所以，这些行为要坚决停止。时间控制就是要制定一个规律而健康的时间表。

理查德·R.布秦，一位专长于失眠症的心理学家，发展了一套刺激控制的步骤，包含了刺激控制的各个要素。下面是这套步骤的介绍。

刺激控制说明：

（1）只有当你困了的时候，才去躺下睡觉。

（2）除了睡觉，不要用你的床干任何事。就是说，不要在床上做作业、看书、看电视、吃东西、想心事。

（3）如果你无法入睡，起来，到另外的屋子里去。想待多久就待多久，然后回卧室睡觉。不要看时间，如果你不能马上入睡，爬起来，不要在床上待着。记住，这样做的目标就是把床和快快入睡联系起来！如果你在床上超过10分钟没有睡着，而你也没有起来，那你就是没有照本说明行事。

（4）如果你还是无法入睡，重复步骤3。只要必要，一个晚上重复多少遍都可以。

（5）每天早上在同一时间起床，不论你晚上睡了多长时间。这样有助于你的身体获得一个始终如一的睡觉节奏。

（6）白天不要睡觉。

罗莎琳德·卡特赖特博士，一位成人睡眠研究的先驱者，运用变异的理查德·R.布秦的刺激控制方法，帮助一些孩子更容易入睡。其主要步骤如下：

（1）在限定的时间里做一些快乐的事情，用闹钟设定15~20分钟。做任何你想做的事，但是不要在卧室。

（2）洗一个热腾腾的薰衣草泡泡浴，你就可以消磨15~20分钟。这是为了放松，所以不要在浴缸里看书或是听音乐。泡澡有助于阻止思绪和焦虑冲击大脑。

（3）洗完澡后，马上上床。不要开始任何其他活动——没有书，没有音乐，没有电话。闭上眼睛，睡觉。

如果这些步骤对你的孩子不起作用，可以考虑让他选择运动疗法，增加运动量。如果你的孩子还是睡不好，觉得累，不喜欢户外活动，那么你就要怀疑有没有抑郁症的可能性了。

孩子也是会抑郁的。有些筋疲力尽的青少年甚至会有疯狂、冒险的行为，可能就是自杀企图。如果你的孩子也有这种倾向，请马上找学校的社会工作者、医生，或者是当地的防止自杀中心。

3.保持一个健康的睡眠时间表

前面已经说到，有些青少年有我们所谓的晚睡综合征。就是说，在常规的睡觉时间无法入睡，但是到了后半夜，就能睡着了。在假期，他们可以得到一个正常的睡眠时长，可以在早上很晚或是到了中午再起床，如此，他们起来后精神不错。问题出在

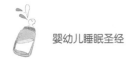
上学的日子，晚起床是不可能的，于是，他们的睡眠时间表被打乱了。

应对的办法叫作"生物钟疗法"，就是重新调整睡觉的生物钟。如果你的孩子在凌晨2点开始睡觉，那么就让他坚持到5点再上床，一直睡到自然醒（当然不能在上学的日子这么做）。第二天，坚持到早上8点再睡；第三天，坚持到11点。换句话说，每天都把睡觉时间推迟3个小时。后面几天就是从下午2点、5点，晚上8点开始睡觉，最后就到了晚上11点。现在，这个时间不动了。要让孩子坚持在这个时间点睡觉，一直保持下去。如此，你把睡觉的生物钟调整到了常规的时间，只要坚持，一个正常的睡眠时间表通常是能够保持下去的。

4. 不要依靠药物和饮食来解决睡眠问题

药物无法解决睡眠问题。苯海拉明或其他抗组织胺药经常被用来帮助孩子入睡。服用这些药物被普遍认为是一种暂时的手段，"就是给人一个短暂的休息"。我多次看到，那些要求药物最积极的人，同时也是最不积极改变自己行为的人。所以，最基本的睡眠问题依然存在。没有研究表明帮助睡眠的药物真正对孩子安全而有效。苯海拉明被证明并不是一种对成人有效的安眠药。安眠类药物如苯巴比妥实际上会导致睡眠紊乱、白天嗜睡和易怒。

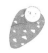

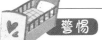

警惕

不要依靠药物解决你的孩子的睡眠问题。

其他影响睡眠的药物包括非处方类的减充血剂，例如盐酸伪麻黄碱和咖啡因。我的主张是：让我们远离药物，好好睡觉吧。当然也有例外，如果孩子有过敏症，儿科医生可能用药帮助他在晚上呼吸更为顺畅。

饮食变化也会使某些人犯困，这些食物包括高糖和高色氨酸的食物。哺乳期的妈妈的饮食能够影响母乳中的糖分，从而间接影响孩子体内色氨酸的水平。一项针对婴儿的研究发现，色氨酸可以使婴儿的静态睡眠提前20分钟，使积极睡眠提前14分钟，但是整体的睡眠时间并不受影响。所以，给孩子提供色氨酸可能并不能让他们多睡会儿。另外，色氨酸对于成人的应用往往与重病联系在一起，虽然色氨酸不过是一种自然生成的氨基酸。褪黑素也是一种自然产生的化学成分，但是被普遍认为有助于睡眠。目前，还没有针对婴儿和儿童的安全有效的人工褪黑素。

高糖和高蛋白的食物对成人的影响因性别而异，也因年龄而有所区别。目前没有科学数据证明什么是能促进孩子睡眠的营养饮食。精制糖最好别吃，因为普遍认为这会使孩子过度兴奋，而且对助眠没有任何作用。

另一个报告认为牛奶过敏症会引起失眠。但是研究结果还是令人安慰的，因为父母们知道什么时候可以给孩子喝牛奶，什么

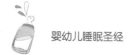
时候应该把牛奶撤下餐桌。当父母们和专家都不知道孩子们是否能够食用某种食物时，他们的选择就是不做尝试。

很多学龄儿童和青少年难以入睡的原因在于他们老是担心成绩、课堂表现和运动技能。这种焦虑反而会导致糟糕的表现。这就是所谓的"成绩焦虑症"。糟糕的睡眠往往是因为有太多的担心，甚至就是怕自己不能得到足够的睡眠。对睡眠不好的过分担心会产生焦虑和压力，反而会干扰入睡所需的放松的情绪。这时，可随时给一位儿童心理学家打电话进行咨询，这种方法就叫作"放松训练"。如果你的孩子表现出需要更多的睡眠，而他也想多睡会儿，只是不太容易睡着，那么就请考虑与专家合作，让你的孩子学会放松，摆脱成绩焦虑症。

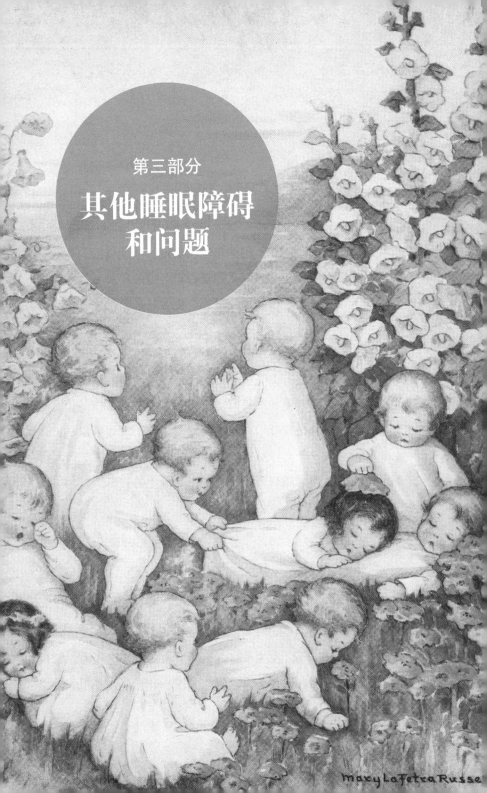

第三部分

其他睡眠障碍
和问题

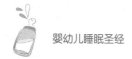

第十章 特殊的睡眠问题

特殊的睡眠问题会在不同的年龄段出现。阅读以前的章节有助于你来判断你的孩子的睡眠状态是否符合他的年龄。一些特殊的睡眠问题，如梦游、说梦话、夜惊，更容易在孩子睡眠不规律时出现。这些问题会困扰家庭，但对孩子本身却没什么害处。

不过，有一个问题，就是长期严重的打鼾，可能对孩子的健康有危害。请参看有关呼吸不畅的章节，即便你的孩子没有特殊的睡眠问题，或者他并不打鼾。打鼾有时候不被认作是什么问题，因为小孩子总是打呼噜；或者是因为当孩子大起来以后，这个毛病有所发展——大一点的孩子通常睡在自己的房间，而父母并不清楚他的呼噜到底有多厉害，因为等孩子睡着以后，父母就离开了。

一、梦游

6～16岁的孩子中，有5%每年会有3～12次的梦游。还有5%～10%的孩子每年梦游1～2次。如果梦游是在10岁以后开始的，而15岁以后就不再发生了，那么，梦游就与精神压力、消极个性、行为问题没有什么关系。研究发现，梦游存在着很大的遗传因素，同卵双胞胎的梦游发生率就要远高于异卵双胞胎。

梦游一般发生在入睡后的第二到第三个小时之间，持续时间大约为30分钟。通常梦游与环境没有多大关系。其步态不流畅，移动也没有目的性。除了走路以外，其他如吃东西、穿衣服、开门等行为也是比较常见的。

要防止梦游者掉下楼梯或摔出窗外，尽量把挡孩子道的玩具和家具挪开，但不要去叫醒他。即使叫醒他也没有什么伤害，但是通常他不会有任何关于梦游的记忆。

二、说梦话

说梦话的人并不是健谈的人。他们像是在跟自己说话，并且用单音节的答话来回应问题。成人的表现常常是不耐烦和心不在焉。孩子则会重复简单的句子，像"下去""不要了"等，就好像他们正在回忆白天发生的重要的事。

3~10岁的孩子，有大约一半一年中会说一次梦话。以前的研究认为梦游和说梦话会同时发生，并且在男孩子当中比较普遍，但是，现在的研究并不支持这个观点。

三、夜惊

孩子发出一声尖叫，你冲进他的房间，发现他大张着双眼，

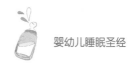
显得很害怕。他瞳孔放大，满脑门的汗。你抱起他来，发现他的心脏怦怦直跳，胸膛大幅度起伏。你的心里也充满了恐惧，好像有恶魔的灵魂抓住了你的孩子。5 ~ 15分钟后，这种慌乱不安的气氛终于平息了。这就是夜惊。

夜惊、梦游和说梦话，都发生在非快动眼睡眠期间，通常在入睡后的2个小时之内，当我们做梦（快动眼睡眠）的时候一般不会发生。这些和做噩梦不一样。实际上，孩子们睡醒后不会有关于这些行为的记忆。

夜惊通常在孩子4 ~ 12岁时开始发生。只要是在青春期之前开始的，就不会跟什么情绪问题和性格问题有关系。夜惊跟癫痫、惊厥没有任何关系。夜惊更多地出现在孩子发烧或者睡眠状态改变的情况下，比如长途旅行后、假期，或者是家里来了亲戚。反复夜惊经常与长期不正常的作息时间有关。

对于过度劳累的孩子，对付他们经常夜惊的办法就是让他们睡得多一点。据我观察，当父母把孩子的上床时间仅仅提前了30分钟，夜惊就消失了。

对于大多数有着夜惊、梦游或说梦话的问题的孩子，药物治疗是没什么理由的。解决问题不需要复杂的检测（如CT扫描）、吃药或是心理治疗。

四、做噩梦

在古老的英国神话中，做噩梦是因为一个女鬼或是怪物在夜晚袭扰睡觉的人或动物，使他们产生窒息的感觉。

我也有做噩梦的时候，感觉就是窒息，喘不上气，像是被活埋了——但是这种情况只在我仰躺着或是睡前喝了酒时才会发生。我妻子说在我做噩梦的时候，呼吸听上去就像一辆发动机老旧的柴油卡车。当她把我弄醒后，噩梦也就结束了，我又正常呼吸了。看来我做噩梦是因为我的上呼吸道部分受阻，而这也是因为我仰躺着或者在睡觉前喝了酒。偶尔，我也做过毫无创意的梦，梦见我在奔跑、飞行（当然没有飞机）或被人追赶而上气不接下气。如果我妻子没有叫醒我，我自己也会醒来，大口呼吸。也许有些孩子在得了重感冒或喉咙发炎时，由于上呼吸道有些阻塞，会有同样的噩梦。

孩子做了噩梦，可以叫醒他，安慰他；而如果是夜惊，孩子则能够自然地安静下来。大约30%的高中生平均每个月做一次噩梦。做噩梦较多的成人（每星期多于两次）大多有其他的睡眠问题：夜间经常醒来，入睡需要更长的时间，睡眠时间减少。他们表现得更为焦虑和疑心重重，早上起来会感到疲累。

但是，多数小孩子做噩梦跟特殊的情绪问题或性格问题没有什么关系。然而，最近的两份报告，一份针对5~8岁的孩子，一份针对6~10岁的孩子，都认为焦虑或其他心理问题与做噩梦有

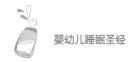

关。心理不正常的孩子——已经去看了心理医生或精神病医生，他们做的梦的内容不能被归纳到大多数正常的孩子的做梦内容里面，否则就会得出一种假设，普通的焦虑和恐惧就代表了精神或情绪问题。我们真的不知道梦的解释的确切价值和界限。如果你觉得你的孩子在做噩梦，抱着他，亲吻他，并试着把他叫醒。

如果孩子晚上来到父母的房间，抱怨做了噩梦，有时候甚至一晚上来好几趟，你会怎么办？如果你觉得你的孩子不是假装做了噩梦来获得额外的关爱，请考虑咨询一下儿童心理学家或精神病学家。

五、撞头和摇晃身体

我就碰到过这样的问题。在我们搬入新家后，我们的三儿子每天晚上都用脑袋撞他的婴儿床。事实上，他更多的是用他的肩胛骨去撞床头板。我的办法是把婴儿床的四周都用软垫包起来。现在他撞床板的时候，不会痛，不会有啪啪的声音，也不会有父母的注意。几天后，他停止了，不撞了。不过，别的父母可能就没有这么幸运了。

大约5%～10%的孩子在出生后的几年中，会在入睡前摇晃脑袋或是拿脑袋碰什么东西。这种行为一般从8个月大时开始，且多见于男孩子身上。可以放心的是，入睡前摇晃身体并不是什么异常的事，这些孩子长大后不会因此而有什么行为问题、心理问题或是神经系统的问题。

所有这些有节奏的行为通常会在4岁前停止，如果没有潜伏的神经系统疾病的话。儿科医生会给出正确的诊断。

六、夜间磨牙

睡觉时磨牙的孩子并不少见。在芝加哥大学的实验学校，有15%的学生家长说他们的孩子曾经有磨牙的历史。在3～7岁的年龄段，磨牙的孩子大约有11%；8～12岁的孩子是6%；13～17岁的孩子，磨牙的百分比降到了2%。

做梦或是做噩梦时，不会磨牙。此外，磨牙和情绪纷乱或性格缺陷没有任何关系。小孩子磨牙，不需要什么治疗。

七、发作性嗜睡症

发作性嗜睡症的主要特征就是过于异常的睡眠。孩子在正常活动时，如看书、看电视时，像被睡魔突然击中一样。症状较轻的孩子可能会觉得特别困倦，而症状较重的孩子可能会在跟人说话时突然沉睡过去。

发作性嗜睡症在10岁以下的孩子中不多见。而大一点的孩子表现出这种症状，又可能会被错误地认为是注意力不集中或反应迟钝。

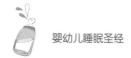
发作性嗜睡症的其他特征有：猝倒——精神压力触发的肌肉无力；睡眠性麻痹——睡醒后有短暂的无力移动的感觉；入睡前幻觉——睡前视听幻觉。

八、呼吸不畅（过敏或打鼾）

如果你患了感冒，伤风，睡觉时呼吸不畅，我相信你肯定睡不好。反过来，你在白天就会昏昏欲睡，从而影响你的心情和工作状态。当感冒好了以后，你感觉旧日的你又回来了，心情好转了，工作状态也出来了。有些孩子每天晚上都要经历同样折磨人的睡眠，就是因为过敏或者打鼾。

1. 过敏

过敏通常被认为是具有典型特征的打鼾者打鼾的一个诱因。通过芝加哥儿童纪念医院对在睡眠时有呼吸困难的孩子的调查，我们列出了一些症状：

- 打鼾
- 睡眠时呼吸困难
- 睡眠时呼吸停止
- 睡眠质量不高
- 长期流鼻涕
- 清醒时用嘴呼吸
- 经常感冒

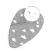

· 经常恶心/呕吐

· 吞咽困难

· 睡觉时出汗

· 听力问题

· 白天过度困倦

· 没有胃口

· 周期性中耳炎

也许"长期流鼻涕"和"经常感冒"这两个症状是由于过敏。

长期以来，变态反应学家把食物过敏或环境过敏原过敏与行为问题联系起来。例如，注意力不集中、多动症、紧张和易怒。像"紧张疲劳综合征"或"过敏易怒综合征"等词汇都是变态反应学家用来描述那些有呼吸道过敏、食物过敏和行为问题的孩子的。过敏引起孩子的行为问题是有可能的，肿胀的呼吸膜、肥大的扁桃腺或扁桃体，会在睡觉时部分妨碍呼吸。而呼吸困难反过来导致孩子睡眠不好，从而引起疲劳、紧张、易怒。

另外，肥大的扁桃体或扁桃腺不光会在睡眠时部分或全部地阻碍呼吸，还可能引起听力问题或是中耳炎。扁桃体肥大，过敏引起的鼻子和喉咙黏膜肿胀，都可以使孩子老是"感冒"——流鼻涕、打喷嚏、咳嗽，甚至导致耳朵感染。

2. 打鼾

两位世界顶尖的睡眠研究专家，克里斯蒂安·吉耶米诺博士和威廉·C. 德门特博士，于1976年发表了具有里程碑意义的论

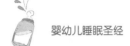
文——首份研究睡眠时的呼吸不畅是如何影响孩子的睡眠质量的论文。在斯坦福大学医学院，他们对8个打鼾的孩子（7个男孩，1个女孩，年龄5～14岁）进行了研究。这些孩子每天晚上都大声打鼾，而且都有数年之久。其中一个孩子从6个月大开始打鼾。这8个孩子原本打鼾是断断续续的，但最终发展成了连续不断地打鼾。下面是对他们的症状的描述：

白天昏昏欲睡：8个孩子中有5个有过白天困得不行的感受。论文写道："特别是在学校，这些孩子拼命努力赶走睡魔，经常是成功的。而为了避免睡着，他们不停地走来走去，给别人的印象就是多动症。"

尿床：这8个孩子都经过了上厕所的训练，但是后来其中的7个又重新开始尿床了。

学习成绩退步：8个孩子中，只有5个有学习困难，但是所有8个孩子的老师都说他们注意力不集中、多动，而且学习成绩普遍退步，特别是那些大孩子。

早上头痛：8个孩子中的5个只在早上醒来时感到头痛；到中午以前，头痛会减轻或彻底消失。

情绪和性格的变化：半数的孩子接受过针对"情绪问题"的专业咨询或家庭心理治疗。论文写道："3个孩子的睡眠受干扰特别严重；他们总是避免睡觉，拼命对抗困意。他们拒绝在睡觉时被一个人留在屋子里，如果可能，他们喜欢睡在客厅的地板上。"

体重问题：5个孩子体重过轻，2个过重。

综上，我们大体上了解了孩子们的心情和学习成绩所受的影响，而且随着孩子的长大或者打鼾变得更加频繁和严重，这些影响会越来越大。对于这些孩子来说，睡觉绝对不是幸福的事。

然而，这是个新发现？不是。大部分打鼾的孩子有扁桃腺肥大的症状，而早在1914年，医学文章就指出，扁桃腺肥大可以干扰睡眠并引起行为问题。有一篇早期的文章这样写道：

晚上睡觉不安分是一种典型的症状；孩子们经常会在一种无意识的辗转反侧中把被子掀开或踢掉，这是非常典型的……白天的坐立不安也是一种典型的症状。孩子烦躁易怒，或者一刻不停地玩了这个玩那个……智力经常受到损害……注意力不集中的现象很常见。孩子无精打采，无法持续专注于玩、学习，或其他事情，他会很快厌倦的。他总是心不在焉。

有趣的是，那些被诊断为多动症的孩子的典型特征也是在睡觉时身体动个不停，注意力分散，注意广度减少。

另外一项在1925年所做的调查，显示出扁桃体或扁桃腺肥大是睡眠质量不高的原因之一。1951年，甚至有一家主流的儿科专业杂志引用"伴随着扁桃体特别肥大的呼吸困难"作为"婴儿

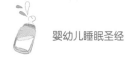

失眠症"的普遍原因。在实际的扁桃体或扁桃腺肥大的严重病例中，孩子表现出智力发育迟缓、生长缓慢，并且会有心脏疾病。

有一项针对孩子睡眠中呼吸困难的研究，观察到下列除了打鼾之外的问题：

- 睡觉时"憋气"，"呼吸停顿"
- 晚上睡觉时常常醒来
- 睡着睡着不由自主地坐起来
- 白天特别困
- 注意力很难集中
- 尿床
- 身体无力，吃饭不香，体重下降
- 晨起头痛
- 多动症

有些父母还向我描述了他们的孩子在睡觉时"忘记呼吸"的现象。孩子的胸膛在起伏，但是在这期间，呼吸道全部堵塞，口鼻处感受不到气流运动。这就叫作"呼吸暂停"。如果只有部分的呼吸道堵塞，其结果也会是发出响亮的鼾声。不管是哪种情形，低质量睡眠都是引起白天嗜睡、注意力不集中、学习成绩下降、行为问题、体弱无力、多动症等的罪魁祸首，即使整体的睡觉时间可能是正常的。

那么，为什么孩子的打鼾问题会被忽视？如今是不是有更多的打鼾的孩子？也许是的，因为虽然手术摘除扁桃体和扁桃腺如

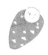

今已经不是那么普遍，但这曾经是好多年来针对反复喉咙发炎的流行疗法，也曾被用来"治愈"孩子打鼾。也许是的，因为我们呼吸的空气污染不断增加，我们的食品越来越容易让我们过敏，这也会引起孩子的扁桃体或扁桃腺反应性增大。

无论打鼾的原因是什么，我们知道打鼾的孩子没有高质量的睡眠。现在我们还知道，打鼾的孩子通常也没有足够数量的睡眠。芝加哥儿童纪念医院的一份调查显示，有呼吸阻碍的孩子通常睡得比正常的孩子少。4岁左右的孩子中，有呼吸阻碍的孩子平均每晚睡8.5个钟头，而正常的孩子要睡10小时15分钟。

我完成的另外一项调查，也是在儿童纪念医院，调查的是6岁左右的打鼾的孩子，他们的总的睡觉时间比正常的孩子要少大约半个小时。他们还有其他睡眠问题，如夜间醒来且醒的时间很长，上床时间比较晚，需要长时间才能入睡，等等。这些孩子睡觉时表现出打鼾、呼吸困难，或是用嘴呼吸。他们的父母还总结了其他一些问题，如过度兴奋、多动症、注意力短暂、不能安静地坐着、学习障碍。研究结果显示，长期的睡眠不足，即使每天只缺半个小时，也会影响智力发育。

即便是婴儿，打鼾也会成为一个问题。我对141个4～8个月大的婴儿做过研究。其中有12%的孩子打鼾，10%睡觉时用嘴呼吸。这些打鼾的孩子相对于那些不打鼾的孩子，每晚要少睡1.5个小时，而且醒来的次数要多一倍。

另外一项针对4个月大婴儿的研究表明，牛奶过敏可能是导

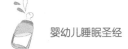

致晚间睡眠时间短和频繁醒来的原因。其他的研究也发现，牛奶过敏能够引起呼吸堵塞。

睡眠小知识

　　虽然打鼾可导致睡觉时呼吸困难，但打鼾与婴儿猝死综合征没有必然的联系。

　　打鼾的婴儿夜间醒来也许是一种保护性的自我唤醒，大一点的孩子，睡觉很轻的孩子，都如此。很早以前我们就知道，这种保护性的唤醒意味着孩子可以醒过来或者睡得很轻，以便于更好地呼吸。醒来的时候，孩子的呼吸就顺畅了，但是睡着了以后，他的脑子对于呼吸的控制就迟钝了。所以，为了避免窒息，孩子时不时地醒过来，哭叫，很难保持一种长时间的、完整的深睡状态。这里的夜间哭闹和醒来，以及抗拒入睡是医学问题造成的，不是行为问题，不是噩梦，不是教育问题。

　　并不是所有打鼾的孩子都有上面列出的所有问题。不同的问题、不同的严重性和经历时间的长短，使得打鼾者的表现也不同。我也遇见过打鼾非常严重但却只有上面所列的很少的问题的人，其原因在于他们习惯性地要睡很长时间的午觉，或者他们的上床睡觉时间要比同龄人早得多。还有，像我自己，从来没有被研究过，除了偶尔做噩梦——我仰躺着睡觉时会做有窒息、溺水、勒颈内容的噩梦——我没有因为打鼾受到什么伤害。其他的打鼾者没有这么幸运，因为他们的打鼾要严重得多，这可能是扁桃体或扁桃腺肥大的结果。

睡眠小知识

　　所有的孩子都会轻微打鼾，反复感冒或者是花粉热季节会加重打鼾的现象，但通常对孩子无害。只有当孩子的打鼾现象不断严重，长期持续，乃至干扰了孩子的睡眠，影响到孩子白天的情绪和表现，这才需要把打鼾视为一个问题。大约10%～20%的孩子经常性打鼾。

　　把注意力集中到扁桃体和扁桃腺肥大这个问题上，其原因在于睡眠问题研究人员已经证实，在睡觉时，呼吸的确是不正常的。这是一个重要的观点，因为当孩子张开嘴让你看时，他的扁桃体不一定看得出是肥大的。实际上，对于有些孩子来说，睡觉时扁桃体和扁桃腺引起呼吸道部分堵塞，仅仅是因为颈部肌肉放松了，从而导致呼吸道变窄了。换句话说，某些孩子的真正问题不是扁桃体或扁桃腺肥大，而是睡觉时脖子的过于放松。颈部肌肉的放松可以使肥大的扁桃体或扁桃腺移向呼吸道的中间，从而引起部分或全部的呼吸道堵塞。如果打鼾干扰了你的孩子的睡眠，请咨询一下医生。医生可能不得不给他做些检查以确定问题到底有多严重。

　　SRBDs——"与睡眠相关的呼吸异常"，这个词专门用来形容那些在睡觉时打鼾或呼吸沉重的孩子，那些在睡觉时努力挣扎着呼吸的孩子，或者是那些使劲呼吸然后醒来的孩子。1997年

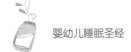

有一项研究直接把SRBDs与注意缺陷（伴多动）障碍（ADHD）联系起来。他们估计，大约25%的有ADHD的孩子可以通过纠正他们的习惯性打鼾来消除他们的症状。2002年，这个术语改成了"睡眠障碍性呼吸"——SDB，但是含义没有变。心不在焉、多动、行为问题和精神问题是有SDB症状的孩子的普遍表现。手术治疗对这些孩子有帮助。

3. 呼吸不畅的原因

请试着用一根湿的纸做的吸管吸点水喝。你喝不到水，因为吸管扁了。当我们吸气的时候，起作用的神经肌肉的力量使我们的脖子不会像吸管一样扁下去。有时候，在睡觉时，脖子的肌肉工作做得不好，失去了弹性。有时候主要的问题在于舌头，在睡觉时它没有待在正确的位置，往后移动了，引起了上呼吸道堵塞。

请设想这是一个神经学的问题，牵涉到大脑在我们睡觉时对肌肉的控制。结果就是呼吸道在睡觉时没有一直保持畅通的状态。如果真是神经学的问题，请考虑是否有可能存在着与大脑有牵连的其他相关问题：注意力很难集中、学习成绩差、白天特别地困倦、多动。如果主要问题在于舌头或者颈部肌肉，摘除扁桃体或扁桃腺并没有什么作用。所以，在考虑手术之前，确定病因是最重要的。

打鼾的孩子或者是在睡觉时有与呼吸不畅相关的那些问题的孩子，如果对颈部侧面照一下X光片，经常能看到异常的结果。最常见的就是肥大的扁桃体或扁桃腺。一个简单的X光检查就有可能找出问题所在。但是有些打鼾的孩子可能在X光片中找不出什么异常情况，需要进一步的检查来证明呼吸道有堵塞；在病状发展之前有必要尽快找到原因。

用来证明睡眠时呼吸障碍的方法包括测量通过鼻子的气流，皮肤含氧量，睡眠时呼出的二氧化碳浓度。用荧光透视法可以使堵塞程度直观化。CT扫描也被用来测量呼吸道不同部位的横断面面积，以此判断呼吸道变窄的部位。

心电图也是有用的，情况严重时，右心室会显示出压力的信号。根据长期以来的经验，这个压力会导致肺循环高血压。肺循环高血压还能引起过度肥胖，比如匹克威克综合征。这个名字来自英国著名小说家狄更斯的小说《匹克威克外传》，里面描述了一个特别胖的男孩，不爱动、嗜睡、无力地打鼾。而过度肥胖本身也会引起呼吸困难。

4. 解决方案

如果是扁桃体或扁桃腺引起的严重呼吸道堵塞，那么就应该摘除它们。有时候手术矫正异常的鼻中隔就能解决呼吸道堵塞的问题。气管造口术，即从颈部切口进入气管，偶尔会被用到，如果呼吸道堵塞或变窄不是因为扁桃体或扁桃腺肥大的话。若是因为舌头后滑的问题，则可以使用阻止舌头后滑的口腔装置。

对于某些孩子来说，不手术的关键方法就是减肥和对过敏的控制。对过敏的控制包括试着不喝牛奶，用空气净化器保持卧室无尘，用除湿器减少空气中的霉菌，远离宠物。有时候可以在晚上用一些减充血剂或抗组胺剂来减轻过敏症状。鼻内类固醇喷剂经常用来使鼻腔张开，这个方法可以避免用口服抗组胺剂的副作用。打鼾球，就是一个小玻璃球或是半个小橡胶球，把它缝在睡衣上或用胶带粘上，必须是后背的部位，这样，如果是一个仰躺着就会打鼾的人，用了打鼾球就不会四仰八叉地睡觉了。

阻塞性睡眠呼吸暂停

睡觉时打鼾，呼吸困难，用嘴呼吸，被打扰的睡眠

$\downarrow$

睡眠混乱

睡眠时间表不正常

睡眠时间段短

睡眠片段化（防卫性惊醒）

缺乏小睡

需长时间才能入睡

$\downarrow$

行为问题、发育问题和学习问题

可逆

图表8：呼吸不畅引起的问题

5. 享受治疗过程

当治疗使睡眠时的呼吸恢复正常，那么，响亮的鼾声、白天

嗜睡、晨起头痛等问题也会消失或大幅减少。睡眠状态恢复到正常，心电图异常消失。这些变化是迅速而戏剧性的。举个例子，在一份报告中，一个13个月大的男孩，在手术前被评定为发育水平只有11个月的程度；而在手术后5个月，他的发育水平跳跃式提高，超过了他的实际年龄，达到了20个月大的孩子的发育程度。

请记住，睡眠不足会直接导致行为问题、发育不良和学习问题。而这些问题是可以纠正的，只要睡眠不足的问题得到改善（参见图表8）。

如果这些问题的存在已经很长时间了，那么，即使孩子的打鼾治愈，过敏得到了控制，专家们（比如心理学家、家庭教师、家庭医生）还需要持续关注孩子的一些社交和学习上的坏习惯或者是家庭和学校里的压力。这些孩子现在已经能够很好地休息，因而能够更好地配合专家。

九、多动行为

教育工作者和父母曾经用不同的术语来描述孩子的多动行为，如今的普遍诊断是"注意力不集中的过度反应症"，一般叫作"多动症"。孩子的多动症通常不会与打鼾或严重的过敏联系在一起，虽然有ADHD、打鼾或过敏问题的孩子都有着相似的学习问题和睡眠问题。

睡眠质量不高，或在睡眠时身体乱动，这些是多动症最明显

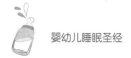

的特点。这些兴奋的学龄儿童能够改掉他们从婴儿起就形成的不好的睡眠习惯吗?

我曾经对一组4~8个月大的男婴进行过研究。之所以都是男孩,是因为大多数患多动症的学龄儿童是男孩。我所研究的男婴都属于活跃的睡眠类型——整晚动个不停,手、脚、眼睛都有很多小动作。他们不善于控制脾气。他们不合常规,容易退缩,感情强烈,适应性差,喜怒无常。这样的性格元素在多动症孩子中被视为是普遍的。我的研究结果显示,性格喜怒无常和睡觉不安分的男婴,其注意力集中的时间也比较短。也许是他们的运动神经太过发达,日夜不停,使得他们无法在夜里安静地睡觉,也无法在白天长时间地集中注意力。

我做的另外一项研究是针对3岁的孩子的。其结果同样表明,那些属于运动增强型的孩子,睡觉时也是肢体运动活跃型的。下面是对睡觉活跃型孩子的描述,摘自一份调查问卷,用来帮助对多动症进行诊断:

· 不安静或活动过度

· 容易激动,易冲动

· 打扰其他孩子

· 做事不能有始有终——注意力时间短

· 总是烦躁

· 漫不经心,容易分神

· 要求必须马上得到满足——容易泄气

· 动不动就哭闹

· 心情变化快且彻底

· 大发脾气和想不到的行为

图表9对我的研究做了概括，形象地说明了一个脾气暴躁、睡眠时间段很短的婴幼儿如何发展为一个多动症的学龄儿童。在有些术语前面的向上的箭头表示，高节律性意味着无规律，高持久性意味着注意力集中的时间短。这些婴幼儿特征会被多动症和逐渐增加的紧张度所代替，因为孩子会越来越疲劳。作为一个婴儿，由于睡眠时间短，他会情绪低落而缺乏适应性，并且会保持这种状态到3岁。

这样的孩子一般都没有学会如何依靠自己的努力入睡，而缺失的睡眠一直在累积，从而引起长期的慢性疲劳。正如我们在第三章说到的，长期的疲劳就像一个拧紧的发条，让这些孩子无论白天还是晚上都处于紧张的状态，从而妨碍学东西。

睡眠不好会影响孩子的学习，因为他们睡觉时呼吸不畅或睡得太少，长期的疲劳又会引起多动症。图表10概括了这么一个循环。它说明了为什么一开始哭闹和睡眠问题会引起父母的错误处理。父母的错误处理或睡觉时的呼吸问题又导致了受干扰的睡眠、高水平的神经传递素，以及一个更容易惊醒、警觉、失眠、易怒的孩子。由于高警觉性水平，这样一种兴奋的状态直接使得睡眠受到更大的干扰，还可能间接地使父母误解他们的孩子，认为孩子不需要太多的睡眠："约翰尼不想休息——他看上去不像

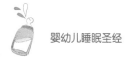
累了的样子。"

所有这些因素组合起来——疲劳的孩子太过警觉，睡得不好，加上不规律、不坚定的父母（他们也累，也焦灼不安）——导致孩子很难集中注意力，多动，或者有行为问题难以管教。这些行为问题使得父母更加焦躁，父母的焦躁加重了孩子的多动行为，然后这个恶性循环就一直延续下去。当然，可能还有其他原因会引起学校问题或多动症，而受干扰的睡眠是其中可以预防也可以治疗的一个因素。

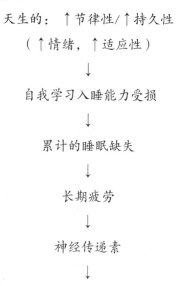

图表9：与睡眠时间短相关的脾气性格的发展转变

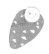

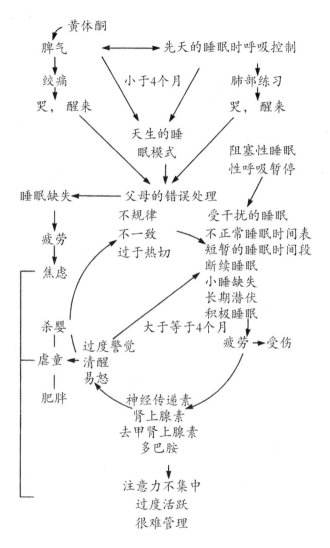

图表10：睡眠障碍

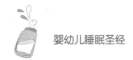
十、季节性情感障碍（SAD）

季节性情感障碍（SAD）一般以"冬季抑郁"之名而为人所知。抑郁的症状有感到心烦或悲伤；对各种活动的兴趣或乐趣减少；体重显著增加或减少，或者不能正常地增加体重；睡眠太少或太多；行为表现坐立不安或动作非常缓慢；疲劳或没有力气；感觉一无是处；优柔寡断或难以专心；经常想到死亡或自杀。并不是所有这些症状都要一起出现，但是如果在一个时间段内，每天都会出现其中的很多症状，那么就要考虑做出抑郁的诊断了。如果这些症状仅仅或主要出现在10月或11月，那么就有可能是季节性情感障碍的问题。

冬天阳光减少，白天短，黑夜长，容易引起抑郁症状，解决办法是用一组特殊的荧光灯放在一个塑料的扩散屏后面。这种光治疗法所需光亮的强度、光照的时间，还有对眼睛的可能伤害，目前仍在评估研究中。光治疗法对孩子是有效的，但这毕竟不是给脓毒性咽喉炎的患者打青霉素。如果你认为你的孩子可能患上了SAD，你最好联系一家睡眠障碍中心做一下评估再做治疗。

调查研究显示，在9～19岁的孩子中，有大约2%～5%的孩子达到了SAD的诊断标准。从发病地域看，北部区域比南部区域更多，因为那里的冬天昼短夜长。所以，如果你的孩子在上学后的头几个月表现不太好，这可能不是老师或作业的问题，而应考虑冬季抑郁的可能性。

十一、尿床

睡觉时尿床的孩子，4岁左右的有大约20%，5岁的有大约10%。到了10岁，比例大约是5%。引起尿床的确切原因目前尚不得知，但基本上可以排除情绪问题。尿床更多地发生在男孩身上，好像有遗传的倾向。儿科医生或儿童泌尿科医生可能会用到膀胱训练等办法，但是很难证明哪个办法最有效，因为大多数孩子会随着长大而不再有这个问题。睡觉前限制喝水也不管用。

我发现潮湿警报器是针对尿床的有效方法。当孩子开始尿尿的时候，警报会把孩子叫醒，会干扰孩子的大脑睡眠意识——为了以后不被警报声突然惊醒，大脑会更好地控制膀胱以防尿床。

有时候警报叫不醒孩子，所以父母必须让警报声首先叫醒自己。为什么警报叫不醒孩子？大概是因为尿床的孩子往往睡得很沉。虽然以前有研究者认为尿床的孩子并不比不尿床的孩子更难叫醒，但至少对于某些孩子来说，沉睡应该是尿床的主要原因。

在我的经验中，有些睡得太晚的孩子，还有些过敏严重引起鼻塞的孩子，白天过度劳累，所以晚上容易尿床。当他们的睡眠状况变好之后，他们经常可以在白天更好地休息，晚上不再尿床。对尿床最富戏剧性的"治愈"，是有时候在把肥大的扁桃体或扁桃腺摘除之后。孩子晚上睡觉时呼吸容易了，睡眠好了，也就不尿床了。

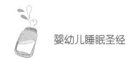
第十一章 如何应对特殊事件和烦恼

仿佛一个孩子的长大还不够艰难，还会有不可避免的事件发生，并严重干扰孩子健康的睡眠习惯。其他一些特殊的烦恼，比如经常受伤，可能就是不健康的睡眠习惯的结果。下面是一些具体的事例。

一、夏令时问题

夏令时是一种为节约能源而人为规定地方时间的制度，为世界上许多国家所采用，一般在天亮早的夏季人为将时间提前1小时。如果你生活的国家采取这种制度，当你把时钟拨快或者拨慢1个小时，请让你的孩子也按照新的时钟显示的时间上床睡觉。如果他以前的睡觉时间是晚上6点半，而你把时钟拨快了1小时，那么他的6点半就是现在的7点半，请让他继续在新的时钟的6点半睡觉。你之所以能够忽略这个时间的变化，是因为家庭中的许多社会线索，例如吃饭、洗澡、户外活动，也都跟着一起调整了，这样活动就有助于孩子相应地调整睡觉时间。

二、如何同时处理好小婴儿和大孩子的睡眠问题

如果你正在期待你的第二个孩子降生，最好在孕期尽可能保持规律，并且在新降生的孩子4个月大之前，不要把大孩子换到大床上去。在妊娠后期，妈妈会很累，大孩子会意识到妈妈的体力和耐心都下降了，受到的关注减少了，对自己的要求，妈妈的反应也没有那么及时了，这些是他必须习惯的。所以，不必太难为自己，那样只会耽误你的大孩子学会适应不可避免的事情：父母对他的关注的减少。当新生儿大概4个月大的时候，孩子身上不断发展的生物节律已经可以允许这个家庭有一个新的稳定的生活节奏。大孩子现在知道，妈妈给婴儿喂奶和哄婴儿睡觉都是有时间性的。这种稳定的节奏会使大孩子感到更加安全。

如果你需要把大孩子从婴儿床挪到大床上去，以便把婴儿床让给他的小弟弟或小妹妹，那么，最好先让婴儿床空一段时间。父母的理解是他已经从婴儿床毕业，升级到了大床了，但是孩子的想法可能就不一样了。你要对大孩子可能做出的反应有所准备，不论是出于对大床的害怕，还是他意识到能够轻易地下床，你可能不得不把他放回婴儿床去。有时候一个帐篷式婴儿床是必要的，因为大孩子在晚上可能会对新生儿感到好奇，而你又没有那么多精力重复"沉默地把他放回床上"（参见第七章）。不必害怕你在制造"倒退"，不必有失败的感觉。在这种情况下，小婴儿可能不得不被安置在一个轻便婴儿床上，如果两个孩子年龄

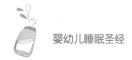

相差不大，也许需要另一个婴儿床，或者是较大的，相对于摇篮来说的临时替代品。

三、多胞胎的睡眠安排

让我们直面这个现实：一个孩子的出生是幸福也是麻烦。同时有两三个孩子出生，幸福是两三倍，而麻烦会是十几二十倍！为什么会有这么大的麻烦？因为你无法克隆你自己。当一个孩子醒着要玩，而另一个孩子需要你哄他睡觉，或者正在给一个孩子喂奶而另一个需要换尿布，你的麻烦就来了。并不是每个妈妈都有家人或保姆帮忙的。即使你很幸运，有人帮忙，有时候还是会因为没有足够的睡眠而筋疲力尽。不过，如果你事先计划周详，而且爸爸也积极参与，就像卡莱布和埃兹拉的家庭那样，你缺觉的时间会比较短。

双胞胎卡莱布和埃兹拉的睡眠故事

我们有了双胞胎，这个消息给我们的震撼和欢乐一样多。我们以前没有孩子，所以，对于我们来说，生活会因为一个孩子做怎样的改变是一个大问题，而两个孩子则已经超出了我们对于责任和劳动量的想象。终于，震撼过去了，取而代之的是掺杂着不安的激动，我们开始面对我们不得不完成的众多任务。

无数个晚上，每个小时我们两人之一就会起来为了这个或那个小人而忙乱——或者，我们俩都根本不回去睡觉，省得走来走去的。在一种因缺觉而迷迷糊糊的情况下，我们俩在那些个晚上都走了好几英里的路。为了记录我们俩谁该给谁喂奶，我和简画了两个钟面，分别对应一个孩子，记录我们给卡莱布或埃兹拉喂奶的时间，吃了多少配方奶，什么时候需要再吃。为了让我们保持清醒——或是作为那些无法睡觉的晚上的记录——我们在钟面上做一些幽默的记号来彼此逗乐。

白天的时候，孩子们睡觉很有规律：醒1个小时，然后睡几个小时。有一件让我们终生难忘的事，是在孩子6个星期大的时候，他们从晚上6点开始不停地哭，哭得让人揪心，还哄不好，一直哭到10点钟他们筋疲力尽，哭不动了，才睡觉。他们在5~6个月的时候，开始在晚上睡整觉了。有很少的几个晚上，我们听到他们中的一个在哭，我们控制住了自己去回应他的欲望，几分钟后，孩子就自己放松，重新入睡了。孩子们的自我放松的能力也让我们得到了好处，可以抓紧时间睡觉——有两个孩子意味着很多要做的事，我们需要收集所有的能量。

我们的烦恼之一就是因为两个双胞胎孩子睡在同一个房间，他们会互相吵醒对方。当他们7.5个月的时候，埃兹拉一直在吵卡莱布。我们向维斯布朗医生请教，他建议我们给每个孩子都做一个24小时的记录，坚持1个星期。我们照做，每半小时记录一次：孩子们是睡着，醒了在哭，或醒了很愉快。根据这些信息，

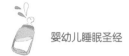

维斯布朗医生告诉我们，应该让孩子们在上午9点和下午1点小睡，而且，是取消他们白天的第三次小睡的时候了。这样可以让他们的睡眠状况得以健康发展。

总的来说，我们不得不修正早先的期望，以为还能有多少空余的时间，还能干多少事。根据时间表所示，还有多少时间孩子就该醒了，这就限制了我们的活动。任何人选择按照维斯布朗医生的步骤来安排孩子的睡眠，都会知道这是事实。而作为双胞胎的父母，这更是一种声明：由于看护孩子的任务倍增，更需要我们投入时间，就更没有时间干别的了。我们用了很多办法来适应这一切，在这几个月中我们的牺牲是非常值得的。当我们外出时，我们总是能听到人们的评论："哦，看，双胞胎！""他们真可爱。"（当然了，我能确认）除了这些，我们还经常能听到人们说孩子们表现得真好，不哭不闹。

养育多胞胎需要额外的事先筹划、交流、计划和艰巨的工作。对于父母来说，美美地睡上一觉是个美好的记忆，他们必须努力，释放出所有的能量来做所有照顾孩子必须做的事。因为有了这个经验，现在我知道，训练孩子好好睡觉是养育孩子的一个特别重要的环节，尤其是当你有不止一个孩子的时候。

下面这份记录同样来自一个双胞胎家庭，一开始，这对双胞胎的状况是过于劳累。

尼克和阿莱克斯

尼克和阿莱克斯是我们的同卵双胞胎儿子，他们提前6个星期降生了。最初的几个星期，他们一起睡在婴儿床上，睡得香甜而舒服。医生嘱咐我们要在夜间把他们叫醒喂奶，我们做得很开心。当他们的体重增加了的时候，也是好日子到头的时候，他们变得越来越警醒，我们高兴不起来了。也许是因为他们睡得太早，我和麦克根本没有机会让孩子们按任何时间表睡觉。我们想孩子们只要累了就会睡了。当尼克和阿莱克斯在醒来后2～3个小时后开始哭，我们把这归因于烦躁、发脾气。当他们在白天只有很短时间的几次小睡，我们想他们不是爱睡觉的孩子，很多孩子都是这样的。我们告诉朋友们，我们的孩子晚上每次只能睡1～2个小时，朋友们建议我们不让孩子在白天睡觉，这样，到了晚上他们就累了。这个办法没有起作用，我们把希望寄托在看过的研究材料上，专家说等孩子3个月大之后，一切都会好起来的。我们俩在晚上轮流值班——我从晚上8点睡到半夜1点半，然后去接替麦克，让他休息——我们咬紧牙关，等待着他们3个月大的那一天，到时候他们就会带着微笑和满足而好好睡觉了。

谁知，这一天不光从来没有到来，长大了点的尼克和阿莱克斯的睡眠状况反而更糟了。他们会蜷缩在我和麦克的身上睡上好几个小时，但在他们的婴儿床上却每次睡不上20分钟。当他们4个月大，去检查身体时，我向儿科医生咨询他们的睡眠问题，医生说对于婴儿来说，这样短暂而不规律的睡眠是正常的。我走出他的办公室时，我知道他错了。我看见了维斯布朗医生的书，我震惊于我在书上读到的。我对我的孩子们做了所有的错事——任由他们连续几个小时醒着；他们只要稍微出点声，我就冲进去把他们从床上抱起来；允许他们在折叠式婴儿车、摇篮和汽车后座上一整天地凑合着睡觉。会不会有这种可能，我的孩子们真的需要睡觉，而我没有给他们提供合适的环境？我感到特别内疚，我让可怜的孩子们受苦了！

我们立刻开始帮助尼克和阿莱克斯改进他们的睡眠习惯。从逻辑上看，应该给两个孩子安排同一个睡眠时间表。我们决定暂时把他们安排在不同的房间睡觉，对于我来说，这是个很难的决定。两个孩子从出生起就睡在一起，我对此有着强烈的感情。我觉得如果他们能够睡在一起，他们会感到更安全，更舒服。我想让他们继续那种在子宫里的田园诗般的共生状态。我强烈地希望还不到破坏他们睡在一起的状态的时候。

我们的孩子的睡眠状况太糟了，我们开始借鉴维斯布朗医生的意见，然后，我们发现，两个孩子是属于对外在刺激过分敏感的类型。最轻微的地板的嘎吱声也能把他们惊醒，然后他们会用最大的噪音来尖叫。可以想象，如果家里的小小响动就可以把任意一个孩子轻易地吵醒，那么就更别提他的兄弟的刺耳的尖叫了。同时有两个尖叫的孩子是一个非常大的压力。事实上，让两个这样的孩子重新入睡，几乎是不可能完成的任务。我们家没有很多房间，所以我们让尼克睡在我们的房间里，给他放了一张婴儿床，他睡得比他的兄弟稍微好一点。阿莱克斯则睡在他自己的房间里。

我和麦克继续我们的夜间轮班，我们按照维斯布朗医生的计划，开始改进孩子们的睡眠习惯。在许多个艰难的夜晚，当我"使得"孩子们哭闹的时候，我感觉很不好，会对自己的做法提出疑问。虽然我们立刻就看到了效果，但还是过了数个星期，孩子们才完全调整到新的睡眠模式。我相信他们要花上好几个月才能弥补他们最初的几个月缺失的睡眠。改变是缓慢的，而又有点匪夷所思。我们最可爱的宝宝们，曾经每天只能不规律地睡上八九个小时，现在竟然能够睡上16～18个小时。我经常想，我自己是否已经弄明白了，我的孩子们，起先看上去只需要很少的睡眠，实际上正好相反。

几个月过去了，我发现尼克和阿莱克斯像是走在睡觉的单行道上——他们需要比同龄的孩子多得多的睡眠。他们大约1岁的时候，一般都在下午4点半或5点左右开始入睡，一直要睡到次日早晨6点半左右。然后他们在8点半左右小睡1～2个小时，在中午再睡1～2个小时。在他们的1周岁生日之前，他们还有第三次小睡。认识到他们需要这么多的睡眠对我们来说就是个了悟——我们终于找到了打开他们的阳光的、好奇的、生机盎然的性格的钥匙。家里有这么两个爱睡觉的孩子也不是件轻松的事，时刻警惕着保护他们的睡眠就是件让人头疼的事。在他们2岁半以前，如果错过了一次小睡，就会使我们家陷入一片混乱——3~4个晚上，他们的睡眠是片段的，他们抗拒回到规律的小睡状态去，脾气也变坏，等等。在他们3岁以前，我用手指都能数出来他们少睡一觉的次数，或者是晚睡的次数。这种变化的代价太大，没什么东西值得付出这么大的代价。

当尼克和阿莱克斯30个月大的时候，麦克和我正在准备迎接我们的小儿子的出生。亲戚买了两张漂亮的"大孩子"的床给这对双胞胎。双胞胎已经好几次从他们的婴儿床上逃跑了，但是他们对我们的训斥还是反应积极的。他们能够在新床上安全地睡觉，但是不能听话地待在上面。现在回想起来，当时那么早给他们换床是个错误。睡觉时间成了马戏时间，两只猴子天天晚上在他们的屋子里又跑又跳的。经过2个月的小小的进步，有一天，到了睡觉时间，他们几乎是立即安静了。当时我真希望是一系列的贿赂、哄骗和斥责最终起了作用，但是我还是走了进去，去看个究竟。我发现尼克站在他的床上，把百叶窗的木条折成两半，小心地把木条从窗框里抽出来递给阿莱克斯。阿莱克斯静静地坐着，把折断的木条堆在他的床上。第二天我们就把他们的床给拆了，把他们的婴儿床又放了回去。

到了第三个孩子出生以后，我们又把他们的床装配起来了。刚开始几个晚上，情况不错，但是很快，形势又恶化了。即使是房间里漆黑一片，尼克和阿莱克斯也要在里面乱跑一气，把他们的衣柜清空，在他们的床上乱蹦，睡觉时间都过了1~2个小时才

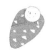

睡觉。几个星期后，他们把这些行为又带到了小睡的时候。我和麦克知道该是改变的时候了。这一次，我很容易地下决心把他们分开。而困难的是，把他们分开在哪儿呢？我们决定把阿莱克斯放到我们的床上去。晚上给他们讲完睡前故事，尼克待在他的房间，我们把阿莱克斯带到我们的床上让他睡觉。等到我们准备睡觉的时候，我们再把他抱回他自己的房间。尽管这种方法不是很理想，但却很成功。他们俩3岁的时候，大概在晚上7点～7点半入睡，早上7点左右醒来，下午1点～3点睡个午觉。阿莱克斯每天晚上很高兴能回到他自己的床上去，而这似乎并不影响他的整体的睡眠习惯。在经过了想让双胞胎待在一个房间的阶段之后，现在的我最想给他们提供自己的房间，如果我们的房子允许的话。在他们一生的这个阶段，我想，当他们在一起玩了一整天之后，让他们有几个小时属于自己的时间，是有利于他们的健康的。另外，分离也使得他们可以释放在对方面前表现的压力。

托马斯出生时，双胞胎32个月大。直到他的到来，我才意识到养育双胞胎的不易。不用在一个宝宝哭的时候惊慌失措，怕吵醒了另外的那个宝宝，我感到如此轻松。当然，我不得不承认托马斯让我们非常省心。他性情平和，可爱而快乐。从医院回家的1个星期，他几乎能把整个晚上都睡过去。最初的几个月，我们都知道他什么时候困了，因为这是他唯一哭的时候。现在他6个月大了，他依然耐心而平静。我小心地维持他的小睡时间表，晚上早早地让他上床。他快乐而满足地醒来，微笑着咿呀而语。他

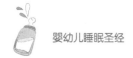
的可爱温和使我向往，如果我能够在尼克和阿莱克斯一出生时就按照维斯布朗医生的建议去做，不知道他们在托马斯这么大的时候是什么样！

有足够的证据表明遗传因素对睡眠模式的形成起到了显著的作用。同卵双胞胎比异卵双胞胎的睡眠模式更加相像。所以，如果我们试图让双胞胎的睡眠同步，在调教时间表上，我们其实没多少事可做。就像之前所述，妈妈在宝宝出生前的作息时间和她的睡眠、吃饭模式可能会明显地影响到她的宝宝。

对于双胞胎、三胞胎或者更多胞胎，最主要的原则就是尽早开始睡眠训练。

在孩子出生后就应该开始进行睡眠训练，或者在早产的孩子的预产期附近（很多双胞胎或多胞胎都早于预产期出生）。第一个原则是避免过于疲劳的状态。在你的宝宝们醒来后1～2个小时，试着让他们睡个小觉，用方法A。如果任由他们过度劳累，他们入睡的难度就大了。他们休息得越好，日后就越有适应性，而等他们大一点之后，你调整他们的睡眠时间表的成功率也越高。由于在最初的几个星期，孩子们的生物钟还没有完全形成，你无法人为地让他们的生物钟同步。

从预产期开始算，6个星期之后，你会注意到孩子越来越多的清醒时间和越来越大的脾气；在6个星期大的时候，这段清醒和发脾气的时间主要集中在晚上7点～10点。在这段孩子越来越焦躁的清醒时间，你要竭尽所能安抚你的孩子。记住，不能弄伤孩子，做任何能让孩子感到舒服的事情，比如抱他，给他吃奶，等等。

第二个原则是尝试控制孩子早上的醒来时间，其目的是部分地调整宝宝的睡眠/醒来的循环。这个过程开始得越早，孩子就休息得越好，我们成功的可能性就越大。

所以，在预产期后6周左右，当一个宝宝早上醒来时，你要向他宣布，白天开始了，夜晚的睡眠结束了。这个时间点通常在早上5点～8点。在这个时候，把别的宝宝叫醒。记住，我们所做的是针对几个星期大的孩子，调整他们的睡眠时间表，但是，这种控制醒来时间的方法也适用于大一点的多胞胎。如果你是有经验的父母，你会试图在孩子们还很小的时候就控制他们醒来的时间。如果你善于阅读孩子的暗示，又有同卵双生的双胞胎，那么你应该能够在他们很小的时候就调整好他们的时间表。

当孩子们都起来之后，下一步就是要让他们的清醒时间段保持在一个很短的范围。我们要让孩子们睡第一个小觉（一起睡，在同一个房间或婴儿床），仅仅在他们起床后1个小时。尽可能在这1个小时里完成给孩子换衣服、喂奶、抚慰等所有的事情。这就意味着你可能没有时间在这个短暂的1个小时里和孩子玩。如果这时候屋外阳光普照，那么就打开所有遮阳物，让孩子们沐浴在阳光里，因为明亮的早晨的阳光有助于设定睡眠/醒来的生物钟。

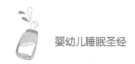

让我们停一下来做个快速的复习：尽早开始，避免过劳状态，采用方法A，控制醒来时间，非常短的清醒时间（只有1个小时），日光浴。

现在到了有难度的部分，特别是当你是个新手父母时。我们希望你的孩子们能够学会一点自我放松的技巧，即便是在这么小的年龄。最重要的一点是在几分钟的抚慰后，你要把孩子放下，让他们睡觉，不论他们是否已经入睡。你的孩子可能已经完全入睡，可能完全清醒着，也可能处于半睡半醒的状态。

当你走开的时候，如果双胞胎中有一个哭，或者两个都哭，不要理睬他们——但是要看看时间，因为你只能走开5～10分钟。这里会有两个方案：你的孩子们很厉害地哭了几分钟，然后又轻轻地哭了几分钟，然后睡着了；或者，你的孩子很厉害地哭了几分钟，但就是不睡。当然，两个孩子的表现可能是不一样的。你的目标是要保卫一个或两个宝宝的上午的这次小睡。

如果你的宝宝睡着了，但小睡的时间很短，不要奇怪，只有到了12～16个星期大的时候，孩子的小睡才会延长，这个年龄是从预产期算起的。小睡过后的2个小时内，争取让孩子们再来一次小睡，这是因为大多数的幼小婴儿在清醒时间超过2个小时以后就觉得不舒服了。

如果你的宝宝睡不着，那你就要想办法了。现在你有两个选择。一个是，你也许觉得经过几分钟的哭闹，你的孩子是能够入睡的，所以你重复安抚哄睡的程序。另一个是，宝宝的哭声太厉害，你恨不得赶紧把他抱出去，跟他一起玩，安慰他，然后在明天再重复这个程序。选择哪一个呢？请记住，你要给你的宝宝们学习如何自我放松以入睡的机会。在如何抚慰你的孩子以便让他们入睡的问题上，你要保持一贯性，而且要选择时机以避免他们过度疲劳。

如果你只有一个孩子，你可能会一直抱着他或看护着他直到他沉沉入睡，然后再把他放下让他自己单独睡，或者你也陪着他在你的床上或沙发上睡（方法B）。事实上，如果你有双胞胎或三胞胎，你不可能坚持方法B。所以，请坚持方法A。因为入睡的过程是可学习的，你的孩子们很快就会学会你所坚持的抚慰他们入睡的方法。

晚上较早时间上床是有好处的，因为这样可以使白天的小睡更规律，且时间更长。同样，安抚孩子睡觉的风格保持一致也是有帮助的。

对于4～15个月大的双胞胎或三胞胎，控制他们的早起时间，在他们醒来后，让他们晒晒太阳，然后，以一贯性的风格安抚孩子们小睡。现在你的目标是争取让他们在上午9点左右和下午1点左右小睡，而不让他们在其他时间随便睡觉。期待着你的孩子们在15～21个月大的时候，只需要在中午12点到下午2点睡一次小觉就够了。

下面是一个妈妈在她的双胞胎孩子11个月大的时候开始对她们进行睡眠训练的经历。

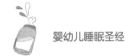

卡洛琳和劳拉

　　作为一个新手妈妈，当孩子们4个月大的时候，我非常不愿意让她们哭。虽然我的理智（一天比一天少，由于睡眠缺乏）相信如果孩子们学会了自我放松入睡，她们会睡得更好，我还是满怀焦虑，怕我做了什么错事……她们可能感到害怕，觉得被抛弃，或者需要我们最低限度的关心。我的丈夫坚信生活会好起来，强迫我待在我们的房间，让孩子们学会自我放松。她们只哭了大约15分钟，但是我感觉像是过了一辈子。

　　这个练习大概用了3～4天时间，她们哭得一天比一天少，当她们学会了自我放松睡觉以后，她们就很少在小睡的时候哭了。我不用每天再花上几个小时晃悠着她们睡觉了。真轻松啊。我们还发现，小睡越好，她们晚上的睡眠也越好。

　　现在我又有了6个月大的彼得，他在各方面带给我的都是快乐。有了两个"试验品"在先，我不必再一个一个地试验睡眠良方。我知道什么是有用的，什么不管用。当他14个星期大的时候，我就开始给他安排早上9点、下午1点的小睡和晚上6点上床的时间表。在14个星期时开始一个可预测的时间表要比等到11个月再来添乱好得多。当他4个月大的时候，我让他学着自我放松以入睡。他只在四种情况下哭，而且不超过10分钟。事实证明，在这么小的时候开始遵循时间表并且学习自我放松要容易得多。

计划让孩子们在相同的时间睡觉和醒来，一开始可能会失败。因为遗传因素影响着孩子们睡多久，睡几次，也会影响到他们如何自我放松以入睡。所以，在协调睡眠时间表时，同卵双胞胎的成功率要高于异卵双胞胎。但是，即使是同卵双胞胎也有他们自己的个性！也许你的孩子们就有这样的情况，双胞胎的一个睡眠很好（自我放松，睡眠时段长，睡眠模式规律），而另一个则正相反。

　　前面已提到过，开始的时候，把你的孩子们放在同一个房间，甚至是同一张婴儿床上。很多孩子乐于互相碰触，有时候会彼此抚摸来让对方入睡，甚至是把自己的手或者手指放到对方的嘴里。慢慢地，如果双胞胎或三胞胎的一个干扰了其他孩子的睡眠，那么你就不得不把这个"害群之马"和其他孩子分开。有时候说着容易做起来难，因为这要取决于你家的房间数量。这时就是你发挥你的创造力的时候了，你可以临时地把一个宝宝放在你们的房间去小睡。也许你家有一个大大的壁橱、一个阁楼或地下室，你可以将其改造成一个小睡的窝。临时性的分开可能是需要的，直到这个"害群之马"养成了规律性的睡眠习惯，这个时间通常在预产期之后的12～16个星期。还有，如果你的双胞胎的表现突然掉了个，你也不要惊讶。在出生后的几个月中，孩子的睡眠状况会有很多反复。所有的孩子在3～4个月的时候，白天的睡眠都会有所改善，所以要耐心。

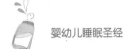

在一次双胞胎父母支持小组的讨论中，我跟爸爸妈妈们谈到了在双胞胎孩子小睡状况有差异时，如何协调他们的睡眠时间表的问题。有些父母说，他们会把睡得好的孩子叫醒，带到户外去玩，然后等到下次小睡时间到了的时候，再让两个孩子一起睡觉。这么做的风险是睡得好的孩子可能会因小睡的需求未满足而过度疲劳。有些父母让睡得好的孩子完成他的小睡，等到下次小睡时间，再让他们一起睡。这么做的风险是，睡得不好的孩子会疲劳过度，因为他醒的时间太长了。卡莱布和埃兹拉，两个如今睡眠非常好的孩子，他们的妈妈道出了真谛："你不得不采取折中的办法。"有时候让睡得好的孩子在被唤醒之前稍微多睡一会儿，就是在获得规律睡眠的过程中所付出的所有代价。

这里存在冲突：你既要避免孩子过度疲劳的状态，又要让他们的睡眠时间同步。睡眠日志是取得一个好的折中办法的好帮手。

每一个双胞胎或三胞胎家庭都有各自不同的优势、资源和压力；请在睡眠问题发展以前，和其他家庭或者你的儿科医生仔细探讨你的具体情况。

四、如何预防和处理搬家引起的睡眠问题

唯一比搬家更糟的事情是带着孩子搬家。你在打包，他们在拆包。你收拾了，他们又给你弄得乱七八糟。下面是一段搬家干

扰了孩子的日常睡眠规律的记录。

"尼古拉斯知道这是真正黏住我的时候"

在我们搬家前，尼古拉斯已经养成了有规律的睡眠习惯，但是搬家准备开始后——我和比尔在搬家前2个月左右开始打包收拾；尼古拉斯对此的反应是改变他的睡眠习惯。但是我们没有太担心，因为我们想只要搬完了家，安顿好了，还可以再变回来。我们想错了。我们在他大约8个月大的时候搬的家。而到了他9个月大的时候，我不得不再找维斯布朗医生谈尼古拉斯夜间经常醒来的事。

那个周末，我的丈夫和我的父亲正忙于鳟鱼节的开幕，而尼古拉斯知道这是真正黏住我的时候。

尼古拉斯已经感冒了好几个星期。星期四晚上他从7点哭到11点。我几次进他的房间试图安抚他。我知道我应该做的其实是转身走开，小声说话，让他自己解决问题，但是我想感冒也许有关系。维斯布朗医生说感冒确实有关系——简单平实。尼古拉斯需要更多的睡眠使感冒好起来，而同样重要的是尼古拉斯必须重新学会睡眠的程序。维斯布朗医生让我保证再也不进入孩子的房间，直到早上5~7点，并告诉我："抱抱他，亲吻他，然后关上门。"第一天晚上，哭声持续了1.5个小时；但是到了星期六，尼古拉斯只哭了5分钟。现在他会玩上几分钟，然后在我还没觉察

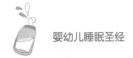

的时候就睡着了，然后我们就在12个小时后拥有一个安静快乐的宝宝。

在准备搬家或刚搬完家的时候，你的主要目标是尽可能地保持孩子的睡眠习惯的规律性和延续性。在孩子应该睡觉的时间，不要带着他去逛家居商店或者园艺店。如果你的孩子还小（1岁以下），要马上重新建立搬家前行之有效的上床时间表和睡眠模式。态度一定要坚决，可以允许1~2天的调整以适应新的环境，但不要理睬任何抗议的哭声，即使是因为搬家造成了不规律。如果你的孩子比较大了，好几岁了，那就要慢慢来了。对新事物的恐惧和好奇，对日后变化的不确定都可能引起诸如拒绝小睡、晚上难以入睡、夜间醒来等问题。要温和而坚定。对孩子进行抚慰，增加晚上额外的安抚时间，开开夜灯，把门打开，这些都有镇定和放松的作用。要在一定程度上对这种额外的抚慰有所控制，不至于让孩子认为这是无止境的。可以考虑用一个计时器来控制你准备跟孩子度过的额外的时间。计时器也有助于让孩子认识到爸爸妈妈会在一定的时间之后离开。把计时器放在枕头或靠垫下面，减弱闹铃的响声。

由于搬家而产生焦虑或恐惧，对于孩子来说是自然的、正常的，不需要过度担心。几天后，逐渐地减少计时器设定的时间，鼓励孩子回归以前健康的睡眠习惯。大多数情况下，采取这些行动通常用不了几天时间。

五、假期和跨时区时的睡眠方案

和孩子一起度假就像是半个节日。毕竟，你要花上很多时间在阳光沙滩的棕榈叶中间照料你的孩子。我曾经好几个小时在那儿堆沙堡，一边还要关注着不会游泳的孩子在小小的海浪中蹦跳。这么高度地集中注意力不是件轻松的事。

尽情地跟孩子一起玩，把时间表扔到脑后，尽可能地得到快乐，别担心孩子是否会太累。不规律和顺其自然也是快乐假期的一部分。

当你们跨越了时区，可能会有时差的不适感。天黑了，你觉得该睡觉了，但是生物钟还有给孩子们喂食的习惯还是会给你捣乱的。孩子似乎比成人对光更加敏感，特别是早上的阳光，所以，要利用这点来战胜时差。在你们到达目的地的第二天，或者是在一个很长时间的旅行的第二天——不论是在度假的地方，还是假期结束回到了家——把孩子在惯常的时间唤醒。

方案1：你们早上很早就从家出发，因为要考虑假日的交通因素和在机场安检需要的额外时间。你们到达目的地的时候已经是晚上很晚了。取行李，租车，开车到酒店，等到入住时，每个人都筋疲力尽了。漫长的一天啊！所以每个人在第二天早上都起得很晚。如果你的孩子习惯小睡，那么早上晚起就会导致他的

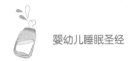

小睡也往后拖。因此，在你的孩子小睡了1～2个小时后，把他叫醒，这是为了保证他合理的较早的晚上上床时间。其后一天，或者在孩子惯常的起床时间把他叫醒，让他恢复他的睡眠时间表，或者重复前一天的缩减小睡时间的程序，以此逐渐地让他的上床时间恢复正常。如果你的孩子已经不再小睡了，那么在旅行后的几天，你要或多或少地早点把他叫醒，直到你们都恢复了正常的起床时间。

方案2：你到达目的地安顿下来是在中午或傍晚。第二天，在正常时间把孩子叫醒。就是说，如果你们平时是7点起床，那么，就在当地时间7点叫醒他，而不要管时差到底是多少。让他晒晒当地早晨的太阳。继续你们日常的时间表，就像没有出去旅行一样。按当地时间作息。自然地，旅行肯定会使生活有些不规律，不管你如何努力，当你们回到家，你的孩子很可能会过度疲劳。

一旦回到家，就又是回到了训练营地——回到基本的、规律的日常生活中了。重复上述的策略。在几天之内，如果你能够坚决，坚持，有规律，那么你的孩子很快就会知道假期已经结束了。如果你的孩子在假期前休息得很好，只要一天的疯狂哭喊就够了。那种渐进式的让孩子回到以前的睡眠程序的努力经常会失败，因为孩子抗拒睡眠只为享受你的陪伴。

你需要像克莱尔的父母那样事先好好计划，以避免陷入"再

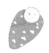

进入"的难题。

克莱尔的第一次度假

新婚之时，我们在假期曾经无忧无虑地游览过夏威夷、加拿大的落基山脉、英格兰、欧洲和新西兰，而且没有预定的行程。而这一次，作为新科父母，我和我的丈夫汤姆，怀着惴惴不安的心情带着我们8个月大的女儿，踏上了假期的旅程。我们选择了适合家庭的沙滩旅游胜地（仅仅隔了一个时区），而且此地就在一个我们从来没去过的古老的大城市的旁边，很方便。由于带着一个8个月大的孩子，我们可能会在那儿多待些日子，我们决定住宿标准为中上，尽量住得舒服点。我们选择了一套带两间卧室、两个卫生间的公寓，还有一个很大的客厅和餐厅。这样就可以让我们的活动不影响克莱尔的睡眠。

我们每天的日程当然不会像我们新婚时那么繁忙，但是我们尽量更多地放松，更多地得到乐趣。我们想保持克莱尔的每天两次小睡的时间表和相应的晚上上床时间，但是我们也想灵活处理。对于我们来说，典型的一天应该是在公寓里早餐，然后散步到海滩，寻找贝壳和海胆。由于那儿的沙滩比较坚实，我们可以推着克莱尔的婴儿车到海边，相对于把她放在背袋里，我们可以走得更远了。大约在上午的中间时段，我们回到公寓让克莱尔小睡。在她睡觉的时候，我们俩可以一个人在阳台上小憩，另一人

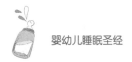
去游泳、购物、骑车等。

然后吃午饭——在公寓旁边的公园里野餐，或是在快餐店。克莱尔会马上在她的汽车座上开始她的午睡，这个习惯在我们回家后就消失了。她会睡大约1个小时，这个时间够我们开车到很多不同的目的地了。

很多次，我们冒险带着克莱尔出去吃晚饭。我们选择了比较适合家庭用餐的几家餐馆，去得早点（在用餐高峰之前但是又接近餐馆的晚餐时段）。晚饭后再到海滩上散一会儿步，根据克莱尔的上床时间，我们把她放进租来的婴儿床里，让她在她的房间里单独睡觉。然后我们俩就有时间来享受一下红酒，看看书，聊聊天，或者计划一下明天的活动。

是的，这是一种很不一样的度假风格！但是新的风格同样吸引人，只要提前做些准备（预定婴儿床租赁，把克莱尔的小推车、背袋和她最喜欢的玩具打好包），我们完全可以享受我们一家人的第一次假期。

六、经常生病的孩子的睡眠问题

夜间经常醒来通常会导致经常生病。首先，让我们对发生了什么有一个清楚的认识。录像显示，健康的孩子一晚上也醒来很多次，但是他们不需要任何帮助就能重新入睡。发烧会改变睡眠模式，造成浅睡或经常醒来。所以，像中耳炎这样伴随着发烧的痛苦的病症，引起夜间醒来次数的增加也就不奇怪了。这种频繁的、长时间的清醒经常需要你的介入来抚慰孩子，使其放松，重新入睡。你的孩子现在也许开始把你的拥抱、亲吻跟重新入睡联系起来了。这样一来，可能会改变孩子的行为，而这种改变会在病痛过去后依然长时间存在。现在我们对夜间醒来有了新的认识了。

实际上，夜间醒来不是问题。就像我们看到的，自发醒来是正常的，发烧而引起醒来次数的增加也是正常的。父母在夜间陪着生病的孩子是很自然的。真正的问题是，一旦孩子病好了，他要在无帮助的情况下学会自己重新入睡，这是比较困难的。

我们怎样才能重新教会孩子在夜间醒来后自己重新入睡？记住，父母是孩子最好的老师，我们要教给孩子健康的习惯，即便孩子一开始不愿配合或者不珍惜我们的努力。下面有三个选择。

选择1：由于孩子经常生病，当他需要你的时候，你不能让他失望，你要积极地响应他。你认为等孩子慢慢长大，自然而然地就改变了这样的习惯。这个选择的问题在于，孩子夜间醒来的次数会变得更频繁，因为他想要你的夜间陪伴。毕竟，没谁愿意一个人孤独地睡在一个无聊、黑暗、静静的房间里。最终，几个月或几年后，孩子可以独自过夜了，而父母也可以从总是关注着孩子的哭声中解脱了。然而，你已经付出了代价。遵循这个选择的父母经常会缺乏睡眠，感觉疲劳，偶尔对孩子有怨言，因为他没有珍惜父母的无私付出。另外，睡眠片段化和睡眠缺乏经常导

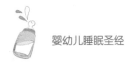

致孩子易怒、惊醒、焦虑和多动，这是因为孩子总是在与疲劳和瞌睡斗争。

选择2：你只在孩子病了的时候才在晚上陪着他，平时则让他一个人睡觉。这种策略经常失败，因为你可能不能肯定他的病是严重的，还是仅仅一点小小的不舒服。在晚上7点，你可能觉得你的孩子仅仅有一点普通的感冒，你决定不理他的哭闹；但是到了夜里2点，你开始担心有没有中耳炎的可能性。还不理他是不是合理呢？间断性的行为开始了：你有时候去看看他，有时候又狠心不去。这种行为其实是在教孩子要哭得更大声、更长久，因为他知道只有这样才能把父母招来，而小声的、短暂的哭闹引不起爸爸妈妈的注意。

选择3：跟儿科医生保持密切联系，经常拜访一下医生或打个电话，搞清楚普通感冒和严重疾病的区别。总的来说，孩子白天玩得高兴，肯跟人交流，活泼，胃口好，这些都是很好的信号；普通感冒不会对他有太多的影响。在你的特意的计划下，你的孩子在夜间越来越多地独自睡觉，学会不依靠你的帮助重新入睡。当孩子得了严重的疾病，发高烧，面部表情很痛苦时，你要尽可能让他舒服，不管白天还是晚上。但是，当疾病的严重阶段过去后，应当减少夜间对他的关注。记住，大多数普通感冒对大多数孩子的睡眠没有太大的影响。在儿科医生的帮助下，你可以学会区分普通感冒时的"习惯性哭闹"和病情严重时的痛苦的哭闹。

研究表明，睡眠缺乏本身就能够损伤我们的免疫系统，而免疫系统是孩子们避免炎症的防火墙。所以，生病与睡眠差之间形成一种恶性循环：疾病妨碍睡眠，睡得不好使我们更容易得病。

七、妈妈去工作，请找个会照顾孩子睡眠的保姆

有些成人对孩子的需要非常敏感，非常重视规律，坚持关心孩子的活动。但是有些人不是。重要的是监护人的质量，而不在于监护人是否是孩子的生物学父母。

睡眠小贴士

把孩子睡觉的规律写下来，这样可以让保姆或临时看护孩子的人知道怎么样能让你的孩子睡得最好。

不要想当然地以为妈妈外出工作就会影响孩子的睡眠习惯。保留数据：当把他托付给别人照看时，让保姆注意孩子小睡的时间表，并且让保姆记录孩子的睡眠日志，以便你能够确切了解孩子的情况；傍晚时注意孩子有没有疲劳的迹象，有则往往意味着小睡不足。

有的保姆喜欢一直抱着孩子。但是你可能希望在一定程序的抚慰后，把孩子放下来睡觉，不论他是否睡着。如果保姆拒绝这

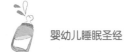

么做，那么孩子不可能学会自我放松而入睡。因此，如果要找保姆，一定找高素质的保姆。

睡眠小贴士

为了让你的孩子在环境变化时（比如度假、搬家，或者带他去上班）睡得更好，尽可能营造在家睡觉时的环境和氛围：同样的软垫、同样的音乐盒、同样的毯子或毛绒玩具，只在睡觉时喷的香水。

孩子会学着把这些感知与睡觉联系起来，而这也有助于减少对于新环境的好奇而带来的破坏睡眠的影响。但是，如果没有父母规律的、一贯的关怀，这些东西都起不了什么作用。

不要因为你内疚于离开了孩子一整天而让孩子太晚睡觉，不要把孩子夜间醒来的时间当作你与孩子的甜蜜时间，不要在周末安排太多的活动而导致孩子无法小睡，不要让家务和不重要的社交活动剥夺你和孩子的玩耍时间。最普遍的错误是在孩子累了的时候还不让他睡觉，你的孩子需要睡眠就像他需要吃饭一样。不要像你节食一样节制孩子的睡眠。

八、家庭办公

在家办公的父母在白天跟他们的孩子更亲近，跟有些父母把孩子带去上班类似。这种情形的主要问题在于，有些父母试图把孩子的睡眠按照他们的工作时间来安排。起初，孩子刚刚出生，自然睡得很多，父母有时候会幻想这样的安排会很容易。如果你的孩子是个性格温和的人，这也许是事实。不幸的是，孩子不断波动的睡眠节奏无法被禁锢在一个工作的时间表上。也可能有例外，那就是父母双方在一起工作，总有一人能够关注孩子。

让我们假设你在家办公，并且雇用了一个人帮你照顾孩子。请不要光顾着工作，关注一下你的孩子，而且按照时间表来给孩子哺乳。你的孩子能够闻到你气味，他知道你在这儿。当他饿了，要吃奶的时候，即使他可能看不见你，他也能感觉到你的存在，希望你给他喂奶——现在，不是过一会儿。如果你用配方奶代替母乳，那么别人可以多帮助你一些。在你的需求、孩子的需要和帮助你看护孩子的人的期望之间要做许多的妥协和折中。

早早地开始尊重你孩子的睡眠需求可以使事情变得容易，要尽量避免孩子处于过度劳累的状态，最好从你出院回家就开始。早早开始的理由是，一个休息得很好的孩子更能适应时间表的改变，因为你可能要开始工作，要跟婴儿看护者协调。还有，如果你是母乳喂养，在孩子大约2周大的时候，每天用奶瓶给孩子喂一次母乳或配方奶。不一定非要在每天的同一时间。这样做，你的孩子能够接受奶瓶。如果你给孩子用奶瓶的时间晚了，孩子有可能只接受你的乳头，你就失去了灵活性。每天一瓶母乳或配方奶不会使孩子困惑，也不会导致断奶。

下面是一个妈妈如何早早地给孩子用奶瓶，并帮助孩子建立

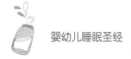

了非常有用的时间表的经历。

"妈妈在家工作"

从某些方面来说，在家工作比我想象的要更具挑战性。最艰难的莫过于听见孩子的哭声，意识到保姆不能够像我一样迅速地让孩子安静下来。要冲过去的冲动是那么强烈，很多次我必须强迫自己待在办公桌前，听任保姆找到自己的方法来抚慰孩子。从理智上我知道保姆需要与孩子密切接触，但是要战胜母亲的本能实在不是件容易的事。

我还发现一个2岁大的孩子发出的噪声可以轻易地越过两段楼梯，穿过两扇关着的门。我的大孩子，卡洛琳，以这种方式成为我与客户或合作者的电话中的不速之客。很快，我学会了把重要的电话放到孩子小睡的时候打，或者在忙碌的时候到办公室去，躲开孩子的干扰。

做父母不容易，做不得不外出工作的父母更不容易。选择在家办公并不适合每一个人，但是只要乐意妥协，有灵活的态度和计划，很多爸爸妈妈发现得到的要比付出的多得多。

即使孩子长大到不需要小睡了，家庭办公也是一种选择。查理的妈妈描述了一个在家工作的母亲的生活状况。

家庭办公给了我更多的自由

我曾经有5年时间在家办公，是从我儿子查理出生开始的。在查理进入我们的生活之前，我在一个公共关系机构工作，正处于升职快速期，我也非常喜欢这个工作。但是当我的产假结束后，我没有了回到紧张繁忙的办公室去的欲望。因为如果回去，还能有多少时间和精力留给我的儿子？没什么奇怪的，我的工作机构对我的观点没有太多的同情。然而，我很幸运，我最大的客户建议我可以在家替他们工作，他们愿意接受一个非全日的安排。我清楚地知道我有多幸运；事实上，我得到了这个世界上两样最好的东西。

作为一个老资格的在家办公者，我认为在家办公好处多多。举个例子，在家工作允许我照看我儿子13个月之久。在家工作能更加方便地给孩子培养一个好的睡眠习惯。首先，你有更多的机会来观察你的宝宝需要睡觉时的情况，特别是在孩子1岁前的这一年。当他累了的时候，你能够收集信号——可以是细微的——你可以在他过度疲劳之前让他睡觉。我曾经很吃惊，这个小人到底需要多少睡眠：醒上2个小时，然后他又睡了。在他9个月之前，他一天要有三次小睡。

我很同情那些晚上6点以后才能下班回家的父母，很自然地，他们想和孩子们多玩一会儿，早早上床就显得困难了。但是

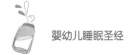

如果你已经到家，你可以让孩子在一个合理的时间吃晚饭，然后在他已经做好了睡觉的准备时，就哄他上床，而不是在一个适合你自己的时间。当我儿子在从一天两次小睡过渡到一次小睡的时期，他最晚在晚上6点半就要睡觉。我让查理早点吃饭，而不是我们在一起匆匆吞点东西。当我丈夫回到家，他会给孩子洗澡。我们夫妻俩会在孩子睡觉后再安安静静地吃饭。这只是一个暂时的阶段，几个月后，我们一家人又可以在一起吃晚饭了，我觉得这是非常重要的。

当我在家办公的时候，我有一个保姆每周来2～3天，其他时间就只有我自己了。我曾经非常享受孩子小睡的时间，因为我能够在这段时间做很多事。当查理每天两次小睡的时候，我在上午和下午各有一次1～2个小时连续的工作时间。我的一个朋友警告我说，这种"每天两小觉职员"是当不长的。当然了，肯定长不了。但是我还发现了另外一个居家办公的好处，就是你可以变得更有效率。不用开会，不会有同事的打搅，不会有在休息室的闲聊。只要我在"办公室"，我就在工作。

我习惯于晚上工作，在查理睡觉以后。他在7点半睡觉，可以给我留下几乎一晚上的时间。这是早睡觉的另一个好处。有时候我不得不工作到很晚，第二天会很累，但是我愿意付出这个代价。

居家办公并不是十全十美的。你没有了办公室的人际交流，所以不得不努力与同事保持联系。另外一个问题是有时候会发生意料不到的事情，而如果保姆不在，我就会手忙脚乱了。不过，在家办公最大的好处是灵活。我曾经想过当查理大一点后我回去工作，但是现在我不敢确定了。我喜欢参与到他的学校活动中，我喜欢在他回家时我已经在等着他。居家办公代表了自由，我无法想象我会拿它交换什么，即使是固定的薪水。

有些父母试图在他们工作的场所搞一个迷你保育室，可以让孩子睡觉。但是，在你的孩子需要你的关注的同时，你如何才能接电话，如何才能跟客户谈生意？也许有几个月的时间，你的孩子可能会适应这些，但是，当他变得更加需要交际，更加警觉，更加需要你的关注时，一切就会变得越来越困难了。这再次说明，父母在一起工作的情况是例外，因为这样总是可以有一个人照看孩子。

九、双职工家庭如何安排孩子睡眠

如果父母双方都离家工作，主要的问题可能是孩子会太晚上床睡觉。这种情况有时候是因为在把孩子从日托机构接回家的时候，已经过了孩子该睡觉的时间。有时候情况更复杂，因为日托机构的能力和环境不足以保证孩子白天的高质量睡眠。还有就是父母回家晚了，想跟孩子多玩一会儿，自然地，吃饭、洗澡和上床时间就都往后拖了。如果孩子上床时间过了生理上的睡眠时间，那么他就会慢慢地疲劳过度。如果孩子还很小，他的小睡时

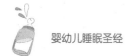

间可能会很长，以此来部分地弥补太晚睡觉的损失。等他慢慢地大起来，不再小睡了，那么，与太晚睡觉相关的一系列问题就开始越发明显了。相关研究已经清楚地表明，即使孩子睡眠不足的量是固定的，孩子的易怒、脾气不好等情况却不是稳定不变，而是进一步严重的。一切都在变得更糟，而这个过程也许发展得比较缓慢。最终，针对上床时间的战斗发生了，夜间醒来的情况出现了。许多父母以为是其他的原因，例如牙痛、分离焦虑、妈妈上班带来的不安、"可怕的2岁"、噩梦、搬家或弟弟妹妹带来的压力。父母经常不知道孩子逐渐地疲劳过度了，因为在好几个月前，睡觉时间就开始晚了。

持续的睡眠不足会导致功能性损伤。

问：我的孩子晚上几点应该上床睡觉？

答：在他过度疲劳之前。

如果你认为你的孩子在傍晚前后可能就过度疲劳了，试着把上床时间提前20分钟。如果他在这个时间入睡并不困难，那么就表明以前的睡觉时间太晚了。几天后，如果他看上去还是有点疲劳过度的样子，那就再提前20分钟睡觉。请记住，你的孩子睡眠的实际表现要比专家为"多数孩子"推荐的平均睡眠时间值重要得多。

父母普遍担心的一件事是：如果让孩子早睡，会使得他的新的一天开始得太早，而且会不喜欢你，因为你跟他在一起的时间少了。这不是事实！好睡眠是良性循环，孩子休息得好，入睡就容易，睡得会更好。他不会因为提前上床睡觉了就起得越来越早。你要注意避免上床的战斗和夜间醒来。一个普遍现象是，由于晚上睡得太晚，孩子在上午会睡一个时间太长的小觉，从而导致他在下午四五点的时候已经极度疲劳。临时性地让他及早开始晚上的睡眠可以缩短他第二天早上的小睡，这样他就能在中午12点到下午2点之间睡个午觉，从而晚上就不必那么早上床了。

睡眠小贴士

睡眠促进睡眠。晚上早点上床睡觉可以让孩子在早上多睡会儿，这不符合逻辑，但这是生理规律。

问：白天我太想我的宝宝了，为什么我不能在晚上多陪她一会儿？我能疼她的时间只有晚上。她不想我吗？

答：如果她已经过度疲劳，你和她玩耍不会有太多乐趣。她不会享受跟你的互动，因为你们俩都会变得越来越累。她的睡眠问题最终会产生一个劳累的家庭。晚上跟她少玩一会儿，换来的是她的勃勃生机，更聪明，更可爱，你们会在早上和周末彼此享受到更多的陪伴。

有时候父母必须面对现实，让保姆或父母回家早的一方给孩子洗澡换衣服准备睡觉。当晚回来的父母到家时，孩子已经比较放松可以睡觉了。如果非要按我们忙碌的生活方式，按我们的工作时间表来安排孩子的睡眠是很困难的。如果正处于这种情况，那么，首先请保证孩子的睡眠需要。你不会因为你不方便喂孩子吃奶而在他饿了的时候不给他吃。你会预测孩子什么时候会饿，以便及时给他喂奶，以免让他饿过头。同样，不要拖延孩子的睡眠，要预测孩子什么时候会累，及时让他睡觉，以免让他过度疲劳。

有时候会发生这样的情况：整个一周，保姆或托儿机构很好地维护和保持了孩子的小睡，但是到了周末，一切都变了样。双职工家庭想要在周末跟孩子大玩特玩，好弥补一周来很少跟孩子在一起的缺憾。遗憾的是，父母这样做就是没有尊重孩子的小睡的需求，因为有那么多的事要做啊。如此一来，这些孩子会因为太累而经常表现出痛苦。每一个儿科医生都曾经在星期天晚上或星期一早上接到过这样的电话，父母经常以为孩子得了中耳炎。严重的睡眠惯性会导致孩子从小睡中惊醒（这个小睡可能格外长），然后就像正在遭受极大的痛苦一样尖叫。另外，当孩子严重疲劳时，夜惊也是非常普遍的现象。在忙碌的周末，不要在奔忙中哺育你的孩子，要找一个安静的时间。对于小睡也是如此，不要在奔波中糊弄一下了事。

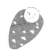

十、领养的孩子的睡眠问题

婴儿的睡眠模式受到遗传和生物因素的影响巨大，但是当孩子们大一点后，他们的睡眠模式开始更多地反映他们的家庭环境和文化环境。孩子的生物性的睡眠需要可能适合他们所处的环境，也可能不适合。下面的故事讲述了有经验的父母如何帮助他们的新孩子学会睡得更好，即使她睡得不好已经长达9个月之久。

1周让卡瑞娜学会自我入睡

我们自从有了儿子，就开始遵循维斯布朗医生的方法，让查理养成了非常好的睡眠习惯。当他上了幼儿园后，他就不再小睡了，但我们仍按照维斯布朗医生的方法，晚上7点半就让他睡觉，他非常快乐。查理在婴幼儿的时候，非常享受一贯的小睡时间和较早的上床时间。如果改变这个睡眠模式，他就会不那么省心了。对于即将成为我们的养女的卡瑞娜，我心想，按照"维斯布朗方法"来调理她的睡眠应该是没有问题的。她还不知道呢。事后证明，我们也有很多东西并不知道。

重大的时刻终于来到了，我们看见了卡瑞娜（但我没有立刻"坠入情网"）。当时，她9.5个月大——已经开始认生了，这个生人就是我和比尔。她显然更喜欢她的寄养家庭，这点我和比尔

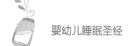

理解也预料到了。他们比约定的时间晚了1.5个小时才到旅馆，我天真地问他们是不是因为她在小睡所以晚了。嘿，这个根本不是原因，事实上，那天她一次小睡也没有。

那天晚上我们到家已经晚了，卡瑞娜头一次睡在了婴儿床上。她哭了一小会儿，睡得还不错，也许是因为她已经筋疲力尽了。第二天我们给维斯布朗医生打电话，他马上安排卡瑞娜在儿童医院进行一系列检查。对于国际收养来说，验血和大便是常规检查，我们比较担心她有寄生虫。好消息来了，她非常健康，化验室也没有发现任何寄生虫的痕迹。

第二天我们到维斯布朗医生的办公室去拜访他。他告诉我们如何让卡瑞娜规律地生活。他告诉我们让卡瑞娜在早上9点睡个小觉。理想的话，她会睡1.5个小时。如果她哭，1个小时后把她抱起来。午饭后，再来一次。1点开始睡，顺利的话，她会睡到2点半。如果不行，别让她哭超过1小时。晚上的睡觉时间应该在6点～7点。

听起来很简单，做起来就不是那回事了。卡瑞娜不喜欢她的婴儿床，不喜欢她的房间；她就是不喜欢一个人待着。她用叫喊让我们明白了这些。我们只好让她一直醒着直到晚上睡觉。我从查理那儿得到的经验是，打个小盹只会彻底破坏睡眠日程。

然而，一旦卡瑞娜上了床，谁也不敢保证她会一直熟睡着。我和比尔很累，很紧张，我们总是问对方是否应该有一个人去陪着她。但是我们认为这没有好处，另外，维斯布朗医生说过要让她单独睡觉。终于，她在凌晨2点45分停止了哭闹。

第二天晚上就好多了，再接下来就更好了。总之，不管你信不信，仅仅用了1个星期左右，她就有了一个合理的时间表，虽然还不是非常完美。有时候她早上睡得很好，但是下午就不好。有时候她会在半夜醒来。但是随着时间的推移，她的睡眠节奏变得固定了，可预测了。

有一个阶段，她总是在半夜醒来。在这之前我们以为所有的问题都解决了。我相信她是在怀念她的养父，她在为她丢在危地马拉的一切伤心。我对此顿觉不安，走进她的房间跟她依偎在一起。但是一点作用都没有。事实上，有一天晚上，我这么抚慰她之后，她哭了两个多小时。我放弃了睡觉，下楼从星期日的报纸上剪折扣券。

我把我的"伤心"理论说给维斯布朗医生听，他礼貌地否定了。他说，当孩子半夜醒来时，他们是处于半梦半醒的状态。他们不可能伤心或做任何事。明显地，如果一个孩子得了中耳炎，他会痛苦，但是现在不是这样的情况。他建议我让她提前15分钟上床。因为即使我们已经非常努力，卡瑞娜可能还是过度劳累了。现在没人再会说为人父母是件容易的事了。

现在，卡瑞娜已经跟我们在一起4个月了。她上午和下午的小睡都很好，晚上睡大约12个小时。她非常高兴进入她的婴儿床，蜷缩在她的特别角落。偶尔她还会在半夜醒来，但是我们知道要让她单独待着。我们还学会了辨别她在努力重新入睡时发出

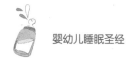

的声音，这跟她因为疼痛或饥饿时发出的哭声很不一样。

健康的睡眠习惯产生快乐的孩子？当然了。卡瑞娜就是个快乐宝宝。随着我们彼此更好地了解，她也变得更加可亲可爱。她非常喜欢查理，而查理作为一个大哥哥非常自豪。至于我，我坠入了情网。尽管我有过担忧，但很快就都烟消云散了。

十一、莫让孩子因疲劳而受伤

任何年龄的孩子都会受伤。有些伤害能够——或者应该——避免，但是有些不能。可以避免的伤害包括把一个4个月大的婴儿独自放在可调板上，孩子摔了下来；药品随处乱放，孩子可以够到而引起中毒；或者是由于电源插座没有盖上而引起的触电。不可避免的伤害事实上就是意外事故——比如地震或雷击。

真相是，很多儿童时期的事故其实都是可以避免的，其发生都是因为父母的疏忽或缺乏预见性——我知道对于很多父母，这听上去有些残酷——这些伤害可能就是日常生活导致了疲劳的孩子和疲劳的家庭而产生的后果。

但是有没有容易闯祸的孩子呢？为了探明孩子的性格是否对他经常受伤有影响，各种各样的研究对受伤的孩子们进行了调查。（在一个孩子受过几次伤后，一个"光圈效应"出现了，成人更倾向于认可孩子的性格——笨拙、缺乏自控等——以此"解释"为什么他会出这么多的事故。）

有一项针对200名4~8个月大孩子的研究。其中有些孩子很"难弄"。这些孩子被归为"困难"组，因为他们作息不规律，适应性差，畏畏缩缩，情绪低落。其后两年，"困难"组孩子比其他组孩子更易受到需要缝合伤口的创伤。这项研究显示，在一生中的最初2年，有大约1/3的"困难"孩子会受到严重至需要缝合的创伤，而只有5%的"不困难"的孩子受到相同的伤害。

还请记住我的数据：4~8个月大时，"困难"组孩子比"不困难"的孩子要少睡大约3个小时；而到了3岁，睡眠时间的差别为1.5个小时。3岁的时候，睡眠越少，孩子越是表现出好动、兴奋、冲动、注意力不集中、易慌乱——对于容易闯祸的孩子的典型描述。不奇怪，这些疲劳的孩子更为频繁地摔倒、受伤。

不论是"困难"孩子还是其他孩子，很明显，长期的疲劳导致更多的受伤。多睡是补救的办法。

另外一项支持"疲劳—受伤"因果关系的研究调查了超过7000名1~2岁的孩子。研究者对那些夜间经常醒来的孩子和一觉睡到天亮的孩子进行比较。在夜间经常醒来的孩子中，40%的孩子有过需要医治的伤害，而睡得好的孩子的比例只有17%。夜间醒来的孩子的父母报告说，当他们听到孩子的哭声，他们马上就过去想让孩子不再哭。这些孩子的妈妈感觉更易怒和"不受控制"。家庭紧张的一个信号是这些妈妈感觉无法向丈夫吐露心声，婚姻困境与睡眠不足之间的联系可见于许多研究报告。

那些不在乎孩子的睡眠模式是否符合孩子的睡眠需要的父

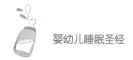
母，也许在孩子玩耍时没有给予足够的关注以保护他们免受伤害。信息已经很明确了：如果你的孩子经常受伤，并不一定是因为他粗心或笨拙——可能只是因为他太累了。

我见过很多孩子由于太累从很低的高度摔下来或从仅仅一两级台阶那儿摔下来。但是由于他们撞到了头部，后来他们表现得摇摇晃晃或者困倦。父母担心他们的头部受了伤或者得了脑震荡。这些父母不知道，他们的孩子需要的是更多的睡眠，而不是CT扫描。

从双层床上摔下来会比较严重，但也是可以预防的。把上层床用护栏围起来，不用的时候把梯子搬走。

十二、小心过度喂食造成孩子肥胖

对付孩子的哭闹不容易。应对他们的要求的一个办法是往他们的嘴里塞吃的，这样肯定能让他们安静下来。他们的这种脾气也许还有一些进化上的价值，可以保证他们在食物短缺的时候能够幸存下来。这种情况真实地发生在1974年东非大旱时的马赛人当中。但是在一项宾夕法尼亚州白人中产阶级的儿科实践研究中，研究人员发现，"困难"孩子更多的是肥胖的孩子。也许是哭闹和喂食之间的联系给日后的肥胖留下了隐患。

在我的儿科实践中，肥胖的孩子几乎都是过度疲劳的孩子。这是因为他们的妈妈把他们的哭闹错误地与饿联系起来，而不是疲劳。这些妈妈总是在给孩子喂吃的，然后告诉我他们的孩子不睡觉，因为他们总是饿！这里的要点是什么？给哭闹的孩子过度喂食使他们安静，导致了不健康的肥胖。

这种过度喂食的习惯可能最早开始于孩子3～4个月大的时候，也就是半夜的营养性喂食让位于安抚性喂食的时候。往后，奶瓶和乳房被当成了安抚奶嘴，不时地吃点喝点导致了体重的过度增长。请注意营养性喂食和非营养性喂食的区别。太多地喂孩子喝牛奶或果汁会使孩子不喜欢吃固体食物。毕竟这样也能摄取能量，等他们大一点，他们没有胃口驱使他们去吃固体食物。对于5～7岁的孩子，我们现在有直接的证据证明孩子越是疲劳，就越有可能超重或肥胖。

问：如果我给宝宝在小睡前或晚上睡觉前吃一瓶奶，会让他发胖吗？什么时候开始我应该在睡觉程序中把奶瓶去掉？

答：睡觉前吮吸奶瓶能使多数婴儿感觉舒服，甚至是一些大孩子。这样的习惯并没有什么害处，也没有一个特定的年龄非得把这个习惯改掉，除非：（1）他要在你怀里吃奶瓶；（2）孩子的体重增长速度没有什么变化；（3）孩子不吃奶瓶也没有什么反常，不影响孩子睡觉问题的解决。

锻炼对睡眠的作用很难证实，虽然很多人相信锻炼产生的肌肉的疲劳可以使人睡得更好。另外一种可能是锻炼可以减少焦

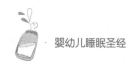

虑。然而，剧烈运动可能会掩盖长期睡眠不足导致的潜在问题，尤其是十几岁的青少年。长期或严重过劳的青少年有时候被形容为生活在"边缘区域"：时不时地犯困、打盹、精神萎靡、消沉、冷漠、有认知缺陷以及易出事故。消除疲劳状态的方法有内部刺激（高涨的情绪，例如生气或兴高采烈）和外部刺激（例如运动）。所以，锻炼对睡眠可能有帮助，但是无法解决潜在的睡眠问题。

节食会影响睡眠，因为食物提供化学成分给大脑的神经传递素。但是在针对婴儿和成人的研究中都没有发现睡眠和节食之间有比较强的联系。

十三、不要因夜间哭闹虐待婴儿

让我们曝光一个丑恶的事实：晚上，我们已经非常非常累了，我们听见孩子在哭，不睡觉，我们很想让他闭嘴。我们没有按照我们的感觉行动，我们没有伤害孩子。但是，这样的想法可能会出现在我们的脑海里："如果我没有这么多麻烦缠身该多好，也许我……"

那些疲劳的、很难对付的、在夜里哭号不止的孩子可能会变成虐婴和杀婴者的目标。哭似乎是有些父母虐婴的导火索，而长期夜间的哭闹可能最终导致杀婴。

所以，当你的孩子到了晚上很晚了还是哭闹个不停而不睡觉，你觉得你就像一根紧绷的弹簧，这个时候如果你觉得你想"找他算账"或"让他闭嘴"，这没什么可以惊讶的。如果你和你的孩子都没有睡好，你可能会经历这些冲着孩子去的紧张的情绪，如生气、愤怒或者敌意。

如果我们自己也极度缺乏睡眠，要想帮助孩子解决睡眠问题就比较困难了。这个时候应该寻求专业帮助。

十四、异位性皮炎和湿疹

异位性皮炎是一种慢性的皮肤病，会引起严重的瘙痒。皮肤瘙痒导致睡眠不踏实，因为在浅睡和REM睡眠时，会经常抓痒。这样一来，孩子会在夜间经常醒来。有些研究表明，这样的孩子早上早起上学比较困难，下午要保持清醒也比较困难，因此会出现很多纪律问题。然而，有一项研究采用了睡眠实验室的记录和对患有皮炎的孩子睡觉时拍摄的录像。研究显示，睡眠时经常醒来并非与抓痒的动作同时发生。这个研究是在皮炎症状正在缓解时进行的，因此也有可能，当病情发作时，更加严重的瘙痒干扰了睡眠。如果你的孩子经常抓挠他的皮肤，最好的办法是询问儿科医生，或进行皮肤科治疗。

著作权合同登记号　桂图登字：20-2009-116

图书在版编目（CIP）数据

婴幼儿睡眠圣经（升级修订版）/（美）维斯布朗著；刘丹等译. —2版. —南宁：广西科学技术出版社，2016.06（2020.4重印）

ISBN 978-7-5551-0523-7

Ⅰ.①婴… Ⅱ.①维… ②刘… Ⅲ.①婴幼儿—睡眠—基本知识 Ⅳ.①R174

中国版本图书馆CIP数据核字（2015）第247034号

YINGYOU'ER SHUIMIAN SHENGJING(SHENGJI XIUDING BAN)
婴幼儿睡眠圣经（升级修订版）

[美]马克·维斯布朗 著　刘丹　李东　王君　张金普　译

责任编辑：蒋　伟	执行编辑：田玫瑰
责任审读：张桂宜	封面设计：视觉共振
责任校对：张思雯	版权编辑：尹维娜
责任印制：高定军	

出 版 人：卢培钊
社　　址：广西南宁市东葛路66号　　　　邮政编码：530023
电　　话：010-58263266-804（北京）　0771-5845660（南宁）
传　　真：0771-5878485（南宁）
网　　址：http://www.ygxm.cn　　　　　在线阅读：http://www.ygxm.cn

经　　销：全国各地新华书店
印　　刷：唐山富达印务有限公司　　　　邮政编码：301505
地　　址：唐山市芦台经济开发区农业总公司三社区
开　　本：880mm×1240mm　　　　　1/32
字　　数：250千字　　　　　　　　　印　张：15
版　　次：2011年7月第1版　2016年6月第2版
印　　次：2020年4月第9次印刷　累计第24次印刷
书　　号：ISBN 978-7-5551-0523-7
定　　价：68.00元

出版发行：广西科学技术出版社